Wechseljahre –
was muss ich wissen, was passt zu mir?

Wechseljahre –
was muss ich wissen, was passt zu mir?

Maria Beckermann

Programmbereich Medizin

Maria Beckermann

Wechseljahre – was muss ich wissen, was passt zu mir?

Nach den aktuellen medizinischen Leitlinien

hogrefe

Frau Dr. med. Maria Beckermann
Frauenärztin – Psychotherapie
Buchenweg 9
50765 Köln
m.j.beckermann@t-online.de

Bibliografische Information der Deutschen Nationalbibliothek
Die Deutsche Nationalbibliothek verzeichnet diese Publikation in der Deutschen Nationalbibliografie; detaillierte bibliografische Daten sind im Internet über http://www.dnb.de abrufbar.

Anregungen und Zuschriften bitte an:
Hogrefe AG
Lektorat Medizin
Länggass-Strasse 76
3012 Bern
Schweiz
Tel. +41 31 300 45 00
info@hogrefe.ch
www.hogrefe.ch

Lektorat: Susanne Ristea
Bearbeitung: Dr. Susanne Meinrenken, Bremen
Herstellung: René Tschirren
Umschlagabbildung: @ Getty Images/Wavebreakmedia
Umschlag: Claude Borer, Riehen
Satz: Claudia Wild, Konstanz
Druck und buchbinderische Verarbeitung: Finidr s.r.o., Český Těšín
Printed in Czech Republic

1. Auflage 2020

(E-Book-ISBN_PDF 978-3-456-95987-0)
(E-Book-ISBN_EPUB 978-3-456-75987-6)
ISBN 978-3-456-85987-3
http://doi.org/10.1024/85987-000

Inhalt

Zur Verwendung des Buches

Die Kapitel dieses Buches können unabhängig voneinander gelesen werden. Sie richten sich an unterschiedliche Zielgruppen.

Wichtige Kernsätze sind hervorgehoben.

Empfehlung für die Umsetzung wissenschaftlicher Ergebnisse in der Praxis

Anregungen und Hinweise

Medizinische Grundlagenkenntnisse, die Beschreibung wissenschaftlicher Studien und die Erklärungen zur Evidenz-basierten Medizin sind möglicherweise nicht für alle Leser*innen von Interesse.

Frage der Patientin/nen.

Antworten der Ärztin/des Arztes.

Geleitwort

Wechseljahre sind ein heißes Thema. Meistens liest man dazu die eine oder andere Meinung, die sehr gegensätzlich sind. Dieses Buch ermöglicht Ihnen einen neutralen und wertungsfreien Überblick. Es gibt in aller Regel verschiedene Wege, wie man diese Lebensphase gut bewältigt. Sie selbst sollten dann eine informierte Entscheidung treffen, wie Sie mit eventuellen Problemen umgehen.

Vergessen Sie aber nicht: Was wir Frauen in dieser Zeit zu stemmen haben, geht weit über hormonelle Veränderungen hinaus: Die Kinder bereiten uns eventuell große Sorgen oder verlassen das Haus, der/die Partnerin gerät in eine midlife crisis oder beendet die Berufstätigkeit, Eltern werden pflegebedürftig, im Bekanntenkreis treten schwerwiegende Erkrankungen bis hin zu Tod auf. Aber es gibt auch Chancen, wie neue berufliche oder private Perspektiven. Das alles sollten wir nicht aus den Augen verlieren und diese Lebensphase mit Zuversicht in unsere Fähigkeiten und einem guten sozialen Netzwerk so gut wie möglich gestalten. Dieses Buch wird Ihnen für den Bereich der Gynäkologie eine wertvolle Hilfe sein.

Prof. Dr. med. Erika Baum
Leiterin der Abteilung Allgemeinmedizin, Präventive und Rehabilitative Medizin, Universität Marburg
Präsidentin der DEGAM (Deutsche Gesellschaft für Allgemeinmedizin und Familienmedizin)

Vorwort

Es gibt viele Ratgeber für Frauen in den Wechseljahren. Die einen empfehlen den „sanften“ Weg und verstehen darunter, dass Frauen ohne Hormone durch die Wechseljahre kommen müssen. Die anderen preisen die „neue Hormonersatztherapie“ als Mittel zu mehr Gesundheit und Attraktivität im Alter. Mir ist es wichtig, dass es kein Entweder/Oder geben muss.

Die meisten Frauen haben tatsächlich kaum Beschwerden. Sie müssen nichts verändern in ihrem Leben, schon gar keine Medikamente nehmen. Schließlich sind sie nicht krank, und es „mangelt“ ihnen an nichts, auch wenn die Östrogenspiegel allmählich absinken. Frauenkörper haben in ihrem Leben schon viele hormonelle Anpassungsleistungen erbracht, die monatlichen Hormonschwankungen im Zyklus und in den Lebensphasen wie Pubertät, Schwangerschaften und Wochenbett. Die Frauen selbst haben von vielem nichts gemerkt, z. B. von den hohen Östrogenspiegeln zur Eisprungzeit und den niedrigen während der Menstruation. Das ist auch in den Wechseljahren so: Hier sind die Östrogenspiegel kaum niedriger als in der Menstruationsphase. Und viele Frauen merken nichts davon, außer dass die Blutungen ausbleiben.

Etwa die Hälfte der Frauen wird allerdings mit Hitzewallungen Bekanntschaft machen. Die heutige Generation von Frauen in den Wechseljahren muss sich damit nicht mehr verstecken. Schließlich stellen die Frauen zwischen 45 und 60 heute die größte weibliche Bevölkerungsgruppe dar. Da kommt so viel Power zusammen, dass jede einzelne Frau selbstbewusst zu ihren Wallungen stehen kann in der Überzeugung: So ist es! Und wir sind viele!

Immerhin suchen viele Frauen zumindest für eine kleine Zeitspanne nach Wegen, Hitzewallungen und eventuell damit verbundene Beschwerden zu lindern. Aber der Markt ist riesig! Wie sollen Frauen wissen, was wirklich hilft – und noch wichtiger, was nicht schadet? Diese akribische Recherche- und Bewertungsarbeit nimmt Ihnen dieses Buch ab. Alle Mittel und Methoden, die in Studien überprüft wurden, sind hier bewertet und transparent dargelegt.

Schließlich gibt es eine kleine Gruppe von Frauen, die medizinische Hilfe braucht, weil die hormonelle Umstellung ihnen aus unterschiedlichen Gründen echte Probleme macht. Für sie gibt es wirksame Behandlungsmethoden, in den meisten Fällen mit Hormonen. Welches für die einzelne Frau die richtigen Medikamente sind und wie sie Risiken minimieren kann, erfahren Sie ebenfalls in diesem Buch. Das Thema Hormonbehandlung macht sogar den größten Teil dieses Buchs aus, obwohl es nur 10 % der Frauen in den Wechseljahren betrifft. Mein Ziel ist, dass Frauen die vollständig widersprüchlichen Aussagen zu Hormonen, die sie in Zeitungen, im Internet und auch in Arztpraxen erhalten, verstehen und einordnen können.

Damit Sie für sich selbst entscheiden können, was Sie brauchen und was Ihnen gut tut.

Wie es zu diesem Buch kam …

Bereits als Medizinstudentin hat mich das Thema Hormone fasziniert. Für meine Doktorarbeit verbrachte ich viele Tage und Nächte mit Gebärenden im Kreissaal und wertete später Blutproben im Labor aus. Ich untersuchte den Verlauf von Hirnanhangsdrüsen- und Plazentahormonen unter der Geburt und danach. Damit war die Entscheidung gebahnt, Frauenärztin zu werden. Der damalige Leiter der Universitätsfrauenklinik, Prof. Dr. Kaiser, hatte sich der Grundlagenforschung von Hormonen gewidmet. Außerdem wurden Spezialsprechstunden für hormonelle Störungen angeboten, für die ich mehrere Jahre verantwortlich war.

In den 1990er Jahren driftete die Gynäkologie in eine merkwürdige Richtung. Alle Frauen jenseits der Wechseljahre sollten plötzlich bis an ihr Lebensende Hormone nehmen. Wir Kolleginnen aus dem AKF e. V. (Arbeitskreis Frauengesundheit in Medizin, Psychotherapie und Gesellschaft) wurden zunehmend skeptisch und begannen, selbst zu recherchieren. Wir konnten uns mit der damals sehr patriarchal geprägten Frauenheilkunde nicht identifizieren und schrieben zusammen mit 75 Autorinnen ein Lehrbuch [5], in dem wir festhielten, was wir in unserem Fach für wichtig und richtig hielten.

Im Jahre 2001 veröffentlichte ich ein systematisches Review (eine zusammenfassende Studie), in dem ich alle Vor- und Nachteile einer Östrogen-Gestagen-Therapie erfasst hatte [7]: Es ließ sich kein Nachweis finden, dass man mit einer Hormontherapie Alterskrankheiten vorbeugen könnte. Ein Jahr später wurde die WHI-Studie (Womens Health Initiative) in den USA abgebrochen, weil eine Hormontherapie für Frauen mehr schadet als nutzt. Viele Frauenärzt*innen waren verunsichert. Die DGGG (Deutsche Gesellschaft für Gynäkologie und Geburtshilfe e. V., vgl. Einleitung) beschloss, eine Leitlinie zur Hormontherapie in der Peri- und Postmenopause zu erstellen. Ich wurde von der DGPFG (Deutsche Gesellschaft für Psychosomatische Frauenheilkunde und Geburtshilfe e. V.) delegiert, an der Leitlinien-Entwicklung mitzuarbeiten; sie konnte 2009 veröffentlicht werden.

Inzwischen sind 10 Jahre vergangen und die Leitlinie wurde von 2016–2019 aktualisiert. Sie lehnt sich an die NICE-Guideline (vgl. Einleitung) von November

2015 an. Unsere Arbeitsgruppe führte eine eigene Bewertung nichthormoneller Behandlungsmethoden durch. Für die gute Zusammenarbeit bedanke ich mich speziell bei Dr. Petra Klose, Forschungskoordination der Medizinischen Fakultät der Universität Duisburg-Essen, für die umfangreichen Recherchen. Die Ergebnisse finden Sie in der Original-Leitlinie und auch in Teil 2 dieses Buchs.

Ich hätte mir gewünscht, dass es zum Thema Wechseljahre nicht nur eine Leitlinie für Ärzt*innen gibt, sondern auch für die Frauen selbst. Denn sie sind ja noch viel mehr betroffen von den widersprüchlichen Informationen zur Hormontherapie als Ärzt*innen. Wie sollen sie bei so viel Widersprüchlichkeit eine eigene Entscheidung treffen können? Da aber keine Patientinnen-Leitlinie geplant ist, reifte in mir der Entschluss, ersatzweise einen „Ratgeber" (oder eine „Ratgeberin"?) zu verfassen.

Als roter Faden ziehen sich Empfehlungen aus aktuellen Leitlinien durch den Text. Leitlinien sind sehr genau formulierte Empfehlungen zur Diagnostik und Therapie einer bestimmten Krankheit, die von vielen verschiedenen Fachleuten zusammen sorgfältig und detailliert auf Grundlage von Studienergebnissen verfasst und regelmäßig aktualisiert werden (vgl. „Zum Verständnis: Leitlinien" im Abschnitt Einleitung). Zu den Punkten, zu denen Leitlinien keine Aussagen machen, lege ich evidenzbasierte Erkenntnisse aus zusammenfassenden Studien (Reviews) zugrunde. Ich orientiere mich in diesem Buch an den Regeln der „Gute Praxis Gesundheitsinformation2.0" [70] [71], wie auch an den Empfehlungen der Leitlinie „Evidenz-basierte Gesundheitsinformationen" [72].

Manchmal bringe ich auch meine persönliche Erfahrung aus 40 Jahren Klinik und Praxis der Frauenheilkunde sowie als langjährige Forscherin und Gutachterin zum Thema Wechseljahre und Hormontherapie ein. Dann spreche ich in der Ich-Form und mache dadurch kenntlich, dass es sich um meine persönliche Einschätzung handelt, denn Wissen und Erfahrung sind subjektiv geprägt. Die persönliche Wahrnehmung ist dadurch verzerrt und muss immer wieder durch Studienergebnisse korrigiert werden.

Als einzelne Autorin kann ich nicht die Vielfalt wiedergeben, die Leitlinien auszeichnet. Immerhin brauche ich mich aber auch durch die Vielfalt der Interessen anderer (wie etwa der großen Autor*innengruppe bei der Erstellung von Leitlinien) nicht einschränken zu lassen. Aber die Sicht der betroffenen Frauen einzubinden, war mir wichtig. Deswegen habe ich eine Feedback-Gruppe von 15 Frauen aus verschiedenen Stadien der Wechseljahre, aber auch einige Fachkolleginnen, gebeten, die Texte zu lesen und zu kommentieren. Ich habe viele Hinweise und Anregungen bekommen. Vor allem konnte ich mithilfe der Feedback-Gruppe immer wieder meine persönliche Haltung kritisch hinterfragen.

Im persönlichen Gespräch in der Praxis kann ich jede Frau persönlich dort abholen, wo sie steht. In einem Buch hingegen können missverständliche Ausdrücke und subtile Bewertungen die Leser*innen irritieren und verunsichern, ohne dass sie aufgefangen werden bzw. das Missverständnis geklärt werden kann. Speziell bei der Darstellung von Risiken ist es eine Gratwanderung, Frauen aufrichtig zu informieren, ohne Ängste zu schüren, die ihnen letztlich mehr schaden als nutzen. Ich kann der Feedback-Gruppe gar nicht genug danken für ihre kritische Durchsicht und schonungslosen Kommentare.

Mein Dank an die Feedback-Gruppe: Dr. Anne Gutzmann (Frauenärztin), Valerie Jacob, Stephanie Lange, Evelin Meyer, Anita Salmigkeit, Dr. Claudia Schumann (Frauenärztin), Helga Seyler (Frauenärztin), Fritzi Wild, Andrea Wollnik und einige andere Frauen, die nicht genannt werden möchten.

Einleitung

Das Buch, das Sie in den Händen halten, ist ein wissenschaftlicher Ratgeber für betroffene Frauen, für Fachleute und für Interessierte. Es möchte Ihnen vermitteln, was es Neues gibt zum Thema Wechseljahre. Orientierungspunkte sind die aktuellen Leitlinien, die hier in eine allgemein verständliche Sprache übersetzt werden. Leitlinien sind heute, was früher Lehrbücher waren (vgl. „Zum Verständnis: Leitlinien", s. unten). Ich beziehe mich im Wesentlichen auf zwei Leitlinien:

- **S-3-Leitlinie „Diagnostik und Interventionen in der Peri- und Postmenopause"** (Wie stellt man die Wechseljahre fest und was kann man tun?) von der DGGG (Deutsche Gesellschaft für Gynäkologie und Geburtshilfe) von 2019.
  - Die DGGG ist die wissenschaftliche Muttergesellschaft für viele gynäkologische Fachgesellschaften. Sie hatte im Jahr 2009 die erste Leitlinie zur „Östrogen-Gestagen-Therapie in der Peri- und Postmenopause" erstellt. Von 2016–2019 wurde diese aktualisiert und vor kurzem veröffentlicht [67].
- **NICE-Guideline** (National Institut for Health and Care Excellence) "Menopause" von November 2015.
  - NICE ist ein nationales Institut in Großbritannien, welches medizinisches und pflegerisches Wissen für die Fachleute und die Bevölkerung bereitstellt. England, Schottland und Kanada haben Gesundheitssysteme, die stärker staatlich reguliert sind als bei uns. Sie haben schon viel früher als wir Leitlinien entwickelt. Für sie ist es auch selbstverständlich, dass Leitlinien nicht nur für Ärzt*innen wichtig sind, sondern auch für die Bevölkerung. Da haben wir noch einiges nachzuholen [75].

Die Empfehlungen aus diesen Leitlinien werden Sie wie ein roter Faden durch das Buch begleiten. Sie werden von fiktiven Frauen und Ärzt*innen kommentiert. Denn durch Fragen und Antworten wird eine komplizierte Empfehlung plötzlich verständlich.

Das Buch ist in drei Teile gegliedert:

- **Teil 1:** „Gut zu wissen, was auf Sie zukommt“ will jüngere Frauen und interessierte Männer über Wechseljahre informieren.
- **Teil 2:** „Gut zu wissen, was ich selbst tun kann“ gibt Frauen in den Wechseljahren Informationen, was sie in Eigenregie gegen eventuell auftretende Beschwerden tun können.
- **Teil 3:** „Gut zu wissen, wie die Medizin helfen kann“ richtet sich an die Frauen, denen es nicht gut geht – entweder weil sie unter starken Hitzewallungen leiden oder weil weitere Beschwerden hinzukommen.

Die Teile können unabhängig voneinander gelesen werden. Damit jeder Teil für sich gut verständlich ist, werden Sie manchen Aussagen zweimal begegnen, falls Sie das ganze Buch lesen.

In diesem Buch werden keine Arzneimittel mit Namen benannt. Ich möchte weder für Medikamente noch für Behandlungsmethoden Werbung machen. Ich möchte, dass Sie gut informiert sind und die Entscheidungen treffen können, die für Sie richtig sind. Dafür müssen Sie nicht nur wissen, was wirklich hilft, sondern auch, welche medizinischen Angebote überflüssig oder schädlich sind.

Nun sind Ihnen schon in der Einleitung zwei Begriffe begegnet, auf die ich immer wieder zurückkommen werde: Leitlinien und evidenzbasierte Medizin. Deswegen erfahren Sie gleich zu Anfang mehr darüber.

Leitlinien

Was früher Lehrbücher waren, sind heute Leitlinien. Bei dem rasanten Zuwachs von Wissen veralten Lehrbücher heute schnell. Leitlinien haben ein „Verfallsdatum“ von etwa 5 Jahren. Danach müssen sie aktualisiert werden. Der große Unterschied zum Lehrbuch ist aber, dass nicht einige Expert*innen ihr Wissen aufschreiben, sondern alle Fachleute, die mit einem Thema zu tun haben, sich an einen Tisch setzen. Das gilt zumindest für die hochwertigen sogenannten S3-Leitlinien, um die es in diesem Buch geht. Es werden systematische Literaturrecherchen nach den Regeln der evidenzbasierten Medizin (vgl. „Zum Verständnis: Evidenzbasierte Medizin“, s. unten) durchgeführt. Daraus erarbeitet die Leitliniengruppe Aussagen und Empfehlungen, an denen sich Ärzt*innen und andere Behandler*innen im Land orientieren können. Leitlinien sollen eine Hilfe sein, kein Zwang. Ob die Empfehlungen der Leitlinie auf die einzelne Patient*in zutreffen, müssen Ärzt*innen in Klinik und Praxis selbst entscheiden.

S3-Leitlinien sollen unabhängig sein von Interessensgruppen wie der Pharmazeutischen Industrie oder den Krankenkassen. Eine echte Unabhängigkeit ist aktuell aber kaum erreichbar. S3-Leitlinien zu erstellen, ist sehr aufwendig und teuer. Sie kosten oftmals mehr als 100.000 €, obwohl die Autor*innen ehrenamtlich arbeiten. Es dauert häufig 3 Jahre oder mehr, bis eine S3-Leitlinie fertig ist. Für diese Zeit müssen Mitarbeiter*innen für den Schriftverkehr und die Koordination bezahlt werden. Die Literaturrecherche und -bewertung (also die Sichtung und Auswertung der geeigneten Forschungsstudien) ist sehr aufwendig. Sie wird meistens von speziellen Instituten durchgeführt. Eine Leitlinie kann nur so unabhängig sein wie die Fachleute, die sie erstellen. Da in unserem Land Fort- und Weiterbildung sehr eng mit der Industrie verflochten sind, gibt es kaum Fachleute, die von der Pharmazeutischen Industrie kein Geld bekommen für Vorträge, Artikel oder Beratung. Diese finanziellen Zuwendungen von Pharmafirmen, die bestimmte Medikamente herstellen, können bei den entsprechenden Fachleuten natürlich eine (ungewollte) Voreingenommenheit im Sinne der Pharmafirma bewirken.

Zwei Faktoren gewährleisten aber immerhin eine gewisse Unabhängigkeit: Zum einen moderiert eine Moderator*in der AWMF (Arbeitsgemeinschaft für Wissenschaftliche Medizin und Forschung) die Sitzungen und prüft die Offenbarungen der Fachleute zu ihrer (Un)Abhängigkeit. Zum anderen setzen sich die Fachleute intensiv mit den Inhalten auseinander. Sehr oft gibt es unterschiedliche Ansichten. Dann werden Argumente ausgetauscht, und es wird gestritten. Das Gesamtergebnis, also die in der Leitlinie ausgesprochenen Empfehlungen, ist im Endeffekt ein Kompromiss, um den intensiv gerungen wurde.

Evidenzbasierte Medizin

Evidenzbasierte Medizin (EbM) bedeutet eine auf wissenschaftliche Nachweise gestützte Medizin. EbM nutzt Studienergebnisse, um verlässliche Antworten für Patient*innen zu finden. Sie hat einen ganzen Koffer mit Werkzeugen und Instrumenten entwickelt, um Studien zu bewerten. Denn Ärzt*innen müssen heute aus einem Übermaß von Informationen diejenigen herausfiltern, die für ihre Patient*innen zuverlässig und bedeutsam sind. Über die Methoden der Evidenzbasierten Medizin können Sie mehr lesen unter https://www.gesundheitsinformation.de/themengebiet-ebm-ueberblick.2986.de.html.

Die EbM stellt Ärzt*innen heute elektronische Bibliotheken zur Verfügung, in denen medizinisches Wissen gebündelt ist. Dazu gehören Datenbanken wie die **Cochrane-Library**, in die seit den 1990er Jahren nach und nach alle guten Studien eingepflegt wurden. In vielen Ländern auf der ganzen Welt entwickelten sich Cochrane Zentren. Das deutsche Cochrane Zentrum befindet sich in Freiburg. Die berühmten Cochrane Reviews folgen in der Recherche, Analyse und Bewertung von Studien einer weltweit anerkannten Systematik. Jeder Schritt wird transparent dargelegt und ist überprüfbar. So würde es auffallen, wenn Forscher*innen beispielsweise nur die Studien einbeziehen würden, deren Ergebnisse ihnen passen, die also ihre eigene Meinung bestätigen. Cochrane Reviews stellen zurzeit die weltweit zuverlässigste medizinische Datenbasis dar. Das Cochrane Board (das Leitungsteam) hat den Anspruch, von der Industrie (also auch von Pharmafirmen) unabhängig zu sein.

Auch für Bürger*innen und Patient*innen ist die evidenzbasierte Medizin heute von großer Bedeutung, liefert sie doch die grundlegenden Informationen, um Entscheidungen zu treffen. Dabei geht es beispielsweise um Fragen wie:

- Soll ich an den Mammografie-Früherkennungsuntersuchungen teilnehmen?
- Muss ich eine Operation durchführen lassen?
- Ist es sinnvoll für mich, Medikamente einzunehmen?

Menschen brauchen zuverlässige Informationen, um die für sie richtige Antwort zu finden. Bei Google & Co stoßen sie auf jede Menge Anzeigen und Webseiten, die von eigenen Interessen geleitet sind, z.B. auf pharmazeutische Unternehmen bzw. von ihnen gesponserte Internetauftritte, aber inzwischen auch auf Kliniken und Praxen, die Werbung in eigener Sache machen.

In Deutschland hat das **IQWiG** (Institut für Qualität und Wirtschaftlichkeit im Gesundheitswesen) den gesetzlichen Auftrag, Bürger*innen unabhängige und evidenzbasierte Informationen zur Verfügung zu stellen. Das IQWiG wird finanziert aus den Beiträgen der Mitglieder der Gesetzlichen Krankenkassen. Das Institut darf kein Sponsoring und keine Werbung akzeptieren. Das Institut stellt unter www.gesundheitsinformation.de kostenlos Patient*inneninformationen zu vielen Krankheiten zur Verfügung. Zahlreiche Fragestellungen, unter anderem zu Wechseljahren, werden dort entsprechend dem aktuellen Stand des Wissens beantwortet.

Andere empfehlenswerte Plattformen, die evidenzbasiertes Wissen für Patient*innen aufbereitet haben, sind die AWMF (Arbeitsgemeinschaft der wissenschaftlichen medizinischen Fachgesellschaften) und die DEGAM (Deutsche Gesellschaft für Allgemeinmedizin und Familienmedizin). Unter https://www.awmf.org/leitlinien/patienteninformation.html bzw. www.degam.de/patienteninformationen.html gibt es eine Reihe von gut verständlichen Patient*inneninformationen und -Leitlinien.

Teil 1

Gut zu wissen, was auf mich zukommt

1 Was ist typisch für die Wechseljahre?

1.1 Die Blutungen hören auf

Soviel steht fest: Irgendwann hören die Menstruationsblutungen auf. Die letzte Blutung wird Menopause genannt. Sie wissen natürlich erst im Nachhinein, dass es die letzte Blutung war.

Wie sich die Blutungen verabschieden, ist von Frau zu Frau unterschiedlich. Meistens werden die Blutungen schwächer und die Abstände zwischen den Blutungen unregelmäßig. Manchmal fällt die eine oder andere Periode einfach aus. Bei vielen Frauen verkürzen sich die Intervalle nach und nach auf 3 Wochen. Es kann auch zu sehr starken Blutungen kommen.

Schon bevor Sie Zyklusveränderungen wahrnehmen, wird etwa zwischen 40 und 45 Jahren die Durchblutung der Eierstöcke nach unten reguliert. Dadurch reifen die Eibläschen mit befruchtungsfähigen Eizellen nicht mehr so regelmäßig und zuverlässig heran. Ob Sie nun noch schwanger werden können oder nicht, ist mit mehr Ungewissheit verbunden als in jungen Jahren. Das kann die Erfüllung eines Kinderwunschs wie auch die Empfängnisverhütung unkalkulierbarer machen (vgl. Kap. 4).

Während eines regulären Zyklus gibt es große hormonelle Schwankungen. In der ersten Zyklushälfte werden zunehmend Östrogene gebildet, nach dem Eisprung zusätzlich zu den Östrogenen Gelbkörperhormon (Progesteron). Zur Menstruation hin kommt es zu einem starken Hormonabfall. Viele Frauen merken nichts davon. Manche sind dann z. B. hitzeempfindlich oder neigen zu Kopfschmerzen. Hohe Östrogenspiegel, wie sie vor dem Eisprung oder in der zweiten Zyklushälfte vorkommen, können zu Brustspannungen und Wassereinlagerungen in das Gewebe führen.

Der Prozess der Umstellung von regelmäßigen Menstruationen auf eine Lebensphase ohne Blutungen dauert viele Jahre. Von den meisten Abläufen spüren Sie gar nichts. Nur allzu heftige hormonelle Turbulenzen werden von wahrnehmbaren Empfindungen begleitet. Sie erinnern manche Frauen vielleicht an die körperlichen Veränderungen im Verlauf des Menstruationszyklus oder auch während Schwangerschaft und Wochenbett.

Phasen der Wechseljahre

Die Menopause ist die letzte Blutung. Sie wird im Nachhinein festgelegt, wenn 1 Jahr lang keine Blutungen aufgetreten sind.

- Frauen sind durchschnittlich 51 Jahre alt, wenn sie ihre letzte Blutung bekommen. Die Altersspanne reicht von 40–60 Jahren. Wenn die letzte Blutung bereits vor 40 Jahren eintritt, spricht man von vorzeitigen Wechseljahren.
- Die Prämenopause ist die Zeit von Beginn der ersten Zyklusunregelmäßigkeit bis zur Menopause.
- Die Perimenopause dauert von 1 Jahr vor bis 1 Jahr nach der Menopause.
- Die Postmenopause beginnt 1 Jahr nach der Menopause und dauert etwa 15 Jahre.
- Wechseljahre sind die Zeit der Umstellung. In englischsprachigen Ländern wird Menopause auch oft als Phase verstanden und ist dann gleichbedeutend mit Wechseljahren.

1.2 Hitzewallungen werden ein Thema

Mehr als die Hälfte aller Frauen in unserem Kulturkreis lernen sie kennen: Eine plötzliche Empfindung von starker Wärme breitet sich besonders in der oberen Körperhälfte aus. Bei manchen Frauen rötet sich die Haut, besonders im Gesicht. Manchen bricht der Schweiß aus. Es entsteht das Bedürfnis, sich Luft zu verschaffen – den Kragen öffnen, die Jacke ausziehen, die Bettdecke zurückschlagen, das Fenster aufmachen. Nach einigen Sekunden bis Minuten ist die Empfindung verschwunden. Es kann ein Kältegefühl entstehen durch die Verdunstung von Schweiß auf der Haut.

Eine Hitzewallung ist kein Drama. Sie ist nicht krankhaft, nicht bedrohlich und in keiner Weise gefährlich. Sie kommt und sie wird von alleine wieder vergehen. Da müssen Sie gar nichts tun. Manche Frauen erleben das Mehr an Wärme als angenehm und energetisierend.

Aber einige Frauen empfinden die Wallungen so intensiv und so häufig, dass sie richtig stören: Bei der Arbeit, bei der Konzentration, im Kontakt mit anderen

Menschen. Sie beeinträchtigen dann auch den Schlaf und das Wohlbefinden. Wenn das bei Ihnen so ist, können Sie in Teil 2 und 3 dieses Buchs erfahren, was Sie tun können.

Die Angaben über die Häufigkeit von Hitzewallungen schwanken stark. Wenn Studien mit Frauen aus medizinischen Zusammenhängen (Klinik, Praxis) durchgeführt werden, sind die Zahlen hoch. Auch der Zeitpunkt der Befragung spielt eine Rolle. Bei einer Auswertung von 33 Querschnittstudien fanden sich Hitzewallungen bei 14–51 % der Frauen in den Jahren vor der Menopause, bei 50 % der Frauen in den Jahren um die Menopause herum (Perimenopause) und bei 30–80 % der Frauen, nachdem mehr als 1 Jahr nach der Menopause vergangen ist (Postmenopause) [44].

Die Zahlen zeigen, dass Hitzewallungen weit verbreitet sind. Thematisiert werden sie überwiegend im Zusammenhang mit medizinischen Behandlungen. Im gesellschaftlichen Alltag sind sie noch immer ein Tabu. Sehr vielen Frauen sind die Wallungen peinlich. Sie schämen sich und möchten sie verstecken. Das wirft ein negatives Licht auf die Position von Frauen in unserer Gesellschaft. Denn wenn Frauen geachtet wären – auch als älter werdende Frauen – dann hätten nicht so viele das Bedürfnis, einen normalen körperlichen Prozess zu verstecken. Sportler*innen schämen sich auch nicht für den Schweiß, den sie produzieren. Im Gegenteil, sie genießen es, auf diese Weise ihre Kraft zu spüren. Im Unterschied zu einer Hitzewallung bestimmen sie allerdings selbst, wann und wie stark sie sich zum Schwitzen bringen. Das ist bei einer Wallung anders. Sie kann ein Gefühl von Kontrollverlust, Ausgeliefertsein und Bloßgestellt-Sein auslösen. Auf diese Weise können individuelle Scham und gesellschaftliches Tabu sich gegenseitig verstärken.

Was tun, wenn eine Hitzewallung kommt?
Zunächst mal Ruhe bewahren. Wenn Sie in einer Situation sind, in der Sie Ihren Bedürfnissen folgen können, tun Sie es: Ziehen Sie die Jacke aus, öffnen Sie das Fenster, gehen Sie zum Wasserhahn und lassen kaltes Wasser über die Unterarminnenseiten laufen und kühlen die Stirn. Wenn Sie dann zurück an Ihrem Platz sind, ist die Wallung bereits vorbei.

Viele Frauen kleiden sich nach dem Zwiebelschalenprinzip. Dann können sie eine Lage ablegen, wenn die Hitzewallung kommt und wieder anlegen, wenn ihnen danach kühl ist. Wenn Sie viel schwitzen, ist es hilfreich, ein kleines Gästehandtuch in der Tasche dabei zu haben, um sich jederzeit trocken tupfen zu können. Wichtig ist, auf das Material der Kleidung zu achten. Thermo-Unterwäsche saugt sich nicht mit Schweiß voll, sondern gibt das Wasser nach außen ab. Dadurch lässt sich das unangenehme Kältegefühl durch feuchte Unterwäsche vermeiden. Sorgen Sie dafür, dass das Schlafzimmer nicht zu warm ist. Vielleicht helfen zwei dünne Bettdecken statt einer dicken. Die eine können Sie dann bei Bedarf zurückschlagen.

Ein Fächer ist ein guter Begleiter. Er verschafft Ihnen kühle Luft, auch wenn Sie nicht das Fenster öffnen können. Sie outen sich damit als Frau in den Wechseljahren, aber auf sehr elegante Weise (Abbildung 1-1).

Apropos outen. Ich gebe Ihnen einige Beispiele, wie Frauen sich geoutet haben. Die Mutter von Elisa sagte bei einer Hitzewallung: „Ist das hier so heiß oder meine ich das nur" – und riss das Fenster auf. Nurten war immer eine „Frostbeule". Sie freute sich: „Endlich wird mir mal richtig schön warm." Als Irina gerade von einer Hitzewallung bis über beide Ohren gerötet war, begrüßte eine Bekannte sie: „Oh, Du siehst aber gut aus! Warst Du im Urlaub?" Sie antwortete: „Nee, leider nicht. Ich habe gerade 'ne Welle." Aische ist Lehrerin an einer Berufsschule. Wenn sie schon mal durchgeschwitzt war, sagte sie spaßeshalber: „Es tut mir leid. Ich kann in dieser Stunde nichts mehr an die Tafel schreiben. Mein Deo hat versagt." Wenn Barbara von den Kolleg*innen auf der Arbeit darauf angesprochen wurde, wieso sie im kurzärmelingen T-Shirt nicht friere, sagte sie: „Ich habe meinen privaten Sommer." Auf einer Ansichtskarte konnte ich lesen: „Wir sind immer noch heiß, es kommt jetzt nur in Wellen."

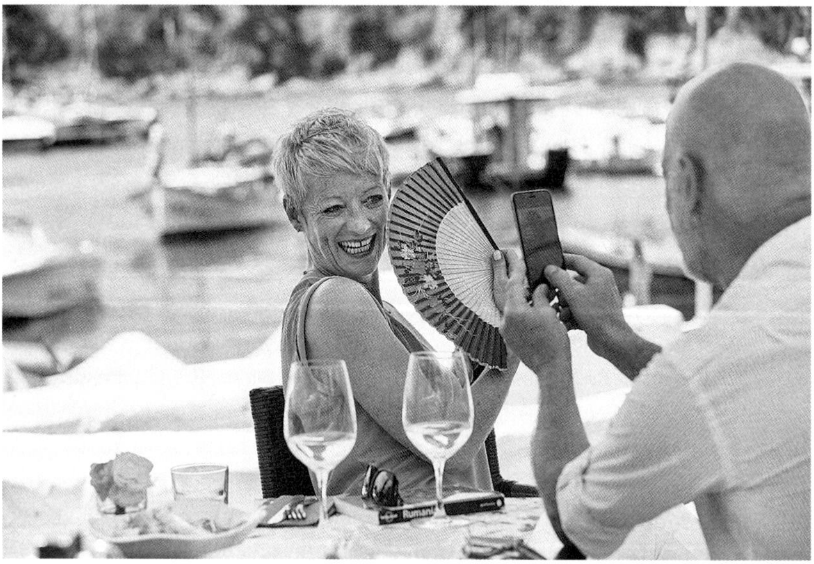

Abbildung 1-1: Mit einem Fächer lässt sich einer Hitzewallung elegant begegnen.

1.3
Und sonst?

Sonst nichts. Es gibt keine weiteren Körperzeichen, die für die Wechseljahre typisch sind.

Das heißt nicht, dass nicht auch andere Probleme auftreten können. Heftige Hitzewallungen können andere Beschwerden nach sich ziehen. Man nennt das Domino-Effekt: Wenn Frauen nachts ständig durch Hitzewallungen geweckt werden, ist der Schlaf unruhig. Wenn sie nächtelang nicht gut schlafen, werden sie müde, reizbar, angespannt. Das kann wiederum eine ganze Reihe anderer Symptome nach sich ziehen.

Aber nicht alle Probleme, die in den Wechseljahren auftreten, sind hormonell bedingt. Manche hängen mit dem Älterwerden und dem, was Frauen früher erlebt haben, zusammen. Natürlich können – wie in jeder Lebensphase – auch in den Wechseljahren Krisen, Belastungen und Überforderungen auftreten.

Wechseljahres-Tests

Es gibt viele Tests und Fragebögen, mit denen sich beurteilen lassen soll, ob Sie in den Wechseljahren sind. Einige werden für Studienzwecke verwendet. Alle haben den Nachteil, dass sie allgemeine Befindlichkeitsstörungen als durch die Wechseljahre bedingt deuten. So kommt eine lange Liste von potenziellen Beschwerden zusammen, die nichts mit Hormonen zu tun haben.

Viele dieser Fragebögen wurden mit Patientinnen in Praxen oder Kliniken entwickelt. Dort treffen die Forscher*innen allerdings überwiegend auf die Frauen, die Beschwerden haben. Die gesunden und beschwerdefreien Frauen werden nicht erfasst. Das öffentliche Bild von Wechseljahren gerät so in eine Schieflage: Die entsprechenden Beschwerden erscheinen viel verbreiteter als sie in Wirklichkeit sind.

Die Psychiaterin und Forscherin Kerstin Weidner und ihr Team von der Universität Dresden hatten eine geniale Idee, den Ursachen von Beschwerden in dieser Lebensphase näher zu kommen. Sie verschickten einen standardisierten Menopausen-Fragebogen (die Menopause Rating Scale MRS, Abbildung 1-2) an 1350 Frauen zwischen 14 und 80 Jahren sowie an eine Kontrollgruppe von Männern und baten um Beantwortung (Abbildung 1-3). Es wurde, wohlgemerkt, nur nach solchen Beschwerden gefragt, die laut MRS den Wechseljahren zugeordnet werden.

Welche der folgenden Beschwerden haben Sie zur Zeit? Kreuzen Sie bitte für jede Beschwerde an, wie stark Sie davon betroffen sind. Wenn Sie eine Beschwerde nicht haben, kreuzen Sie bitte „Keine" an.	Keine	Sehr leicht	Leicht	Mittel	Stark	Sehr stark
Wallungen, Schwitzen (Aufsteigende Hitze, Schweissausbrüche)	☐	☐	☐	☐	☐	☐
Herzbeschwerden (Herzklopfen, Herzrasen, Herzstolpern, Herzbeklemmungen)	☐	☐	☐	☐	☐	☐
Schlafstörungen (Einschlafstörungen, Durchschlaftstörungen, zu frühes Aufwachen)	☐	☐	☐	☐	☐	☐
Depressive Verstimmung (Mutlosigkeit, Traurigkeit, Weinerlichkeit, Antriebslosigkeit, Stimmungsschwankugen)	☐	☐	☐	☐	☐	☐
Reizbarkeit (Nervosität, Innere Anspannung, Aggressivität)	☐	☐	☐	☐	☐	☐
Ängstlichkeit (Innere Unruhe, Panik)	☐	☐	☐	☐	☐	☐
Körperliche und geistige Erschöpfung (allgemeine Leistungsminderung, Gedächtnisminderung, Konzentrationsschwäche, Vergesslichkeit)	☐	☐	☐	☐	☐	☐
Sexualprobleme (Veränderung des sexuellen Verlangens, der sexuellen Betätigung und Befriedigung)	☐	☐	☐	☐	☐	☐
Harnwegsbeschwerden (Beschwerden beim Wasserlassen, häufiger Harndrang, unwillkürlicher Harnabgang)	☐	☐	☐	☐	☐	☐
Trockenheit der Scheide (Trockenheitsgefühl oder Brennen der Scheide, Beschwerden beim Geschlechtsverkehr)	☐	☐	☐	☐	☐	☐
Gelenk- und Muskelbeschwerden (Schmerzen im Bereich der Gelenke, rheumatische Beschwerden)	☐	☐	☐	☐	☐	☐
Punktezahl	0	1	2	3	4	5

Abbildung 1-2: Menopause Rating Scale (MRS).

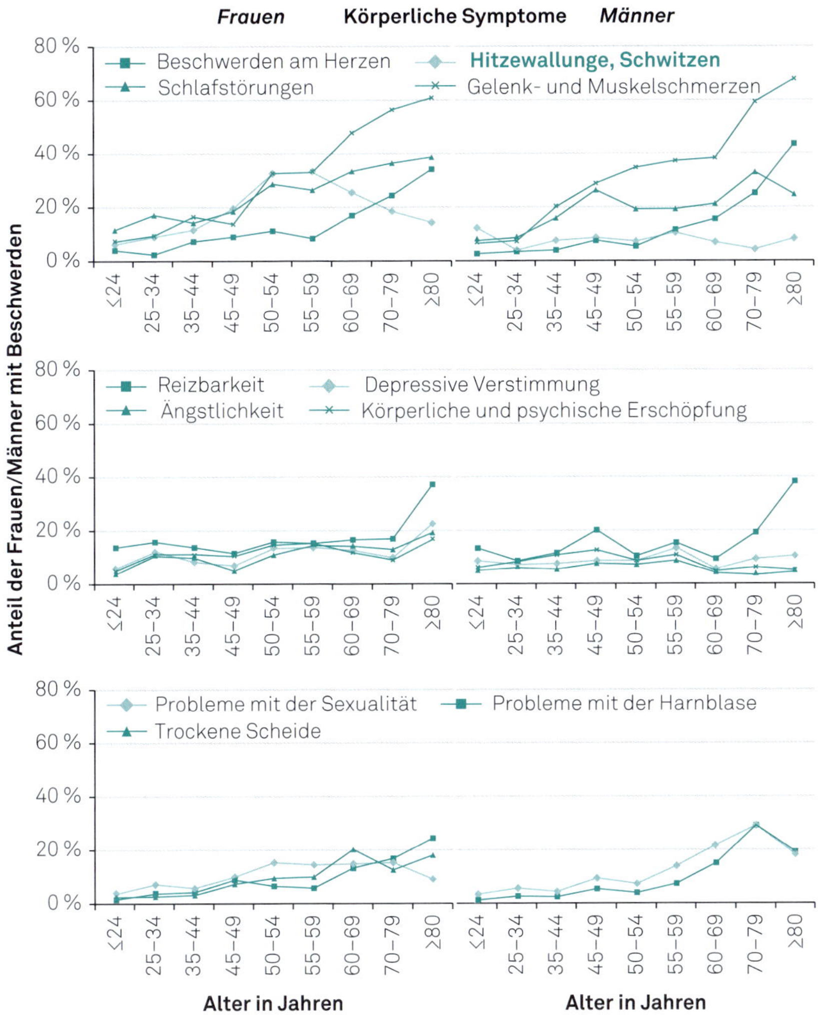

Abbildung 1-3: Beschwerden, die Wechseljahren zugeordnet werden, bei Männern und Frauen. Quelle: Daten der Studien von Weidner et al. [62], [63].

Weidner konnte bei der Auswertung der Antworten drei verschiedene Verlaufsformen unterscheiden:

- Eine Gruppe von Beschwerden kam umso häufiger vor, je älter die Befragten wurden, z. B. Muskel- und Gelenkbeschwerden.
- Eine Gruppe von Beschwerden trat immer mal wieder im Lebensverlauf auf. Dazu gehörten z. B. die psychischen Symptome.

- Und eine weitere Gruppe von Beschwerden kam nur bei Frauen in den Wechseljahren vor, aber kaum bei Frauen unter 40 und über 65 Jahre und auch nicht bei Männern. Zu dieser Gruppe gehören nur die Hitzewallungen. Sie gelten als typisches Zeichen der Wechseljahre.

Beschwerden durch Trockenheit der Scheide treten häufig zwischen 55 und 70 Jahren auf, wenn die Zeit der stärksten Hitzewallungen schon vorbei ist. Sie haben sowohl mit niedrigen Hormonspiegeln als auch mit dem Älterwerden zu tun. Mehr darüber erfahren Sie in Teil 2 und 3 dieses Buchs.

In den Leitlinien der DGGG (Deutsche Gesellschaft für Gynäkologie und Geburtshilfe e.V.) und von NICE (National Institute for Care and Health Excellence) wird eine Reihe von Beschwerden aufgeführt, die Frauen in den Wechseljahren in Arztpraxen häufig angeben, unabhängig von deren Ursache: Schlafstörungen, Niedergeschlagenheit, Scheidentrockenheit und sexuelle Probleme. Was Sie dagegen tun können, erfahren Sie ebenfalls in Teil 2 und 3 dieses Buchs.

2 Was passiert im Körper?

Molekularbiologie der Hormone

Hormone werden in Drüsen produziert und gelangen über das Blut zu den Organen, in denen sie wirken. Sie können sich aber auch im Zwischenbindegewebe zwischen den Zellen verteilen und somit direkt auf die Nachbarzellen einwirken. Wenn ein Hormonspiegel im Blut gemessen wird, sagen die Werte also nur bedingt etwas aus über die Hormonkonzentration, die im Gewebe wirksam ist.

Ebenso bedeutsam wie die Hormone sind Hormonrezeptoren, die als spezifische Empfängerorgane an der Zellmembran oder im Innern einer Zelle sitzen. Denn nach dem Schlüssel-Schloss-Prinzip werden Hormone (der Schlüssel) nur wirksam, wenn ein passender Rezeptor (das Schloss, also die Bindungsstelle) vorhanden ist. Erst nach dieser Bindung werden innerhalb der Zelle weitere Prozesse aktiviert; erst dadurch wirkt das Hormon tatsächlich (s. unten). Rezeptoren sind keine starren Gebilde wie ein Schloss, sondern dynamische Mikroorgane. Sie haben eigene Bewegungen und eigene Rhythmen, und sie unterliegen einer mindestens so komplexen Regulation wie die Hormone selbst. Sie können herrauf und herunter (up and down) reguliert werden. Das bedeutet, dass sie sich sowohl zahlenmäßig vermehren können als auch ihre Bindungsfähigkeit für bestimmte Hormone verändern können. Sie können durch Rezeptorenblocker vollständig außer Aktion gesetzt werden. Solche Blocker sind Moleküle, die ähnlich gebaut sind wie Hormone, und die mit Hormonen um eine Andockstelle am Rezeptor konkurrieren. „Siegen" die Rezeptorenblocker, indem sie an den Rezeptor binden, dann verhindern sie dadurch eine Hormonwirkung.

Für Östrogene sind verschiedene Rezeptorarten bekannt. Manche werden von Östradiol bevorzugt, andere beispielsweise von Phytoöstrogenen (pflanzliche Östrogene, vgl. Kap. 8.3.3). Wenn Hormone sich an Rezeptoren binden, verändert sich deren räumliche Struktur. Als Hormonrezeptor-Komplex können sie

Zellen dazu veranlassen, Eiweißmoleküle zu bilden. So beeinflussen sie die Form und Funktion östrogenabhängiger Organe, wie z.B. die Brustdrüse.

Hormone sind aber auch ein Kommunikationsmedium, über das verschiedene Zellen miteinander in Austausch treten können. Die Zellen des Nervensystems, des Immunsystems und des Hormonsystems können sich hervorragend miteinander verständigen, weil sie dieselbe „Sprache“ haben: Sie benutzen Hormone oder andere Signalstoffe und Rezeptoren. Die Rezeptoren im Nerven-, Immun- und Hormonsystem funktionieren nach denselben Prinzipien. So ist das Immunsystem an hormonell gesteuerten Vorgängen, z.B. dem Eisprung, ganz wesentlich beteiligt. Zellen des Immunsystems können selbst Hormone bilden, und sie haben Hormonrezeptoren – können also eine Hormonwirkung vermitteln [6].

Was das in der Praxis für die hormonelle Gesundheit bedeutet, wird noch Gegenstand intensiver Forschungsarbeit sein, denn auf diesem Gebiet gibt es noch viele ungeklärte Fragen.

Schon wenn wir geboren werden, befinden wir uns im Prozess des Alterns. Die Millionen Eizellen, die sich während der Schwangerschaft in den Eierstöcken eines ungeborenen Mädchens befinden, haben sich bereits zum Zeitpunkt der Geburt auf 400.000 reduziert. Die Thymusdrüse ist für die vorgeburtliche Entwicklung des Immunsystems wichtig und bildet sich nach der Geburt zurück. Sinnesorgane sowie Muskeln und Knochen haben in der Jugend und im jüngeren Erwachsenenalter das Optimum ihrer Funktionen erreicht. Dasselbe trifft für die Geschlechtsorgane von Männern und Frauen zu.

Die Alterungsprozesse verlaufen sehr unterschiedlich und sind einerseits abhängig von Faktoren, die wir nicht beeinflussen können (Genetik, Lebensereignisse, Umweltfaktoren) und andererseits von Faktoren, auf die wir Einfluss haben, vor allem vom Lebensstil. Die Zeugungsfähigkeit bei Männern nimmt allmählich ab, kann aber bis ins Alter erhalten bleiben, während die Fruchtbarkeit von Frauen mit den Wechseljahren einen definitiven Abschluss findet. Sexuelle Lust und Befriedigung können Menschen lebenslang genießen.

Ein Merkmal ist allen Alterungsprozessen gemeinsam: Die Abnahme der Durchblutung des Gewebes. Das passiert auch in den Eierstöcken von Frauen. Eine verminderte Durchblutung bringt den Zyklus durcheinander und kann zu allen möglichen Veränderungen führen: Schwächere Blutungen, kürzere Zyklen, stärkere Blutungen, längere Zyklen, Zwischenblutungen oder ausbleibende Blutungen.

Die Hormonspiegel können außerdem schwanken: Wenn Eibläschen gebildet werden, der Eisprung aber ausbleibt, können hohe Östrogenspiegel vorkommen. Sie sinken mit der Rückbildung des Eibläschens und der dann folgenden Blutung wieder ab. In Zyklen ohne Eisprung wird kein oder nur eine geringe Menge Progesteron gebildet. Wenn keine Eibläschen heranreifen, können die Östrogenspiegel tage- oder wochenlang sehr niedrig sein. Diese Hormonschwankungen können zu unregelmäßigen Zyklen und ungewöhnlich starken oder schwachen Blutungen führen.

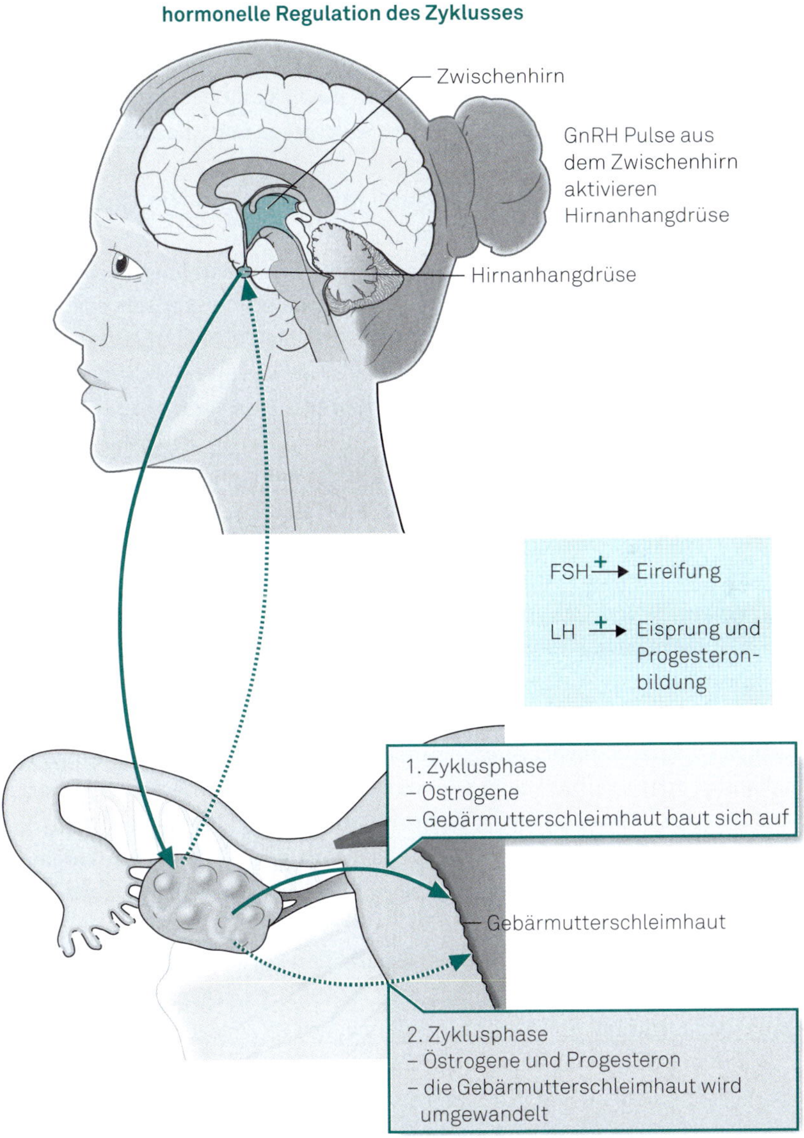

Abbildung 2-1: Hormonelle Regulation. Zeichnung: www.grafikramer.de

Das Hormonsystem, welches den Zyklus reguliert, umfasst die Eierstöcke (Ovarien), die Hirnanhangsdrüse (Hypophyse) und das Zwischenhirn (Hypothalamus) (Abbildung 2-1).

Die Hirnanhangsdrüse bildet die Hormone FSH (Follikelstimulierendes Hormon) und LH (Luteinisierendes Hormon). Sie hat die anspruchsvolle Aufgabe, für gleichbleibend hohe Hormonspiegel zu sorgen. Gleichzeitig muss sie die zyklusbedingten Schwankungen zulassen, koordinieren und auf den Punkt bringen, z. B. mit der Auslösung des Eisprungs. Das gelingt nur durch ein ausgeklügeltes Kommunikationssystem hemmender (negativer) Rückkopplung und fördernder (positiver) Rückkopplung. Die Eierstöcke antworten auf Signale der Hirnanhangsdrüse (LH und/oder FSH-Ausschüttung) mit der Bildung von Östrogenen und Progesteron (Gelbkörperhormon). Umgekehrt geben die Eierstöcke jederzeit Rückmeldung über den hormonellen IST-Zustand und veranlassen die Hirnanhangsdrüse zu verstärkter oder verringerter Aktivität.

Das Zwischenhirn integriert vielfältige Signale aus dem Innern des Körpers und aus der Umwelt. In Zeiten von körperlicher oder psychischer Not kann das Zwischenhirn den gesamten Zyklus ruhigstellen. Es bleibt dann sozusagen im Stand-by-Modus und kann jederzeit wieder aktiviert werden, sobald wieder genügend Energie für die Reproduktion (Fortpflanzung) zur Verfügung steht. Zellen des Zwischenhirns bilden GnRH (Gonadotropin Releasing Hormon) und geben es in Pulsen (stoßweise, also nicht kontinuierlich) ins Blut ab. GnRH gelangt zur Hirnanhangsdrüse. Je nach Pulsfrequenz von GnRH bildet die Hirnanhangsdrüse unterschiedliche Mengen ihrer Hormone FSH (Follikelstimulierendes Hormon) und LH (Luteinisierendes Hormon). Durch diese Feinabstimmung bilden sich die erste und zweite Zyklusphase heraus und – falls sich kein befruchtetes Ei in die Gebärmutterschleimhaut einnistet – die Menstruationsphase.

Bei Männern altern die Hoden in ähnlichem Tempo wie die übrigen Organe auch. Bei Frauen findet der Alterungsprozess der Eierstöcke vergleichsweise früh und abrupt statt – vermutlich um den Frauenkörper vor den Belastungen später Schwangerschaften zu schützen. Zuerst nimmt die Durchblutung der Eierstöcke ab. Die Zellen können nicht mehr auf die Hirnanhangsdrüsenhormone reagieren, sodass nur noch wenig oder kein Östrogen und Progesteron mehr gebildet werden. Die Hirnanhangsdrüse erhöht ihre Anstrengungen und schüttet mehr LH und FSH aus. Aber auch das hat keinen dauerhaften Erfolg. Die typische Hormonkonstellation in den Wechseljahren zeigt niedrige Östrogenspiegel und hohe Hirnanhangsdrüsenhormone, insbesondere hohe FSH-Spiegel.

Durch welche hormonellen Faktoren die typischen Wechseljahreserscheinungen – Hitzewallungen und Schweißausbrüche – bewirkt werden, ist nicht genau gesichert. Niedrige Östrogenspiegel allein können nicht der Grund sein. Denn nach den Wechseljahren haben alle Frauen niedrige Östrogenspiegel, aber längst nicht alle Frauen haben Hitzewallungen. Außerdem haben auch Mädchen vor der Pubertät niedrige Östrogenspiegel – aber keine Hitzewallungen.

Expert*innen meinen, dass plötzliche Hormonabfälle die „vasomotorischen" Phänomene auslösen. Vasomotorik bedeutet: Bewegung der Gefäßmuskulatur, also das Eng- oder Weitstellen der Blutgefäße. Dadurch kann die Durchblutung verschiedener Organe und Körperregionen verändert werden. Die Gefäßweite wird durch das vegetative Nervensystem (das nicht bewusst gesteuerte Nervensystem im Körper) mit seinen Überträgerstoffen Adrenalin und Noradrenalin geregelt. Es ist aber nicht genau bekannt, wie ein Östrogenabfall bewirken kann, dass für einen kurzen Zeitraum von Sekunden bis Minuten die Gefäße in der Haut, speziell in der oberen Körperhälfte, sich weiten und ein Wärmegefühl auslösen können. Schweißausbrüche sind ein Regulationsmechanismus des Körpers, Wärme abzugeben um zu vermeiden, dass die Temperatur im Inneren des Körpers ansteigt. Sie erzeugen Feuchtigkeit auf der Haut, die verdunstet und kühlt. Deswegen empfinden Frauen nach Hitzewallungen häufig ein Kältegefühl.

Forscher*innen haben in Experimenten festgestellt, dass die durch Adrenalin ausgelösten Hitzegefühle anders sind als Hitzewallungen. Aus Stresssituationen kennen wir adrenalinbedingte Hitzegefühle, Schwitzen, Herzklopfen. Besonders häufig haben wir dann schweißnasse Hände und schwitzen unter den Achseln. Puls und Blutdruck sind erhöht. Durch die Wechseljahre bedingte Hitzewallungen hingegen vermitteln oft ein Gefühl der aufsteigenden Hitze, die besonders im Kopf- und Gesichtsbereich sowie im Nacken wahrgenommen wird, die Hände sind jedoch meistens nicht betroffen. Es kann zu erhöhtem Puls kommen, aber üblicherweise steigt der Blutdruck während einer Hitzewallung nicht an [28].

Es gibt eine Reihe Botenstoffe, die Adrenalin ähneln und möglicherweise an der Auslösung von Hitzewallungen beteiligt sind. Dazu gehören z. B. Noradrenalin, Serotonin und Dopamin, die als Überträgerstoffe fungieren. Besonders im Zwischenhirn gibt es eine große Menge adrenalinähnlicher Botenstoffe. Dort befindet sich auch das Zentrum, welches die Körpertemperatur reguliert. Manche Forscher*innen nehmen an, dass die Schwelle der Temperaturregulation verändert ist. Das bedeutet, dass schon eine minimale Temperaturerhöhung wie eine Überhitzung beantwortet wird: Weitstellung der Hautgefäße, Schwitzen – das ganze Programm. Das könnte erklären, wieso Hitzewallungen oft auftreten, wenn Frauen ein heißes Getränk zu sich nehmen oder scharf gewürzte Speisen essen. Auch in überhitzten Räumen oder mit zu warmer Kleidung, z. B. mit einem Rollkragen, fühlen viele sich nicht wohl.

Möglich ist auch, dass verschiedene hormonelle Prozesse sich ergänzen oder hochschaukeln. Stellen Sie sich eine Lehrerin vor, die gerade eine Gruppe pubertierender Jungen unterrichtet. Wenn sie spürt, dass eine Hitzewallung kommt, könnte sie ziemlich in Stress geraten, weil sie befürchtet, dass ihre Schüler das mitkriegen. Schon die Vorstellung löst bei ihr Panik aus und könnte eine stressbedingte Adrenalin-Ausschüttung bewirken. Dadurch kann die Hitzewallung verstärkt werden und zu sehr unangenehmen Körperempfindungen führen.

Fakt ist, dass es zur Entstehung von Hitzewallungen bisher nur Hypothesen (unbewiesene Annahmen) gibt:

- Hypothese 1: Auslöser sind abfallende Östrogenspiegel.
- Hypothese 2: Sie bewirken die Ausschüttung von Botenstoffen, die die Blutgefäße erweitern und zu Hitzewallungen und Schweißausbrüchen führen.
- Hypothese 3: Die Schwelle im Temperaturregulationssystem wird herunterreguliert.

Wir wissen auch nicht genau, welche Mechanismen dazu führen, dass Hitzewallungen und Schweißausbrüche nach einigen Monaten oder Jahren wieder verschwinden. Ebensowenig ist geklärt, wodurch Frauen, die keine Hitzewallungen erleben, sich von denen mit Wallungen unterscheiden. Schließlich sinken die Östrogenwerte bei allen Frauen in den Wechseljahren auf niedrige Werte ab.

3 Woher weiß ich, dass ich in den Wechseljahren bin?

Der eine Faktor ist das Alter. Bei den meisten Frauen hören die Blutungen zwischen 45 und 55 Jahren auf. Wenn Sie also in dieser Altersgruppe sind und die Blutungen unregelmäßig werden oder gleich aufhören, ist es sehr wahrscheinlich, dass Sie in den Wechseljahren sind. Wenn dann noch die typischen Hitzewallungen hinzukommen, brauchen Sie keine Ärzt*in und keinen Test, um zu wissen: Hey! Das sind die Wechseljahre!

Eine andere mögliche Ursache für das Ausbleiben der Blutungen ist eine Schwangerschaft. Sie können schwanger werden, solange Sie Blutungen haben (vgl. Kap. 4). Auch wenn Schwangerschaften bei Frauen über 45 Jahren selten sind, ist es wichtig, diese Möglichkeit nicht auszublenden.

Hormonell bedingte Krankheiten treten bei Frauen über 45 Jahren selten neu auf. Sie zeigen sich meistens schon, wenn Frauen jünger sind.

Etwa 1 % der Frauen sind unter 40 Jahre, wenn sie in die Wechseljahre kommen. Dann spricht man von vorzeitigen Wechseljahren (vgl. Informationen für Frauen mit vorzeitigen Wechseljahren in Teil 2 und Teil 3). Sie kündigen sich an durch unregelmäßige oder ausbleibende Blutungen, meistens kommen Hitzewallungen hinzu. Man kann sie durch einen bzw. zwei Hormontests (FSH = Follikelstimulierendes Hormon) im Abstand von 4–6 Wochen feststellen. Das Problem ist, dass beispielsweise bei einer 30-jährigen Frau mit ausbleibender Blutung niemand an Wechseljahre denkt und deswegen keine FSH-Bestimmung durchgeführt wird. Dadurch wird die Diagnose oft verzögert. Über die Behandlung vorzeitiger Wechseljahre erfahren Sie mehr in Teil 3 des Buchs.

Hormonspiegel

Viele Frauen glauben, dass sie einen „Hormonspiegel" (also eine Bestimmung der Hormonkonzentrationen im Blut) brauchen, um die Wechseljahre zu diagnostizieren, und in manchen ärztlichen Praxen wird er auch gerne – meist als IGELeistung – verkauft. Das Geld können Sie sich sparen. Er sagt

Ihnen nichts, was Sie nicht sowieso schon wissen. Zum einen schwanken Hormonwerte – der „Hormonspiegel" von heute kann also nächste Woche schon veraltet sein. Zum anderen sagen die Werte nichts über die Zukunft aus. Viele Frauen möchten wissen, was sie in den Wechseljahren erwartet. Aber einen Test, der einem darüber Auskunft geben könnte, gibt es ebensowenig wie einen „Alterstest". Außerdem hat ein „Hormonspiegel" keinerlei Konsequenzen: Wie auch immer Ihre Werte ausfallen – davon ist nicht abhängig, ob Sie Hormone nehmen sollten oder nicht. Diese Entscheidung ist nur davon abhängig, wie es Ihnen geht.

Machen Sie also nie einen Test, ohne bei der Ärzt*in nachzufragen, warum er gemacht werden soll und welche Konsequenzen er hat. Also: Erst informieren und überlegen – dann untersuchen lassen!

Sie fragen sich vielleicht, welche Nachteile denn die Bestimmung eines Hormonspiegels für Sie haben könnte.

Beispiel 1: Eine Frau möchte wissen, ob sie noch verhüten muss. Sie lässt einen Hormonspiegel machen. Der Test ergibt, dass der FSH-Wert erhöht ist. Im Laborbericht steht, dass das mit den Wechseljahren zusammenhängen kann. Die Frau schließt daraus, dass sie nicht mehr verhüten muss. Das kann ein folgenschwerer Irrtum sein.

Beispiel 2: Eine 48-jährige Frau fühlt sich nicht gut. Sie kann nicht gut schlafen, schwitzt nachts viel und ist tagsüber müde und reizbar. Ihre Menstruationsblutung ist überfällig. Sie fragt sich, ob das Anzeichen der Wechseljahre sind und ruft bei der Frauenärztin an. Sie bekommt einen Termin in 4 Wochen. Inzwischen haben die Beschwerden etwas nachgelassen, die Blutung ist auch gekommen. Sie möchte trotzdem einen Hormonspiegel machen lassen. Das Ergebnis zeigt ganz normale Werte: Keine Spur von Wechseljahren. Aber auch das ist ein Trugschluss. Wäre der Hormonspiegel 4 Wochen zuvor gemacht worden, wären die FSH-Werte vielleicht erhöht gewesen. Durch das Laborergebnis ist sie nun eher verwirrt, weil sie ihre Körperempfindungen nicht einordnen kann und sich Sorgen macht.

Es gibt Situationen, in denen Hormonuntersuchungen wichtig sind, z. B. wenn die Wechseljahre sich ungewöhnlich früh ankündigen. Dann ist es wichtig, vorzeitige Wechseljahre von anderen Hormonstörungen zu unterscheiden, um eine angemessene Behandlung einleiten zu können.

Frauen, deren Gebärmutter entfernt wurde, möchten vielleicht wissen, ob sie in den Wechseljahren sind, weil sie es anhand einer Blutung nicht merken können. Aber auch dann hätte ein Test keine Konsequenzen und ist damit überflüssig. Sie können ihren hormonellen Status selbst wahrnehmen, wenn sie Hitzewallungen haben.

Was empfehlen Leitlinien?
Wechseljahre werden bei Frauen über 45 Jahren auf der Basis von Körperzeichen (Blutungen werden unregelmäßig/hören auf, evtl. treten Hitzewallungen auf) festgestellt.

Aha, mein Körper zeigt mir, wenn ich in die Wechseljahre komme. Ich brauche keinen Hormonspiegel machen zu lassen!

Eine Hormonuntersuchung (FSH = Follikelstimulierendes Hormon) soll nur gemacht werden, wenn bei Frauen unter 45 Jahren Zyklusunregelmäßigkeiten und evtl. Hitzewallungen auftreten.

(Anmerkung: In diesen Fällen ist die Hormonuntersuchung medizinisch notwendig und somit eine Kassenleistung.)

In der Leitlinie steht auch, dass keine weiteren Hormon- und/oder Ultraschalluntersuchungen (Östradiol, Anti-Müller-Hormon, Inhibin A, Inhibin B, das mit Ultraschall gemessene Volumen der Eierstöcke oder die Zahl der Follikel) zur Feststellung der Wechseljahre durchgeführt werden sollen.

Eine FSH-Bestimmung hat keine aussagefähigen Ergebnisse bei Frauen, die die Pille oder andere hormonhaltigen Medikamente einnehmen, welche den Eisprung verhindern.

4 Wie lange muss ich verhüten und welche Verhütungsmittel sind geeignet?

Wechseljahre stellen Frauen verhütungsmäßig vor echte Herausforderungen. Einerseits hat die Fruchtbarkeit inzwischen deutlich nachgelassen, andererseits ist auf die Regelmäßigkeit der Zyklen weniger denn je Verlass. Einerseits wollen die meisten Frauen in dieser Lebensphase auf keinen Fall mehr schwanger werden und suchen nach sicheren Verhütungsmethoden, andererseits ist die Verhütung mit der Pille in diesem Alter mit Nachteilen und Risiken für die Gesundheit verbunden.

Aber zum Glück kennen viele Frauen dieser Lebensphase sich bestens mit Sex und Partnerschaft aus, haben Erfahrung mit verschiedenen Verhütungsmethoden und können oft auch Körperzeichen deuten. Das sind gute Voraussetzungen.

Was empfehlen Leitlinien?

Die Leitlinie der FSRH (The Faculty of Sexual & Reproductive Healthcare) von 2017 [74] legt fest, dass Frauen, die nicht schwanger werden wollen, verhüten sollen, bis sie 1 Jahr lang keine Blutungen gehabt haben. Bei Frauen unter 50 Jahren ist die Wahrscheinlichkeit, dass es trotz ausbleibender Blutung noch einen Eisprung gibt, größer. Sie sollen verhüten, bis sie mindestens 2 Jahre lang keine Blutungen mehr hatten. Frauen, die noch regelmäßig bluten, sollen bis 55 Jahre verhüten.

Ich dachte, spätestens wenn ich keine Blutungen mehr habe, brauche ich nicht mehr zu verhüten. Aber stattdessen muss ich mir nun doch weiterhin darüber Gedanken machen.

Das Risiko für eine Schwangerschaft ist wirklich sehr gering, wenn Sie keine Blutungen mehr haben. Wahrscheinlich auch nicht höher, als wenn Sie mit Kondomen verhüten.

Wenn Frauen durch eine Hormontherapie, Pille oder Hormonspirale keine Blutungen mehr haben und diese absetzen, müssen sie erst abwarten, ob körpereigene Zyklen wieder einsetzen und währenddessen verhüten. Erst wenn bei ihnen 1 Jahr (über 50 Jahre) bzw. 2 Jahre (unter 50 Jahre) lang keine Blutung auftritt, können sie sich sicher fühlen.

Zyklusbeobachtungen greifen am wenigsten in den Körper ein. Die symptothermale Methode (so wird die Kombination aus Temperaturmessung und Schleimbeobachtung genannt) ist am besten auf hohe Verhütungssicherheit geprüft. Aber bei unregelmäßigen Zyklen sind nur wenige Tage sicher, bei Zyklen ohne Eisprung müssen die Paare immer zusätzlich verhüten. Barrieremethoden, also Kondome und/oder Diaphragma, sind ebenfalls günstig für die Gesundheit, zumal Kondome auch vor der Übertragung von Infektionen schützen. Es gibt auch Kondome für Frauen (female condom). Sie bestehen aus einer Polyurethanmembran und einem inneren und äußeren Ring. Der innere Ring erleichtert das Einführen in die Scheide. Die Membran legt sich an die Scheidenwände an. Außen liegt der äußere Ring auf den Venuslippen.

Inzwischen gibt es auch jede Menge Computer oder Apps, die auf der Basis von Zyklusbeobachtungen fruchtbare Tage anzeigen oder grünes Licht für ungeschützten Sex geben. Aber in den Wechseljahren sind sie oft wenig hilfreich. Wenn der Eisprung ausbleibt, zeigen sie durchgängig rot an. Bei den Apps ist wichtig, dass sie nach geprüften Methoden arbeiten.

Frauen, die sich möglichst wenig um Verhütung kümmern wollen, sind mit Kupferspiralen gut bedient. Mit einem Pearl-Index (der Pearl-Index gibt an, wie viele von 100 Frauen schwanger werden, wenn sie die Verhütungsmethode 1 Jahr lang anwenden, Tabelle 4-1, s. unten) von 0,6–0,8 sind sie recht sicher, und die Risiken sind gering. Kupferspiralen verhüten 5–10 Jahre lang eine Schwangerschaft. Sie können Menstruationsblutungen verstärken.

Häufig wird Frauen die Hormonspirale statt der Kupferspirale empfohlen. Die Hormonspirale enthält Levonorgestrel (LNG), ein Gestagen, das in vielen Pillen und Minipillen enthalten ist. Diese Substanz gelangt von der Gebärmutter aus auch in den Blutkreislauf. Wenn Frauen wissen möchten, ob sie diese Hormone vertragen, können sie 3 Monate lang eine Minipille mit LNG einnehmen, bevor sie sich für etwa 400,00 € bis 600,00 € die Hormonspirale einsetzen lassen. Sie verhütet 5 Jahre lang.

Ich empfehle Frauen die Hormonspirale anstelle der Kupferspirale dann, wenn sie neben Verhütung einen Zusatznutzen hat. Das ist der Fall, wenn Frauen starke Blutungen haben oder wenn sie während ihrer Periode starke Schmerzen haben. In manchen Fällen ist die Hormonspirale auch günstig für Frauen mit Endometriose (versprengte Gebärmutterschleimhaut im Bauchraum) oder für Frauen mit Myomen (Muskelknoten in der Gebärmutterwand). Aber das kann nicht verallgemeinert werden und sollte von der betreuenden Frauenärzt*in entschieden werden. Je nach Sitz und Größe der Myome kann die Spirale nicht richtig platziert werden und wird ausgestoßen.

Anti-Baby-Pillen mit Östrogenen und Gestagenen sind für Frauen, die älter als 40 Jahre sind, eher ungünstig. In diesem Alter haben Frauen bereits ein höheres Risiko für Herz-Gefäß-Krankheiten als mit 20 Jahren. Speziell gilt das für Thrombosen, Embolien, Herzinfarkte und Schlaganfälle. Raucherinnen und Frauen mit Übergewicht, hohem Blutdruck und anderen Faktoren für ein erhöhtes Risiko für Herz-Gefäß-Krankheiten sind besonders gefährdet. Wenn in der Familie eine Gerinnungsstörung vorliegt oder gehäuft Thrombosen vorkommen, kommt die Pille nicht infrage. Auch Frauen, die Brustkrebs hatten, sollen nicht mit Hormonen verhüten.

Manche Frauen möchten unbedingt auch über den 40. Geburtstag hinaus weiterhin mit einer Pille verhüten. Wenn sie kein erhöhtes Risiko für Herz-Gefäß-Krankheiten und Thrombosen haben, können sie niedrig dosierte Pillen einnehmen. Die Östrogendosis sollte 0,03 mg Ethinylestradiol aber nicht überschreiten. Der Gestagenanteil der Pille sollte nicht zu der Gestagengruppe mit hohem Risiko für eine Thrombose/Embolie gehören. Zum Verständnis: Bei einer Venenthrombose verstopft ein Blutgerinnsel die Ader. Wenn das Gerinnsel mit dem Blutfluss in die Lungenarterien gespült wird (Lungenembolie), kann es zu einer lebensgefährlichen Herz-Kreislauf-Reaktion kommen. Ein niedriges Thromboserisiko haben Levonorgestrel, Norethisteron, Norgestimat. Ein höheres Risiko haben Gestoden, Desogestrel, Drospirenon, Norelgestromin, Dienogest und Cyproteronacetat. Für manche Gestagene ist das Risiko nicht abschließend beurteilbar (Chlormadinonacetat, Etonogestrel).

Es gelten folgende Zahlen für die Häufigkeit von Thrombosen:

- *2* von 10.000 Frauen, die *keine Pille* nehmen, bekommen pro Jahr eine Venenthrombose;
- *5–7* von 10.000 Frauen, die eine *Pille mit Levonorgestrel* oder *Norgestimat* nehmen, und
- *8–12* von 10.000 Frauen, die eine *Pille mit Desogestrel, Gestoden, Drospirenon* oder *Dienogest* nehmen, bekommen pro Jahr eine Venenthrombose.

Herkömmliche Pillen enthalten Ethinylestradiol. Es wird synthetisch hergestellt und ist so stark wirksam, dass es zuverlässig den Eisprung verhindert. Seit einigen Jahren gibt es auch Verhütungspillen, die statt Ethinylestradiol Estradiol bzw. Estradiolvalerat enthalten. Estradiol wird seit Jahrzehnten für Hormonpräparate in den Wechseljahren verwendet. Es entspricht chemisch dem körpereigenen Östradiol. Lange ging man davon aus, dass die Wirkung von Östradiol nicht stark genug ist, um den Eisprung u verhindern und Verhütungssicherheit zu gewährleisten. Aber die Zulassungsstudien mit den östradiolhaltigen Verhütungspillen sprechen für eine vergleichbare Sicherheit. Die Risiken für Frauen über 40 Jahre sind etwas geringer, speziell das Risiko für Thrombose-/Embolie und für hohen Blutdruck.

Die „Pille danach" ist auch für Frauen über 40 Jahre gut geeignet. Sie enthält heute Levonorgestrel oder Ulipristalacetat.

Pearl-Index

Der Pearl-Index gibt an, wie viele von 100 Frauen schwanger werden, wenn sie die Verhütungsmethode 1 Jahr lang anwenden. Eine Methode ist also umso sicherer, je kleiner der Pearl-Index ist (Tabelle 4-1). Der Pearl-Index aller Methoden bezieht sich auf das Durchschnittsalter geschlechtsreifer Frauen; für Frauen über 45 Jahre liegen keine angepassten Zahlen vor.

Tabelle 4-1: Pearl-Index verschiedener Verhütungsmethoden (In Anlehnung an „Handbuch Medikamente" von der Stiftung Warentest [10] und Pro Familia [76]).

Methode	Pearl-Index (PI)
Keine Verhütung (Durchschnittsalter)	85
Diaphragma	6–12
Coitus interruptus	4–18
Kondome	2–12
Kondom für Frauen	5–25
Kalendermethode	9
Kupferhaltige Spirale	0,6–0,8
Minipille	0,5–3
Temperaturmessung/Schleimbeobachtung	0,3–3
Depotspritze (Dreimonatsspritze)	0,3–1,44
Verhütungspflaster	0,3–0,9
Pille (Kombinationspräparat)	0,3–0,9
Vaginalring	0,3–0,9
Sterilisation	0,1–0,3
Hormonspirale	0,2
Implantat	0–0,08

Die WHO stellt ein Tool sowie eine App zur Verfügung, die bei der Auswahl der individuell passenden Verhütungsmittel unterstützen.
Tool: www.who.int/reproductivehealth/publications/family_planning/9241593229/en/
App: www.who.int/reproductivehealth/mec-app/en/

Was auch immer Ihr Grund ist, Hormone zu kaufen – nicht verbrauchte Medikamente sollen immer über den Hausmüll (Restmülltonne) entsorgt werden. Dann werden sie später verbrannt und gelangen nicht ins Grundwasser. Hormone, die in in die Toilette oder in einen Ausguss geworfen werden, gelangen in die Kanalisation und verunreinigen die Gewässer und die Umwelt [80], [81].
www.umweltbundesamt.de /publikationen/arzneimittelrueckstaende-in-umwelt-datenbankauszug
www.bund.net/service/publikationen/.

5 Wie lange dauern die Wechseljahre?

Wechseljahre als Zeit der hormonellen Umstellung dauern eine ganze Weile. Wenn nur die Zeit von den ersten Blutungsunregelmäßigkeiten bis 1 Jahr nach der letzten Blutung gerechnet wird, sind es meistens 2–3 Jahre. Eine Frau bekommt beispielsweise mit 49 Jahren die ersten Zyklusunregelmäßigkeiten und mit 51 die letzte Blutung. Die Menopause kann erst im Nachhinein festgelegt werden, wenn 1 Jahr lang keine weitere Blutung aufgetreten ist. So definiert, dauert der Wechsel in diesem Beispiel 3 Jahre.

Wenn aber die Jahre, in denen Frauen noch Hitzewallungen bemerken, hinzugerechnet werden, dauert die Phase durchschnittlich 7 Jahre. Zu diesem Ergebnis kommt eine große Langzeitstudie in den USA, die SWAN-Studie von Nancy Avis und ihrem Team [2]. Die Forscher*innen stellten fest, dass Hitzewallungen über viele Jahre anhalten können, wobei sie in ihrer Studie mindestens 6 Wallungen in 2 Wochen als Grenzwert festgesetzt hatten.

Mit 6 Hitzewallungen in 2 Wochen kommen die allermeisten Frauen gut zurecht. Dadurch fühlen sie sich nicht wirklich beeinträchtigt. Wenn Frauen in die gynäkologische Praxis kommen, weil sie ihre Hitzewallungen nicht mehr ertragen, dann haben sie meistens stärkere Beschwerden. Manche haben beispielweise 10–20 Wallungen am Tag, oft verbunden mit Schweißausbrüchen, sodass die Unterwäsche durchnässt ist. Das kann tatsächlich deutlich beeinträchtigen: Tagsüber bei der Arbeit und nachts beim Schlafen. In dieser Häufigkeit und Intensität treten Hitzewallungen bei etwa 10 % der Frauen auf. So eine heftige Phase dauert - nach meiner frauenärztlichen Erfahrung in der Praxis – im Allgemeinen nur wenige Monate bis höchstens 1 Jahr. Oft sind die Beschwerden auch nicht durchgängig gleich schwer, sondern in wechselnder Intensität. Solch starke Beschwerden muss keine Frau aushalten; in Teil 2 und 3 des Buchs können Sie lesen, was dagegen hilft.

Bei vielen Frauen stellt sich über Jahre eine erhöhte Hitzeempfindlichkeit ein, die dann und wann eine Wallung einschließt. Auf diese Veränderung können sie sich gut einstellen, indem sie ihre Kleidung danach ausrichten (Zwiebelschalenprinzip). So können sie eine „Wärmewelle“, wie eine Patientin sagte, zur Kenntnis nehmen, ohne sich davon beeinträchtigt zu fühlen.

Ich habe aus den Forschungsergebnissen von Nancy Avis den Schluss gezogen, dass es kein Behandlungsziel sein kann, Hitzewallungen zu 100 % zu vermeiden. Denn das würde bedeuten, dass Frauen sich über viele Jahre und Jahrzehnte behandeln lassen müssten. Selbst dann löst das Absetzen der Hormontherapie bei der Hälfte der Frauen erneut Hitzewallungen aus.

Es geht darum, sich mit der Hitzeempfindlichkeit zu arrangieren - warum nicht auch genießen? Es sei denn, die Wallungen sind so heftig und beherrschend, dass Frauen dadurch in ihrer normalen Lebensführung beeinträchtigt sind.

6 Welche Informationsbedürfnisse haben Frauen in den Wechseljahren?

6.1 Was wollen Frauen wissen?

Die NICE-Guideline hat nicht nur untersucht, welche Informationen Frauen in den Wechseljahren brauchen, sondern auch, welche Methode der Informationsvermittlung für sie nützlich ist. Das Hauptbedürfnis der Frauen ist demnach eine gewisse Anleitung bei der Frage, ob eine Hormontherapie für sie sinnvoll ist oder nicht. Dementsprechend soll durch Informationsvermittlung die Entscheidungskompetenz der Frauen zum Thema Hormontherapie und deren Alternativen erhöht werden.

Broschüren haben sich in Studien als nicht sehr effektiv erwiesen. Werden zusätzliche Medien wie DVDs oder Multimediaprogramme benutzt, sind Wissenszuwachs und Entscheidungskompetenz schon größer. Die Teilnahme an Vorträgen, Workshops oder Bildungskursen erhöht das Wissen und die Fähigkeit, Entscheidungen zu treffen.

Diese Studienergebnisse kann ich aus meiner Praxiserfahrung nur bestätigen. Da sehr viele Frauen in unsere Praxis kamen, um sich zum Umgang mit den Wechseljahren beraten zu lassen, habe ich 2- bis 3-mal im Jahr einen Themenabend dazu angeboten. Es kamen meistens 20–30 Frauen, gelegentlich auch deren Partner*innen. Zu Beginn der Veranstaltung habe ich gefragt, weswegen sie kommen und welche Fragen sie mitbringen. Ich habe die Themen am Flip-Chart notiert und etwa 1 Stunde lang darüber geredet. Dann kam der spannende Teil – die Diskussion. Nicht beantwortete Fragen oder kontroverse Meinungen kamen aufs Tablett. Die Frauen begannen, miteinander zu reden, eigene Ängste und Sorgen zu formulieren, aber auch Bewältigungsstrategien, eigene Erfahrungen und Weisheiten beizutragen. Die Themen und der Grad der Vertraulichkeit variierten von Gruppe zu Gruppe. Aber immer haben die Frauen dazugelernt, gerade aus den Schilderungen der anderen, und sind ihrem eigenen Weg im Umgang mit den Wechseljahren ein Stück nähergekommen. Das zeigte sich auch, wenn diese Frauen später zu mir in die Sprechstunde kamen. Sie waren besser informiert und waren leichter in der Lage, für sich eine Entscheidung zu treffen als die Frauen mit einer sehr lückenhaften Wissensgrundlage.

Hier treffen meine Praxiserfahrungen wieder auf die Studienergebnisse der NICE-Guideline: Ärzt*innen wurden generell als wichtige Informationsquelle betrachtet. Aber viele Studienteilnehmerinnen drückten ihre Vorbehalte aus, weil die Ärzt*innen nicht genügend Zeit hatten, weil sie vorgefasste und starre Meinungen vertraten oder weil sie wenig einfühlsam waren. Um die Risiken von Hormonbehandlungen einschätzen zu können, fanden Frauen grafische Darstellungen wie Diagramme oder Ähnliches nützlicher als ausschließlich verbale (sprachliche) Informationen. Selbsthilfegruppen waren hilfreich in der Vermittlung von Bewältigungsstrategien.

Auf unseren Themenabenden habe ich immer wieder angeboten, den Aufbau von Selbsthilfegruppen zu unterstützen. Aber tatsächlich ist nie eine Gruppe entstanden. Die Frauen meldeten mir zurück, dass regelmäßige Treffen zu aufwendig seien. Was sie brauchen, sind Antworten auf ihre Fragen; mit dem Rest kommen die meisten alleine klar.

Manche Frauen suchen Unterstützung, z.B. in Frauenberatungsstellen oder bei Wechseljahresberaterinnen. Sie möchten spirituelle Wege gehen oder sich mit sich selbst und ihren Wünschen an die Zukunft beschäftigen. Sie nutzen diese Lebensphase für ihre Persönlichkeitsentwicklung.

Was empfehlen Leitlinien?
NICE-Guideline: Frauen sollen auf unterschiedliche Weise über Wechseljahre informiert werden, damit sie sich ermutigt fühlen, über ihre Beschwerden und Bedürfnisse zu sprechen.

Zum Glück nimmt meine Frauenärztin sich Zeit und erklärt mir alles ganz genau, wenn ich Fragen zu den Wechseljahren habe.

So soll es sein! Sie können auch gern Fragen stellen, die Ihnen möglicherweise zunächst etwas unangenehm erscheinen.

6.2 Welche Informationen brauchen Frauen mit vorzeitigen Wechseljahren?

Frauen, die jünger als 40 Jahre sind, wenn sie ihre letzte Periode haben, sind vorzeitig in den Wechseljahren. Für sie gelten etwas andere Regeln als für Frauen, die mit etwa 50 Jahren ihre Menopause erleben.

Eine von 100 Frauen kommt in die Wechseljahre, bevor sie 40 Jahre alt ist. Die Blutungen können, wie auch bei den zeitgerechten Wechseljahren, auf verschiedene Weise ausklingen. Das kann mit oder ohne Beschwerden einhergehen. Je jünger die Frau ist und je weniger Hitzewallungen sie hat, desto seltener wird an diese Diagnose gedacht. Sie wird durch einen Bluttest geklärt (Bestimmung des follikelstimulierenden Hormons, FSH). Der Test wird sicherheitshalber nach 4–6 Wochen wiederholt.

Die Ursache ist nur sehr selten zu finden. Erbliche Veranlagung, Autoimmunerkrankungen, Umweltfaktoren, abgelaufene Infektionen und andere Faktoren können zu einer Minderdurchblutung des Eierstockgewebes führen. Die Funktionen der Eierstöcke wie Östrogenproduktion, Eisprung, Gelbkörperbildung können beeinträchtigt sein oder ganz aufhören. Manchmal kommt es zu einer Phase der Erholung, sodass noch einmal Blutungen auftreten. Aber meistens bedeuten vorzeitige Wechseljahre für die Frau, dass sie nicht mehr schwanger werden kann. Da sich keine reifen Eizellen mehr entwickeln, hat auch eine künstliche Befruchtung keine Aussicht auf Erfolg. Das kann für eine Frau mit Kinderwunsch eine niederschmetternde Nachricht sein. Sie braucht eine gynäkologische Beratung, damit sie – soweit möglich – versteht, was in ihrem Körper passiert. Eine gute psychosomatische Betreuung, eventuell zusammen mit ihrem/ihrer Lebenspartner*in, kann helfen, die Nachricht zu verarbeiten. Frauen, die ungewöhnlich jung in die Wechseljahre kommen, wird meistens eine Hormontherapie empfohlen. Dadurch soll insbesondere einer Osteoporose vorgebeugt werden (vgl. Kap. 9).

7 Welche Informationen brauchen Frauen nach medizinischen Eingriffen?

7.1 Frauen nach einer Gebärmutterentfernung

Verschiedene Formen der Gebärmutterentfernung (Hysterektomie) sind in Abbildung 7-1 dargestellt.

Wenn bei einer Gebärmutterentfernung die Eierstöcke im Körper belassen wurden, ändert sich an der hormonellen Situation der Frau wenig. Klar ist: Sie kann nicht mehr schwanger werden. Darüber sollten die Ärzt*innen vor dem Eingriff ausführlich mit ihr gesprochen haben. Sie wird auch keine Blutungen mehr bekommen (es sei denn, der Gebärmutterhals wurde nicht entfernt und es ist so viel Schleimhaut zurückgeblieben, dass es noch ganz leichte Blutungen geben kann). Aber die Eierstöcke sind weiterhin aktiv. Sie werden von der Hirnanhangsdrüse angeregt, Eibläschen zu entwickeln und einen Eisprung zu haben (Abbildung 2-1). Das Ei kann vom Eileiter aufgenommen werden oder es gelangt in die Bauchhöhle. Es wird zusammen mit anderen abgeschilferten Zellen von speziellen weißen Blutkörperchen verdaut. Nach dem Eisprung entwickelt sich ein Gelbkörper, der sich nach 2 Wochen zurückbildet. Frauen können ihren Zyklus mithilfe einer Basaltemperaturkurve verfolgen, wenn sie sich dafür interessieren.

Durchschnittlich kommen Frauen nach einer Gebärmutterentfernung etwa 1–2 Jahre früher in die Wechseljahre als Frauen ohne Operation. Das liegt daran, dass beim Absetzen der Gebärmutter und/oder der Eileiter Gefäße durchtrennt werden, die für einen kleinen Teil der Eierstockdurchblutung verantwortlich sind. Zum überwiegenden Teil werden die Eierstöcke durch Gefäße versorgt, die seitlich zu ihnen gelangen. Diese Blutzufuhr wird nicht gestört. Die Wechseljahre machen sich bei Frauen nach einer Gebärmutterentfernung entweder gar nicht bemerkbar oder – wie bei Frauen, die nicht operiert wurden auch – durch Hitzewallungen/Schweißausbrüche.

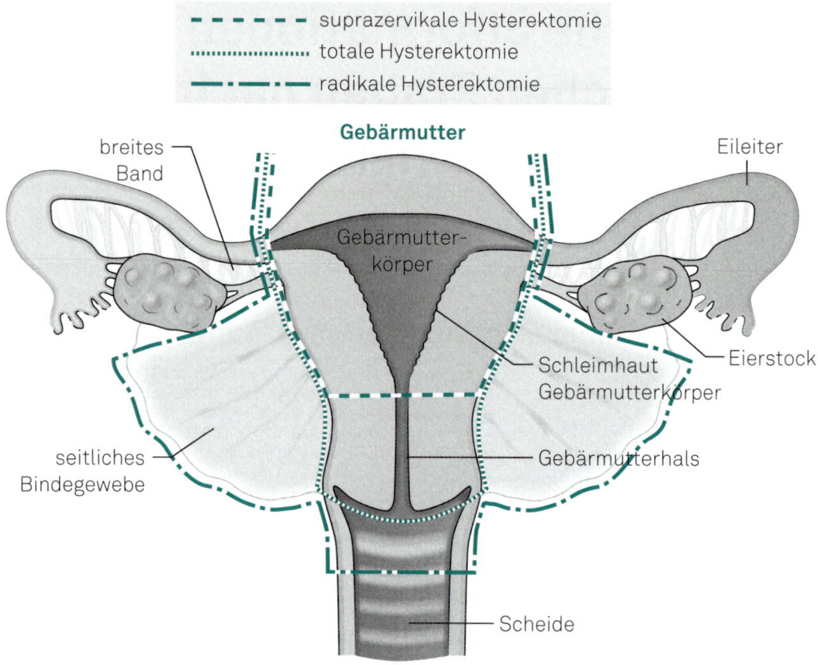

Abbildung 7-1: Verschiedene Formen der Gebärmutterentfernung. Zeichnung: www.grafikramer.de

7.2 Frauen, die eine Sterilisation hatten

Bei einer Sterilisation werden die Eileiter durchtrennt. Früher wurde dabei auch das die Eileiter umgebende Gewebe zerstört, z.B. das breite Band. Dabei wurden manchmal Blutgefäße beschädigt, die die Eierstöcke versorgen. Für Frauen konnte das bedeuten, 1–2 Jahre früher in die Wechseljahre zu kommen. Heute werden die Eileiter punktgenau durchtrennt, sodass die Durchblutung der Eierstöcke nicht beeinträchtigt wird. Deswegen müssen Frauen nicht mit hormonellen Veränderungen rechnen.

7.3 Frauen nach Entfernung der Eierstöcke durch Operation

Wenn bei geschlechtsreifen Frauen die Eierstöcke operativ entfernt werden, werden von einem Tag auf den anderen keine (bzw. kaum noch) Östrogene und Gelbkörperhormone mehr produziert. Etwa nach 2–3 Tagen bekommen die Frauen

Hitzewallungen und Schweißausbrüche als Ausdruck des plötzlichen massiven Hormonentzugs. Die Beschwerden sind meistens heftiger und unerträglicher als bei Frauen, die ohne künstlichen Eingriff in die Wechseljahre kommen. Wenn es keine Gründe gibt, die dagegen sprechen, soll ihnen eine Behandlung der Beschwerden angeboten werden. Am wirksamsten ist die Behandlung mit Östrogenen. Progesteron hat im Frauenkörper nur die Funktion, eine Schwangerschaft zu ermöglichen und zu erhalten bzw. das Abbluten der Gebärmutterschleimhaut zu ermöglichen. Eine darüber hinausgehende Bedeutung ist weder für die weiblichen Geschlechtsorgane noch für den Frauenkörper insgesamt bekannt. Insofern brauchen Sie nicht zu befürchten, dass Ihnen etwas fehlt, wenn Sie nur Östrogene nehmen.

Wenn nur die Eierstöcke, aber nicht die Gebärmutter, entfernt wurden, sind außer Östrogenen auch Gestagene nötig, um Gebärmutterschleimhautkrebs zu vermeiden (vgl. Kap. 9).

7.4 Frauen mit (Brust-)Krebs nach Eierstockentfernung, Chemo- oder Antihormontherapie

Frauen mit (Brust-)Krebs werden nach der Brustoperation (und Bestrahlung) oft nachbehandelt. Die Eierstöcke können operativ entfernt werden, damit keine Östrogene und Progesteron mehr gebildet werden. Dann sind Beschwerden zu erwarten, wie sie in Kap. 7.3 beschrieben wurden. Die Eierstöcke können durch eine Chemotherapie geschädigt werden, sodass ihre Tätigkeit dauerhaft oder vorübergehend eingeschränkt ist. Dieser Prozess verläuft meistens nicht so abrupt wie eine Operation und ist demzufolge nicht mit so plötzlichen und heftigen Beschwerden verbunden. Manchmal wird noch eine geringe Menge Östrogen produziert. Sie kann ausreichen, um Beschwerden zu verhindern. Manchmal werden auch Hitzewallungen kaum wahrgenommen, weil andere Nebenwirkungen der Chemotherapie die Frau viel mehr beschäftigen. Wenn zu den Chemotherapie-Nebenwirkungen noch heftige Hitzewallungen und Schweißausbrüche hinzukommen, kann das die Toleranz der Frau überfordern. Dann braucht sie eine möglichst wirksame Behandlung (vgl. Teil 2 und Teil 3 des Buchs). Auch eine Behandlung von Patientinnen mit Antihormonen wie Tamoxifen (blockiert die Östrogenrezeptoren, wodurch Östrogene nicht wirken können), Aromatasehemmer (verhindern die Bildung von Östrogenen aus ihren Vorstufen) oder GNRH-Hemmer (blockieren die hormonelle Aktivität des Zwischenhirns, wodurch auch die Hirnanhangsdrüse und die Eierstöcke ruhiggestellt werden, keine Östrogene gebildet werden und kein Zyklus entsteht) kann mit ganz erheblichen Hitzewallungen und Schweißausbrüchen einhergehen.

Teil 2

Gut zu wissen, was ich selbst tun kann

8 Verbesserung der allgemeinen Gesundheit und des Wohlbefindens

Die Blutungen bleiben aus – für viele Frauen ist das eine Erleichterung. Manchmal paart sie sich mit Wehmut über die vergangene Zeit der Fruchtbarkeit. Einige Frauen vermissen auch zunächst den Rhythmus, den die Blutungen vorgegeben haben. Sex ohne Verhütung ist hingegen für viele Frauen das große Los.

Jeder Moment im Leben ist der richtige Moment, sich für ein gesünderes Leben zu entscheiden; hier machen die Wechseljahre keine Ausnahme.

Was empfehlen Leitlinien?
Im Fließtext der Leitlinie steht: Frauen – und bei Bedarf auch Personen ihres Umfelds - sollten informiert werden über Lebensstilveränderungen und Maßnahmen, die die allgemeine Gesundheit und das Wohlbefinden verbessern können.

Keine schlechte Idee, auch mal die Frauenärzt*in ausführlich zu fragen, was ich allgemein an meinem Lebensstil, Sport und Ernährung ändern kann, um mich auch in den Wechseljahren wohl zu fühlen. Wenn ich im Internet google, fühle ich mich vor lauter Informationen meist eher verunsichert.

Das ist eine sehr wichtige und grundlegende Empfehlung. Die drei Säulen von Gesundheit und Wohlbefinden sind:

- Ernährung,
- Bewegung und
- psychische Ausgeglichenheit.

Über diese Themen sind Frauen sehr unterschiedlich gut informiert. In diesem Buch werden nur einige Grundlagen medizinischen Allgemeinwissens dargelegt. Wenn Sie zu speziellen Themen mehr wissen wollen oder evidenzbasierte Bewertungen suchen, schauen Sie auf die Gesundheitsinformationen des IQWiG (Institut für Qualität und Wirtschaftlichkeit im Gesundheitswesen; www.gesundheitsinformation.de).

8.1 Psychische Ausgeglichenheit

Frauen kennen hormonelle Umstellungsphasen aus der Pubertät, von jedem einzelnen Monatszyklus, viele auch aus Schwangerschaften und Stillzeiten. Sie haben Erfahrungen damit, wie sie auf hormonelle Umstellungen reagieren und können davon ausgehen, dass sie diese vor ihnen liegende Umstellung ebenso meistern werden wie die vergangenen. Je nachdem, was sie gehört, gelesen oder im Umgang mit anderen Frauen (Müttern, Freundinnen) erfahren haben, gehen sie mit positiver, negativer, neutraler oder zwiespältiger Haltung in die Wechseljahre. Gefühlsmäßig können Freude oder Angst, Sorge oder Zuversicht sie begleiten, manchmal ein Gemisch von allem.

Wichtig ist zu wissen, dass die Haltung die Wirklichkeit beeinflussen kann.

Wir sprechen von „self-fulfilling prophecy“: Wenn Frauen eine ausgesprochen ängstliche und sorgenvolle Erwartungshaltung gegenüber den Wechseljahren haben, kann sich das entsprechend negativ auf ihr Erleben auswirken. Aber sie können etwas dagegen tun. Eine kognitive Verhaltenstherapie (cognitive behavioural therapy = CBT) kann ihnen helfen, ihre Gedanken und ihre Gefühle zu lenken. Sie bekommen ein Gefühl der Selbstwirksamkeit. Das bedeutet, sie bekommen das Gefühl, etwas ausrichten zu können, wichtige Dinge beeinflussen zu können. CBT kann Gefühlen von Ohnmacht und Kontrollverlust entgegenwirken (https://www.gesundheitsinformation.de/kognitive-verhaltenstherapie.2136.de.html).

Selbstwirksamkeit kann auch durch viele andere Ansätze gefördert werden: Sport, Bewegung, Tanz, Entspannungsmethoden, Yoga, Hobbys, mitmenschliche Erfahrungen und Austausch untereinander, um nur ein paar Möglichkeiten zu nennen. Oft wird auch von ressourcenorientierten Methoden gesprochen. Das heißt nichts anderes, als aufzuspüren, wo die eigenen Kraftquellen sind und was jeder einzelnen Frau gut tut. So sind sie gut gewappnet für Umstellungen und Veränderungen. Besonders wichtig sind diese Formen der Selbstfürsorge für die Frauen, die in ihrem Alltag am Limit sind: Sei es, weil es beruflich und/oder in der Familie immer einen viel zu hohen Stresspegel gibt, sei es, weil ihnen besondere Verpflichtungen (z.B. Versorgung von alten oder kranken Menschen, Doppel- oder Dreifachbelastungen) abverlangt werden, oder sei es, dass sie sich einfach nicht abgrenzen und nicht gut für sich selbst und ihre eigenen Bedürfnisse sorgen können. Wenn Frauen sehr erschöpft sind, dann kann eine zusätzliche Belastung der Tropfen sein, der das Fass zum Überlaufen bringt.

Autosuggestion bei Hitzewallungen
Wenn Hitzewallungen Sie sehr unter Druck setzen, können Sie ihnen auch mit Autosuggestion begegnen. Zwar können Sie nicht damit rechnen, dass die Hitzewallungen dadurch verschwinden. Aber Sie werden sie angenehmer erleben und weniger Stress damit haben. Allerdings braucht es einige Zeit, diese Methode zu lernen. Sie beginnt damit, dass Sie bewusst einen Entspannungszustand herbeiführen.

- Zuhause üben Sie zunächst, indem Sie sich flach auf den Boden legen – auf eine Matte oder einen Teppich – und **eine Reise durch den Körper** machen. Sie beobachten zuerst, wie der Atem ganz von alleine fließt, der Brustkorb sich hebt und senkt, die Gedanken kommen und gehen. Dann richten Sie Ihre Aufmerksamkeit auf die Füße, spüren, wo sie auf dem Boden aufliegen, wie sie sich anfühlen – warm oder kalt, locker oder angespannt, schwer oder leicht. Auf dieselbe beobachtende Weise gehen Sie durch den ganzen Körper: Unterschenkel, Knie, Oberschenkel, Becken, Beckenboden, Rücken im Bereich der Lendenwirbelsäule, Bauch, Brustkorb, Rücken im Bereich der Brustwirbelsäule, Schultern, Nacken, Finger, Arme, Achselhöhlen, Schlüsselbein, Hals, Hinterkopf, Ohren, Scheitelregion, Stirn, Augenbereich, Wangen, Nase, Mund, Kiefer. Sie beobachten nur, atmen dabei weiter und verlassen jeden Körperteil ein wenig entspannter, als Sie ihn angetroffen haben. Wenn Sie so ganz entspannt daliegen, können Sie Bilder in sich aufsteigen lassen, die Ihnen gut tun.
- Wenn Hitzewallungen Ihnen so peinlich sind, dass Sie am liebsten im Erdboden versinken möchten, hilft Ihnen vielleicht **die Übung vom Sicheren Ort**, sich zu verankern (modifiziert nach Reddemann [48]. Stellen Sie sich einen Ort vor – das kann ein Ort sein, an dem Sie sich einmal sehr wohl gefühlt haben oder einer, den es nur in Ihren Gedanken gibt, auf der Erde oder woanders, ein Ort, an dem Sie sich ganz geborgen fühlen. Gibt es Menschen an diesem Ort? Andere Lebewesen? Oder sind Sie ganz allein? Was nehmen Ihre Augen wahr? Alles, was Sie sehen, soll angenehm sein, und wenn etwas Sie stört, verändern Sie es. Was nehmen Ihre Ohren wahr? Ist es Stille? Oder Töne? Verändern Sie

alles, was Sie unangenehm finden. Wie ist die Temperatur an diesem Ort? Verändern Sie sie so, dass Sie sich ganz wohl fühlen. Was riechen Sie? Sind es angenehme Gerüche oder stört Sie etwas? Sie können es verändern. Wie fühlen Sie sich an diesem Ort? Können Sie sich bewegen, wie Sie möchten? Jede Haltung einnehmen, die Sie möchten? Wenn noch etwas fehlt oder etwas nicht ganz stimmig ist, können Sie es jetzt verändern. Auch Sie können sich verändern. Gestalten Sie alles so, dass Sie sich ganz wohl fühlen. Und wenn Sie spüren, dass alles um Sie herum stimmig ist und es Ihnen ganz und gar gut geht, genießen Sie diesen Ort eine Weile. Verabreden Sie mit sich eine kleine Geste, die Sie jederzeit an diesen Ort erinnern wird. Mithilfe dieser Geste können Sie jederzeit zu diesem Ort zurückkehren. Wenn Sie möchten, können Sie diese Geste jetzt ausführen.

- Wenn Sie nur den einen Wunsch haben, dass die Wallung so schnell wie möglich vorbei geht, hilft Ihnen vielleicht **die Übung vom Thermostat**. Sie setzen die Reise durch Ihren Körper fort und wandern durch die Nase ins Innere Ihres Kopfs. Dort sehen Sie in der Ferne ein rotes Licht. Das Temperaturzentrum heizt auf. Sie gehen ganz vorsichtig voran, um nichts zu verletzen, Schritt für Schritt nähern Sie sich dem roten Licht. Jetzt erkennen Sie daneben den Regler. Er sieht aus wie ein Thermostat. Schauen Sie ihn genau an, seine Größe, seine Form, seine Farbe: Ist er beschriftet? Auf wie viel Grad ist er eingestellt? Erkennen Sie, wie Sie drehen müssen, damit die Temperatur zurückgeht? Legen Sie langsam Ihre Hand an den Thermostat. Wie fühlt er sich an? Bewegt er sich? Um wie viel Grad möchten Sie ihn zurückdrehen? Wenn Sie sich entschieden haben, ihn herunterzudrehen, tun Sie das jetzt, ganz langsam. Sobald Ihre Wunschtemperatur erreicht ist, springt das Licht von Rot auf Grün. Sie können aufatmen, gleich werden Sie wieder eine ganz normale Körpertemperatur haben. Kehren Sie jetzt langsam zurück zur Nase und aus dem Kopfinnern zurück zu Ihrem Gesicht. Ein Lächeln umspielt Ihre Lippen. Sie fühlen sich wohl.
- Um die Übungen zu beenden, nehmen Sie wieder Ihren Körper wahr, wie er auf dem Boden aufliegt, bewegen sich etwas, öffnen die Augen, strecken sich und setzen sich auf.

Sie können sich jede Art von Reise selbst ausdenken, wie sie gut für Sie ist. Im Zustand der Entspannung sprechen viele Menschen auf Autosuggestion an. Bilder wirken umso mehr, je konkreter sie sind und je mehr Sinnesempfindungen einbezogen sind. Aber sich in Tiefenentspannung zu versetzen und wieder zurückzukommen, will gelernt und geübt sein. Es ist hilfreich, an einem Kurs für Autogenes Training, für Muskelrelaxation nach Jacobson, Yoga, Meditation oder ähnlichem teilzunehmen. Später werden Sie in der Lage sein, innerhalb kürzester Zeit den Entspannungszustand und die Bilder abzurufen, auch ohne dass Sie sich auf den Boden legen. Sie können sich dann in Ihrem Kopf auf eine kurze Reise begeben, von der die Menschen um Sie herum nichts mitbekommen. Dieser kurze Augenblick der Versenkung wird Ihnen helfen, die Wallung vorbeiziehen zu lassen, ohne dass Ihr ganzer Körper in Aufruhr gerät. Sie schauen ihr nach wie einer Wolke, die am Himmel davon zieht.

Es ist nachgewiesen, dass psychische Ausgeglichenheit nicht nur Wohlbefinden bedeutet, sondern auch die Gesundheit verbessert. Dass mangelnde Bewegung und ungesunde Ernährung das Risiko z.B. für Herz-Kreislauf-Erkrankungen erhöhen, ist allgemein bekannt (vgl. Kap. 10.1). Aber selten wird darüber geredet, dass psychosoziale Faktoren/Stress für Herzinfarkte eine sehr wichtige Rolle spielen (Tabelle 8-1).

Erkrankungen der Herzkranzgefäße sind die häufigste Todesursache für Männer und für Frauen. Deswegen ist es wichtig zu wissen, dass nicht nur die bekannten „Laster" Ihre Herzgesundheit beeinträchtigen, sondern auch belastende psychosoziale Situationen. Wenn Sie Hilfe brauchen, sind Frauenberatungsstellen eine gute Anlaufstelle. Vielleicht finden Sie mit einer Beraterin zusammen bessere Lösungen als alleine.

Ich möchte aber unbedingt davor warnen, „Gesundheitsempfehlungen" umzukehren in „Gesundheitsverpflichtungen". Sicher können wir einiges dazu beitragen, um gesund zu bleiben oder werden. Aber es gilt: „Beschwerden oder Beschwerdefreiheit bedeuten weder Schuld noch Verdienst" [9].

Tabelle 8-1: Die wichtigsten Risikofaktoren für Herzinfarkte (Daten einer Studie mit 29.972 Teilnehmern; Quelle: [64]).

Risikofaktor	Anteil der hierdurch mitbedingten Herzinfarkte
Fettstoffwechselstörung mit erhöhtem ApoB/ApoA1	49 %
Aktives Rauchen	36 %
Psychosoziale Faktoren/Stress	**33 %**
Vermehrtes Bauchfett	20 %
Hoher Blutdruck	18 %
Nicht täglich Obst und Gemüse	14 %
Bewegungsmangel	12 %
Diabetes mellitus	10 %
Alkoholkonsum	7 %
Gesamt	90 %

Wenn Frauen in den Wechseljahren Beschwerden haben, ist niemand berechtigt – auch sie selbst nicht – das als Schuld oder Versagen zu interpretieren. Wir kennen die Ursachen von Wechseljahresbeschwerden nicht. Studien können höchstens einige Korrelationen benennen, d.h. einen Zusammenhang, also gleichzeitig auftretende Faktoren. Aber das ist nicht zu verwechseln mit Ursachen: Nur weil bestimmte Ereignisse gleichzeitig auftreten, ist nicht unbedingt das eine die Ursache für das andere.

8.2 Sport und Bewegung

Sport und Bewegung gehören zu den Lebensstil-Faktoren, die die Gesundheit auf vielfältige Weise beeinflussen. Ganz besonders wichtig sind sie für älter werdende Menschen – z.B. für die Herzgesundheit, die Knochengesundheit, die geistige Gesundheit und für das Wohlbefinden trotz altersbedingter Einschränkungen. Empfohlen wird ein moderates Ausdauertraining. Egal mit welcher Methode sollen Menschen mindestens 2- bis 3-mal pro Woche ein 30- bis 60-minütiges Training durchführen mit einer durchschnittlichen Pulsfrequenz von 120–130 pro Minute.

Für ältere Menschen ist ein aktiver Muskelaufbau wichtig. Während die Muskeln sich bei jungen Menschen auch ohne besonders Training aufbauen und erhalten, bilden Muskeln sich mit zunehmendem Alter unter dem Einfluss der sinkenden Wachstumshormonspiegel zurück und werden durch Fettgewebe ersetzt. Es ist aber in jedem Lebensalter möglich, Muskeln durch aktives Training wiederaufzubauen. Gleichzeitig werden damit Knochen und Gelenke aktiviert und gestärkt.

Muskelaufbau wirkt auch einer Osteoporose entgegen. Folgende Gruppen sind besonders gefährdet, eine Osteoporose zu entwickeln:

- Untergewichtige Frauen,
- Frauen mit familiärem Risiko für Osteoporose,
- Raucher*innen,
- Frauen, die bestimmte Medikamente (Heparin, Cortison) einnehmen müssen und
- Frauen mit Bewegungsmangel und ungünstiger Ernährung.

Osteoporose ist ein Risikofaktor für Knochenbrüche (vgl. Kap. 10.1). In jedem Stadium der Erkrankung kann ein gezielter Muskelaufbau das Knochengerüst stabilisieren (Abbildung 8-1). In einer Broschüre des Bundesselbsthilfeverbandes für Osteoporose finden Sie viele Anregungen für Übungen, die sich gut in den All-

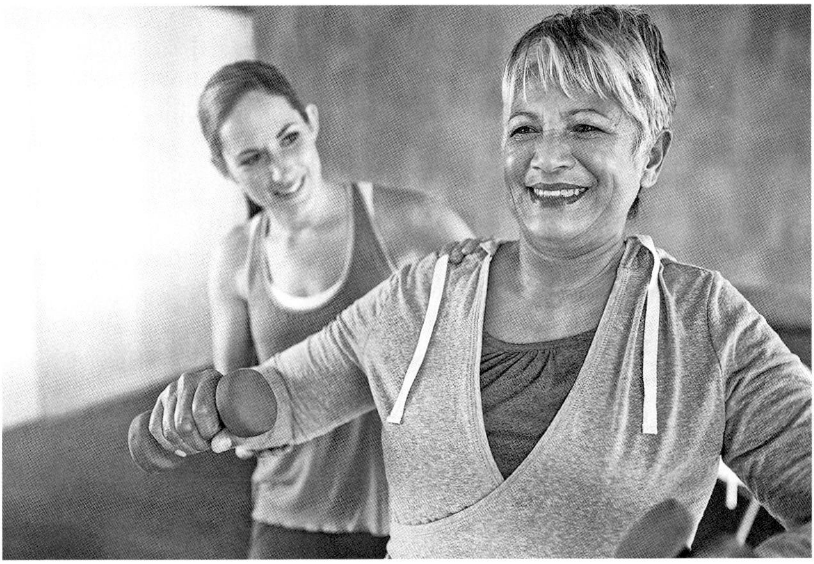

Abbildung 8-1: Angeleitete Übungen: Ein gezielter Muskelaufbau kann das Knochengerüst stabilisieren.

tag integrieren lassen (https://www.osd-ev.org/files/7914/9762/7640/Osteo porose_Gymnastik_BfO.pdf).

Bewegung und Muskelaufbau haben auch Einfluss auf den Stoffwechsel, z. B. auf den Insulinstoffwechsel. Muskelfasern erhöhen die Ansprechbarkeit für Insulin. Das bedeutet, mit der gleichen Menge Insulin wird eine größere Wirkung erzielt, also mehr Zucker aus dem Blut in die Zelle befördert. Insulin ist nicht nur für die Regulierung des Blutzuckers zuständig, sondern es gehört auch zu der Familie der Wachstumsfaktoren. Manche Menschen haben durch eine ungünstige Lebensweise (wenig Bewegung, hochkalorisches Essen) ständig erhöhte Insulinspiegel im Blut. Aber ihre Zellen werden unempfindlich für Insulin. Der Blutzucker wird trotz der hohen Insulinspiegel nur schlecht in die Zelle befördert. Es resultiert ein erhöhter Blutzuckerspiegel. Die hohen Insulinspiegel lösen Wachstumsimpulse in der Gefäßmuskulatur aus. Die Gefäßwände werden verdickt und verengt und führen zu einer verminderten Durchblutung. So entstehen Herz- und Gefäßkrankheiten wie Herzinfarkte und Schlaganfälle.

Gezieltes Training von Geschicklichkeit und Koordination wird mit zunehmendem Alter wichtig, um Stürzen vorzubeugen. Denn die Beweglichkeit der Gelenke, die Sehkraft und die Reaktionsfähigkeit lassen in höherem Alter nach. Dadurch kommt es häufiger zu Stürzen, und diese haben häufiger Knochenbrüche zur Folge – ob mit oder ohne Osteoporose. Sturzprophylaxe ist sicher kein

Thema der Wechseljahre, sondern des höheren Alters. Aber wenn Frauen in den Wechseljahren eine Sportart finden, die Geschicklichkeit und Koordination trainiert, werden sie später davon profitieren. Viele Fitness-Studios bieten entsprechende Kurse an, sei es Aerobic, Choreografien mit dem Steppbrett, Übungen auf dem Balance-Board oder auch ganz traditioneller Tanzsport.

In den Wechseljahren sind Sport und Bewegung unverzichtbar, wenn Frauen etwas an ihrer Figur und an ihrer Gesundheit liegt. Die Muskelmasse nimmt unter dem Einfluss der sinkenden Wachstumshormonspiegel ab und wird durch Fettgewebe ersetzt. Zusätzlich ändert sich unter niedrigen Östrogenspiegeln die typisch weibliche Fettverteilung. Statt am Po und an den Oberschenkeln, sammelt sich nun das Fett am Bauch. Und nicht nur in der Bauchdecke findet es sich, sondern auch innen in der Bauchhöhle. Dieses Bauchfett hat besonders ungünstigen Einfluss auf den Fettstoffwechsel. Ein hoher Bauchumfang gilt – anders als ein runder Po – als Risikofaktor für Herz-Gefäß-Krankheiten.

8.3 Gesunde Ernährung

In den Wechseljahren sind einige Besonderheiten in der Ernährung zu berücksichtigen.

8.3.1 Vorbeugung von Osteoporose

Außer Muskelaufbau ist es zur Vermeidung von Osteoporose wichtig, dem Körper die Stoffe zur Verfügung zu stellen, die er für einen gesunden Knochenstoffwechsel benötigt (Abbildung 8-2).

Dazu gehört vor allem Kalzium. Fachgesellschaften empfehlen 700–1200 mg Kalzium täglich aufzunehmen. Das ist durch die Ernährung üblicherweise gut möglich (Tabelle 8-2). Über einen „Kalzium-Rechner" können Sie überprüfen, wie viel Kalzium Sie täglich aufnehmen (https://www.gesundheitsinformation.de/kalzium-rechner.2032.de.html). Studien haben gezeigt, dass gesunde Menschen, die zusätzlich Kalziumtabletten einnehmen, genauso oft Knochenbrüche haben wie diejenigen, die nur Placebo (ein Scheinmedikament, das kein Kalzium enthält) genommen haben. Die zusätzliche Einnahme von Kalziumtabletten ist also nur sinnvoll für Menschen mit erhöhtem Risiko und für Menschen, die mit der Nahrung nicht genügend Kalzium aufnehmen (können). In Eigenregie sollten Sie nicht mehr als 500 mg Kalzium pro Tag als Tablette einnehmen, denn zu viel Kalzium kann zu Verstopfung und zur Bildung von Nierensteinen führen.

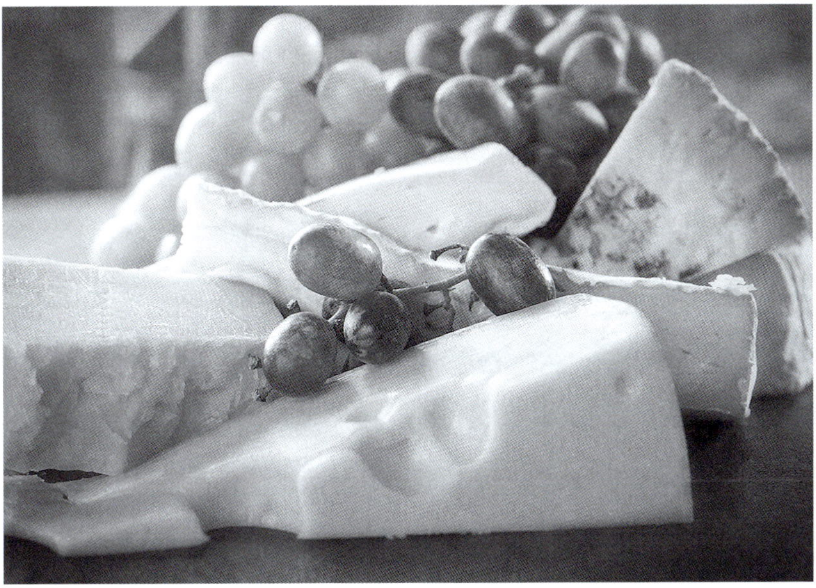

Abbildung 8-2: Gesunde Ernährung.

Tabelle 8-2: Kalziumzufuhr mit der Nahrung: 1000 mg Kalzium erreichen Sie z.B. mit (modifiziert nach Daten der Vereine Unabhängiger Gesundheitsberatung [77])

Mahlzeit	Nahrungsmittel und Menge	Kalziumgehalt
Frühstück	1 Scheibe Hartkäse (Allgäuer Emmentaler, Bergkäse) (30 g)	320 mg
2. Frühstück	1 Latte macchiato mit 200 ml Milch	240 mg
Mittagessen	1 Portion Brokkoli (200 g)	120 mg
Nachmittag	25 g Haselnüsse	56 mg
Abendessen	2 Esslöffel Quark (60 g)	51 mg
Spätmahlzeit	1 Becher Joghurt (150 g)	180 mg
Über den Tag verteilt	1 l Mineralwasser (150 mg Kalzium)	150 mg
Summe		1117 mg

Damit der Körper Kalzium aufnehmen und verwerten kann, benötigt er Vitamin D. Es wird im Körper in Form einer Vorläufersubstanz des Vitamins gebildet, kann aber auch mit der Nahrung aufgenommen werden (Fisch, Eier, Käse, Pilze, Avocado sind gute Lieferanten für Vitamin D). Unter Einfluss des Sonnenlichts wird die Vorläufersubstanz in aktives Vitamin D umgewandelt. Menschen müssen sich je nach Intensität der Sonnenstrahlung etwa 5–25 Minuten täglich draußen aufhalten, damit genügend Vitamin D wirksam werden kann. Es genügt, wenn Hände und Gesicht unbekleidet der Sonne ausgesetzt sind.

Es sind noch weitere Vitamine (Vitamin K, E, A und B6), Spurenelemente (Zink, Fluorid), Salze (Magnesium) und Eiweißstoffe für den Knochenstoffwechsel wichtig. Bei einer gesunden Mischkost kommt es nicht zu Mangelerscheinungen.

8.3.2 Gewichtskontrolle

Viele Frauen stellen fest, dass sie mit dem Älterwerden langsam aber sicher zunehmen. Eine große Bedeutung hat das Wachstumshormon (STH= Somatotropes Hormon oder GH = Growth Hormone), welches normalerweise bereits mit etwa 30 Jahren deutlich weniger produziert wird als in Kindheit und Jugend. Wachstumshormone sorgen dafür, dass die mit der Nahrung aufgenommenen Energieträger im Körper zu Eiweißen umgebaut werden, sodass Muskel- und Knochenaufbau gefördert werden. Wenn die Wachstumshormonspiegel niedrig sind, werden die Energieträger in Form von Fettgewebe gespeichert. Der Anteil des Fettgewebes am Körpergewicht nimmt aus diesem Grund mit dem Alter zu. Das lässt sich nur durch aktive Gegenstrategien vermeiden: Zum einen durch aktiven Muskelaufbau durch Sport, zum anderen durch eine Kontrolle der Nahrungsaufnahme. Denn ältere Menschen haben einen niedrigeren Grundumsatz als jüngere. Sie brauchen also per se schon weniger Kalorien als junge Menschen.

In Bezug auf das Osteoporose-Risiko ist es von Vorteil, etwas mehr Fettgewebe zu haben. Im Fettgewebe werden Hormonvorstufen in aktive Östrogene umgebaut. Diese können vor Osteoporose schützen. Deswegen ist es für Frauen in und nach den Wechseljahren sinnvoll, sich am oberen Normalgewicht zu orientieren. Normalgewicht bedeutet ein BMI (Body Mass Index) von 18,5–24,9 (https://www.gesundheitsinformation.de/was-sagt-der-body-mass-index-ueber-die-gesundheit.3132.de.html). Auch ein paar Kilogramm mehr mit einem BMI von 25–29 sind bei einer gesunden Lebensweise nicht schädlich. Die Lebenserwartung von etwas fülligeren Frauen bis zu einem BMI von 29 ist genauso hoch wie die von schlanken.

Der BMI errechnet sich aus der Körpergröße im Verhältnis zum Körpergewicht:

$$\text{BMI} = \frac{\text{Gewicht in Kilogramm}}{\text{Körpergröße in Metern} \times \text{Körpergröße in Metern}}$$

Je nach BMI wird das Gewicht in verschiedene Kategorien eingeteilt (Tabelle 8-3).

Frauen, die nicht zunehmen wollen, sollten bei ihrer Ernährung darauf achten, nicht zu viel Fett (speziell gesättigte Fette) und nicht zu viel Zucker zu essen.

Tabelle 8-3: BMI-Kategorien.

BMI	Medizinischer Gewichtsstatus
unter 18,5	Untergewicht
18,5 bis 24,9	Normalgewicht
25 bis 29,9	Übergewicht
30 bis 34,9	Adipositas Grad 1
35 bis 39,9	Adipositas Grad 2
über 40	Adipositas Grad 3

Die WHO empfiehlt, dass Erwachsene nicht mehr als 25 g Zucker pro Tag zu sich nehmen.

Traubenzucker besteht aus einem, Rohrzucker aus zwei Zucker-Molekülen. Diese werden sehr schnell aus dem Magen-Darm-Trakt ins Blut befördert. Hohe Blutzuckerspiegel führen zu einer heftigen Insulinausschüttung aus der Bauchspeicheldrüse. Insulin schafft den Zucker schnell in die Zellen. Dann ist der Blutzuckerspiegel wieder niedrig bis sehr niedrig und löst Hunger bis Heißhunger aus. Deswegen kann Zucker zu einem gewissen Suchtverhalten führen. Langkettige Kohlenhydrate (z. B. im Getreide) bestehen dagegen aus vielen Zuckermolekülen. Es dauert lange, bis sie aufgespalten sind, und so gelangen sie nur nach und nach in die Blutbahn. Dort lösen sie auch nur geringe Insulinausschüttungen aus. Es kommt weder zu Insulinspitzen noch zu einem darauffolgenden Blutzucker-Tief, d. h. es folgen keine Heißhunger-Attacken. Das Hauptproblem bei übermäßigem Rohrzuckergenuss ist, dass ständig Insulinspitzen ausgelöst werden und es durchschnittlich zu überhöhten Insulinspiegeln im Blut kommt. Bei Menschen mit ungünstiger Konstitution, z. B. diabetischer Veranlagung, Menschen mit Übergewicht und Menschen, die sich kaum bewegen, kann sich eine Art Teufelskreis entwickeln. Die Zellen versuchen sich vor überhöhten Insulinspiegeln zu schützen und entwickeln eine Unempfindlichkeit dagegen. Das bedeutet, dass immer mehr Insulin ausgeschüttet werden muss, um dieselbe Menge Zucker aus dem Blut in die Zelle zu schleusen. Mediziner*innen nennen diesen Zustand Hyperinsulinämie und verminderte Insulinsensitivität.

Bewegungsmangel und ungünstige Ernährung greifen hier ungünstig ineinander und verstärken sich gegenseitig in ihren schädlichen Auswirkungen. Umgekehrt kann eine Ernährungsumstellung zusammen mit einem regelmäßigen Bewegungsprogramm „Berge versetzen". Wenn Übergwichtige abnehmen wollen, gilt das Motto: Jedes Kilo zählt! Angefangen von Gewichtsabnahme und Verbesserung der Figur, über Reduktion der Risiken für Herz-Gefäß-Krankheiten und Verbesserung vorhandener Erkrankungen wie Diabetes mellitus, Arteriosklerose bis hin zur Stärkung von Knochen und Gelenken und sogar zur Erhaltung der geistigen Fähigkeiten sind diese Faktoren die Basis jeden gesunden Lebensstils.

Ganz ohne Zucker kann man sich kaum ernähren. Ein Problem sind die versteckten Zucker, die sich in vielen Nahrungsmitteln verbergen, z.B. in Tomaten-Ketchup, gekochtem Schinken, Wurst, in vielen Fertiggerichten und in sehr vielen Getränken. Da ist es wichtig, sich genau über den Zuckergehalt zu informieren. Fruchtzucker (Fruktose) hat keinen wesentlichen Vorteil gegenüber Traubenzucker (Glukose). Zwar aktiviert Fruchtzucker nicht ganz so stark die Insulinausschüttungen wie Traubenzucker. Aber beide Zuckerarten haben den gleichen Brennwert (Kalorien) und Fruchtzucker hat – in Mengen genossen – auch schädliche Auswirkungen auf den Stoffwechsel. Obst enthält neben vielen Vitaminen und Mineralien eine Kombination von Frucht- und Traubenzucker. Es muss daher als Energielieferant berücksichtigt werden. Grundsätzlich ist es auch kein Problem, mal ein Stück Kuchen oder Schokolade zu essen, wenn die Grundnahrung zuckerarm ist. Aber jeden Tag 1–2 l Limonade oder Cola zu trinken, sind genau 1–2 l zu viel. Da bewirkt eine Umstellung auf Mineral- oder Leitungswasser sehr viel. Ein Schuss Zitronen- oder Orangensaft tragen zur geschmacklichen Vielfalt bei.

Hintergrundinformationen und Hinweise dazu, welche Wege nachweislich zur Gewichtsabnahme geeignet sind, falls Sie Übergewicht haben und daran etwas ändern möchten, finden Sie z.B. unter diesen Adressen: https://www.gesundheitsinformation.de/ursachen-fuer-adipositas.2602.de.html?part=ursachenundrisikofaktoren und https://www.gesundheitsinformation.de/programme-und-medikamente-zum-abnehmen.2602.de.html?part=behandlung.

8.3.3 Phytoöstrogene (pflanzliche Östrogene)

Südostasiatische Frauen klagen in den Wechseljahren weniger über Hitzewallungen als westliche Frauen. Das lässt sich zum einen durch kulturelle Unterschiede erklären, aber zum anderen könnte auch die Ernährung dazu beitragen. In Südostasien werden mehr Fisch, Gemüse und Algen und weniger Fleisch und Milchprodukte gegessen als bei uns. Die asiatische Kost ist reich an Sojaprodukten; diese enthalten viele Phytoöstrogene.

Pflanzliche Östrogene müssen von der chemischen Struktur den Östrogenen nicht unbedingt ähneln (Abbildung 8-3). Aber ein Teil von ihnen passt wie ein Schlüssel zu Östrogenrezeptoren. Meistens bevorzugen Phytoöstrogene andere Östrogenrezeptoren als Östradiol. Wenn sie mit dem Rezeptor, sozusagen mit dem Schloss, einen Komplex bilden, können sie eine leichte östrogenartige Wirkung entfalten.

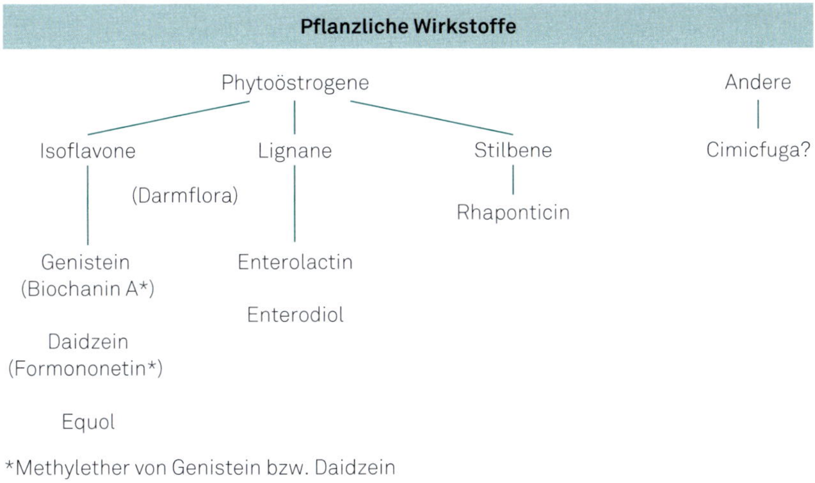

Abbildung 8-3: Pflanzliche Östrogene und verwandte Substanzen.

Es gibt viele verschiedene Arten von pflanzlichen Östrogenen. Sie können unterschiedliche Stoffwechselprozesse beeinflussen. Sojaprodukte, Rotklee und Hülsenfrüchte enthalten hauptsächlich **Isoflavone**, speziell das besonders wirksame Genistein, aber auch Daidzein (Tabelle 8-4). Östrogenartige Wirkung haben auch deren Methylether Formononetin bzw. Biochanin A. Während der Darmpassage können Bakterien Isoflavone in aktive Formen wie Genistein, Daidzein und Equol umwandeln.

In Leinsamen, Sesam, Kernen, Nüssen, Gemüse- und Getreidearten kommen hauptsächlich **Lignane** vor. Sie werden im menschlichen Darm in Enterolignane umgewandelt, z. B. Enterolactin und Enterodiol. Außer ihrer leicht östrogenartigen Wirkungen haben einige Lignane auch eine schlaffördernde Wirkung, z. B. die aus Baldrianwurzel und Hopfen.

Eine dritte Gruppe der Phytoöstrogene sind die **Stilben-Abkömmlinge**. Diethylstilbestrol (DES) wurden in den 1960er Jahren als Östrogenersatz künstlich hergestellt und in den USA breit eingesetzt. Später zeigte sich, dass DES bei Töchtern Scheidenkrebs auslösen kann, wenn die Mütter es versehentlich während der Schwangerschaft genommen hatten. Stilbenabkömmlinge aus türkischem und sibirischem Rhabarber (Rheum rhaponticum) werden Rhaponticin genannt. Sie haben östrogenartige Wirkung und sind als Mittel gegen Wechseljahresbeschwerden zugelassen.

Ob Cimicifuga racemosa auch Phytoöstrogene enthält, ist nicht vollständig geklärt. Es entfaltet auf jeden Fall auch eine nicht östrogenartige Wirkung, indem es Serotonin- und Dopaminrezeptoren im Zwischenhirn beeinflusst. Im Gegen-

Tabelle 8-4: Phytoöstrogene in Lebensmitteln (modifiziert nach Danz 2015 [20], [79] und Gaster 2011 [26], [78]).

Lebensmittel	Gehalt in mg pro 100 g Frisch-/Trockengewicht
Isoflavone	**mg pro 100 g Frischgewicht**
Sojabohnen Sojamehl Sojaflocken	60–145 66–168 37–50
Tofu	13,5–33,2
Sojamilch Tempeh	4,7–9,7 51
Miso	60,4
Bohnen (verschiedene Sorten)	0–6,3
Erbsen (verschiedene Sorten)	0–8,1
Lignane	**mg pro 100 g Trockengewicht**
Leinsamen	371,10
Kürbiskerne	21,400
Roggen	0,112
Gerste	0,058
Nüsse (verschiedene Sorten)	0,096–0,257
Alfalfasprossen	5,1
Brokkoli	0,437
Oliven	1,254
Erdbeeren	1,578
Cranberry	1,054

satz zu Phytoöstrogenen kommt Cimicifuga eventuell auch für Frauen nach Brustkrebs in Betracht.

Es wurden mittlerweile viele Studien durchgeführt, um zu klären, ob eine phytoöstrogenreiche Ernährung Wechseljahresbeschwerden lindern kann. Wie Sie in Teil 2 des Buchs lesen können, sind die Ergebnisse bezüglich Hitzewallungen nicht eindeutig. In den Studien wurde meist eine Tagesdosis von 60–100 mg Isoflavone geprüft, in manchen Studien werden auch schon mal bis zu 200 mg Isoflavone pro Tag verabreicht. Diese Dosierungen sollten weder mit der Ernährung noch mit der Einnahme von Nahrungsergänzungsmitteln **regelmäßig** überschritten werden, weil ungünstige Effekte von hochdosierten Phytoöstrogenen nicht sicher ausgeschlossen sind.

8.3.4 Nahrungsergänzungsmittel

Nahrungsergänzungsmittel sind unter unseren Lebensbedingungen hier in Westeuropa überflüssig, weil wir alles, was wir brauchen, mit unserer Nahrung aufnehmen können.

Nur besondere Bedingungen erfordern eine zusätzliche Versorgung mit Vitaminen, z. B. Folsäure bei Frauen, die schwanger werden wollen oder Vitamin D bei alten oder kranken Menschen, die nicht nach draußen ins Sonnenlicht gehen können. Auch Menschen, die sich vegetarisch ernähren, d.h. kein Fleisch und kein Fisch essen, entwickeln leicht einen Eisenmangel. Veganer*innen verzehren außerdem keine Milchprodukte und keine Eier. Für sie ist es wichtig, neben Eisen auch genügend Kalzium, Vitamin B2, B12 und D sowie Jod und Zink aufzunehmen. Meistens ernähren Vegetarier*innen und Veganer*innen sich sehr bewusst und achten darauf, wie sie die kritischen Nährstoffe zu sich nehmen können. Schwierig ist nur die Versorgung mit Vitamin B12, da es in Pflanzen nicht vorkommt bzw. daraus nicht verwertet werden kann.

Nahrungsergänzungsmittel sind aber darüber hinaus riskant. Sie gelten als Lebensmittel und werden deswegen in Deutschland wenig überprüft. Oft werden sie als „natürliche" oder „pflanzliche" Mittel angeboten. In Wirklichkeit werden jedoch immer wieder Produkte gefunden, in denen stark wirksame chemische Wirkstoffe entdeckt wurden. Vor allem in Mitteln, die zur Gewichtsabnahme beitragen sollen, wurden Schilddrüsenhormone und Appetitzügler gefunden. Zusätzlich werden auch gerne potenzsteigernde Mittel beigemischt. Selbst wenn illegale Produkte bekannt werden, gelingt es den Behörden nicht, sie effektiv vom Markt zu nehmen.

In der Datenbank www.gutepillen-schlechtepillen.de/heft-archiv/gepanschtes werden inzwischen mehr als 2000 illegale Nahrungsergänzungsmittel gelistet. Dies ist die weltweit umfangreichste öffentlich zugängliche Datenbank zu gepanschten Produkten. Nach Ansicht der Autor*innen bildet sie nur die Spitze eines Eisbergs ab, weil die systematische Untersuchung von Nahrungsergänzungsmitteln fehlt.

8.4 Genussmittel

8.4.1 Alkohol

Unter den Genussmitteln spielt vor allem Alkohol eine Rolle. Alkohol kann aber auch zu den Nahrungsmitteln gezählt werden, denn 1 g Alkohol hat fast so viele Kalorien wie 1 g Fett. Alkohol hat einen ungünstigen Einfluss auf den Stoffwechsel. Es wird in der Leber abgebaut. Zu viel Alkohol führt zur Fettleber und Leberzirrhose. Alkohol beeinflusst den Fettstoffwechsel. Ungünstige Blutfette sind ein Risikofaktor für Herz-Gefäß-Krankheiten. Alkohol führt zu einer Zunahme des Körperfettanteils und speziell des Bauchfetts. Über dessen ungünstige Auswirkungen ist im Kapitel Sport und Bewegung sowie Ernährung zu lesen. Grund genug also, Alkohol – wenn überhaupt – nur in verträglichem Maße zu genießen: Für Frauen sind das 0,125 l Wein pro Tag oder 0,25 l Bier täglich.

Vor allem die Regelmäßigkeit von Alkoholgenuss ist ein gesundheitliches Problem. Denn das Enzym Alkoholdehydrogenase, welches Alkohol abbaut, wird umso mehr gebildet, je mehr es zu tun hat. Das erklärt auch den Suchtcharakter von Alkohol: Durch Gewöhnung wird immer mehr Alkohol gebraucht, um denselben Effekt hervorzurufen. Hinzu kommt der Rauscheffekt, der zu einer psychischen Abhängigkeit führen kann. Auch in geringen Mengen genossen, kann Alkohol bereits negative Auswirkungen auf die Gesundheit und das Wohlbefinden haben. Das Risiko für Brustkrebs ist erhöht. Alkohol kann Schlafstörungen auslösen. Zwar macht er – nach Abklingen der anregenden Wirkung – müde, sodass das Einschlafen gut gelingt. Aber nach ein paar Stunden wacht die Person auf und kann nicht mehr einschlafen. Alkohol entzieht dem Blutkreislauf Wasser: Dadurch wird das Blut eingedickt. Das ist ein Risikofaktor für Thrombosen. Aber das ist auch der Grund dafür, dass ein „Kater" so unangenehm werden kann. Viel Wasser zum Alkohol zu trinken kann diesen unangenehmen Effekt vermindern.

Ich empfehle, Alkohol nicht täglich und routinemäßig zu sich zu nehmen, sondern wenn, dann ganz bewusst als Genuss- oder Rauschmittel. Gewöhnen Sie sich ab, zu jedem Essen Wein oder jeden Abend Bier zu trinken. Sorgen Sie für eine Auswahl nichtalkoholischer Getränke, die Sie genießen können, wenn Sie Durst haben oder gerne etwas zum Essen trinken. Auch nichtalkoholische Getränke eignen sich zum Feierabend-, Entspannungs- und Belohnungsritual. Wenn Alkohol etwas Besonderes bleibt, was nur zu speziellen Gelegenheit genossen wird, kann es eine Bereicherung sein, ohne der Gesundheit zu sehr zu schaden.

8.4.2 Rauchen

Dass Rauchen schädlich ist, ist allgemein bekannt. Nikotin stellt die Blutgefäße eng und dadurch wird jedes einzelne Organ des Körpers schlechter durchblutet. Manchen Organen sieht man das an, z. B. der Haut. Sie wird trockener und faltiger, was besonders auffällt, wenn Menschen älter werden. Andere Auswirkungen der Minderdurchblutung spürt man, z. B. kalte Hände und Füße. Die Spätfolgen sind Durchblutungsstörungen, die die Bewegungsfähigkeit einschränken und die Wundheilung beeinträchtigen.

Beim Verbrennen des Tabaks entstehen Teer und andere Schadstoffe. Sie reichern sich in den Bronchien und in der Lunge an und führen zu einem erhöhten Lungenkrebsrisiko. Die Atemwege verlieren ihre Reinigungs- und Befeuchtungsfähigkeit, weil die Flimmerhärchen durch Teer geschädigt werden. Zudem gelangen Verbrennungsprodukte in den Blutkreislauf und konzentrieren sich in manchen Körperflüssigkeiten, z. B. im Gebärmutterhalsschleim, wodurch das Risiko für Gebärmutterhalskrebs erhöht ist. Auch in den Eibläschen in den Eierstöcken reichern sich diese Schadstoffe an. Dadurch ist die Fruchtbarkeit eingeschränkt (übrigens kann Rauchen auch die Zeugungsfähigkeit von Männern einschränken).

Rational betrachtet gibt es keinen einzigen Grund dafür zu rauchen. Aber alle Raucher*innen haben ihre eigene Motivation. Das kann die orale Befriedigung sein, die Angst vor dem Dickwerden, die Kompensation eines geringen Selbstbewusstseins, Trotz gegenüber der gesellschaftlichen Ächtung des Rauchens – was auch immer. Später kann das auslösende Motiv völlig an Bedeutung verlieren, und es zählt nur noch die Sucht – und 1000 Versuche, die Sucht vor sich selbst zu verschleiern und zu rechtfertigen. Manchen Menschen bedeutet das Rauchen so viel, dass sie bewusst alle Nachteile inkauf nehmen und für sich entscheiden: Es ist das geringere Übel. Sie sind davon überzeugt, dass sie mit dem Rauchen Gefühlszustände und Befindlichkeiten kontrollieren können, denen sie ohne Rauchen hilflos ausgeliefert sind. Aber es lohnt sich, diese Überzeugung infrage zu stellen. Es gibt viele andere Methoden, das Gefühl der Kontrollierbarkeit herzustellen. Bei Ärzt*innen für Suchtmedizin und in Suchtberatungsstellen können Sie kompetente Unterstützung erfahren.

Sie brauchen sich nur für einen Satz entscheiden: „Ich will aufhören zu rauchen“. Dann stehen Ihnen Fachleute mit speziellen Methoden zur Verfügung, die Ihnen helfen, den Vorsatz in die Realität umzusetzen. Bereits über das Aufhören nachzudenken ist ein Schritt in die richtige Richtung (https://www.gesundheitsinformation.de/allgemeine-massnahmen.2080.de.html?part=behandlung-lt)!

Übrigens sind weder E-Zigaretten noch Nikotinprodukte in Pflastern, Tabletten oder Tabak-Erwärmer Alternativen zum Rauchstopp. Sie ändern wenig an den Risiken und gar nichts am Suchtverhalten.

8.5 Was hilft gegen Hitzewallungen und was nicht?

Um herauszufinden, welche Mittel und Maßnahmen gegen Hitzwallungen helfen, führen Forscher*innen Studien durch. Unter den verschiedenen Arten, wie eine Studie geplant werden kann, sticht die sogenannte randomisierte Doppelblindstudie (RCT) hervor: Ihre Ergebnisse sind im Vergleich zu anders aufgebauten Untersuchungen besonders aussagekräftig, wenn es um den Vergleich von zwei Substanzen oder einer Substanz mit einem Scheinmedikament geht. Beobachtungsstudien hingegen sind fehleranfälliger, können dafür aber in der Regel deutlich mehr Teilnehmer*innen umfassen als RCTs.

RCT (Randomisierte Doppelblindstudie, randomized controlled trial)

Bei dieser Art Studien werden zwei Gruppen miteinander verglichen. Die Teilnehmer*innen der einen Gruppe bekommen beispielsweise ein Medikament, die der anderen Gruppe ein Scheinmedikament (Placebo). Es sieht genauso aus wie das Medikament, enthält aber keinen Wirkstoff. Die Placebo-Gruppe ist die Kontrollgruppe. Dementsprechend handelt es sich um eine placebokontrollierte Studie.

Die Einteilung der Studienteilnehmer*innen in die Gruppe erfolgt nach dem Zufallsprinzip. „Random“ heißt zufällig, und randomisiert bedeutet, dass die Einteilung in Gruppen nach dem Zufallsprinzip erfolgt. Die Zuordnung nach dem Zufallsprinzip wird heute dem Computer überlassen.

Damit weder die Teilnehmer*innen noch die Forscher*innen voreingenommen sein können, dürfen sie nicht wissen, in welcher Tablette Wirkstoff ist und welche nur das Scheinmedikament enthält. Das bedeutet doppelblind: Teilnehmer*innen und Forscher*innen sind verblindet. Wenn nur die Teilnehmer*innen nicht wissen, was sie bekommen, die Forscher*innen es aber erkennen können, ist die Studie nur einfach verblindet.

Signifikanz

Alle diese Maßnahmen sollen sicherstellen, dass die Ergebnisse möglichst zuverlässig sind. Bei der Berechnung der Ergebnisse stellt sich heraus, ob es eindeutige Unterschiede zwischen den Gruppen gibt. Es kann die Wahrscheinlichkeit berechnet werden, mit der der Unterschied zwischen den Gruppen auf das Medikament zurückzuführen ist. Wenn die Wahrscheinlichkeit 95 % oder größer ist, gilt das Ergebnis als signifikant (vgl. „Zum Verständnis: Signifikanz“ in Kap. 10).

Beobachtungsstudien

Die Ergebnisse von Beobachtungsstudien sind nicht so zuverlässig wie die von RCTs. Bei guten Beobachtungsstudien werden auch zwei Gruppen miteinander verglichen. Die Teilnehmer*innen der einen Gruppe bekommen ein Medikament, die der anderen Gruppe bekommen gar nichts. Sie sind eine Kontrollgruppe, die nur beobachtet wird.

Die Einteilung in Gruppen ergibt sich zwangsläufig. Es wird beispielsweise eine Gruppe von Frauen, die Hormone nehmen, verglichen mit einer Gruppe von Frauen, die keine Hormone nehmen.

Die Ergebnisse von Beobachtungsstudien können durch viele Faktoren verzerrt (also versehentlich verfälscht) sein. Es kann sein, dass die Frauen, die Hormone nehmen, reicher und gesünder sind als die Frauen ohne Hormone. Das war speziell in den amerikanischen Beobachtungsstudien der Fall. Die Frauen, die dort Hormone nahmen, haben auch weniger geraucht und mehr Sport getrieben. Sie hatten weniger Übergewicht und waren besser ausgebildet. Kein Wunder also, dass sie – wie sich in den Studien herausstellte – weniger Herz-Gefäß-Krankheiten hatten als die Frauen, die keine Hormone genommen hatten. Die Ursache dafür waren aber nicht Hormone, sondern die Privilegien und die Lebensweise der Frauen, die Hormone nahmen.

Aber Beobachtungsstudien haben unterschiedliche Qualität. Wenn Studien Ereignisse retrospektiv (im Nachhinein) untersuchen, sind sie besonders fehleranfällig. Wenn Menschen beispielsweise im Nachhinein befragt werden, welche Faktoren sie mit ihrem Herzinfarkt in Verbindung bringen, wird man viele unterschiedliche subjektive Überzeugungen erfahren, aber keine verallgemeinerbaren Daten. Gute Beobachtungsstudien werden hingegen immer prospektiv (in die Zukunft) geplant und nicht retrospektiv. Der Vorteil von Beobachtungsstudien ist, dass man sehr große Bevölkerungsgruppen erfassen kann. Die dänische Regierung erfasst beispielsweise systematisch Gesundheitsdaten der Bevölkerung in einem Register. In England wurde die Million Women Study mit einer Millionen Frauen zwischen 50 und 64 Jahren geplant, die an dem Brustkrebs-Screening teilnehmen. Manche sehr selten vorkommende Erkrankungen können nur durch derartig große Beobachtungsstudien erfasst werden und vermitteln uns wichtige Informationen.

Aber wann immer möglich und ethisch vertretbar, sollten Beobachtungsstudien durch RCTs überprüft werden. Deswegen wurde in den 1990er Jahren in den USA eine große randomisierte placebokontrollierte Doppelblindstudie durchgeführt. Sie sollte prüfen, ob Hormone tatsächlich so viele Vorteile haben, wie Beobachtungsstudien vermuten ließen: die WHI-Studie (vgl. „Zum Verständnis: WHI-Studie", Kap. 9.2.5).

Wie in der Einleitung formuliert, haben wir für die S3-Leitlinie „Diagnostik und Interventionen in der Peri- und Postmenopause“ der DGGG (Deutsche Gesellschaft für Gynäkologie und Geburtshilfe e.V.) von 2019 eine ergänzende Literaturrecherche von 2015–2018 durchgeführt, damit wir über die Daten aus der NICE-Guideline hinaus auch ganz aktuelle Studienergebnisse einbeziehen können. Wenn vorhanden, haben wir zusammenfassende Studien aus der Cochrane Library (Cochrane Reviews) verwendet. Anderenfalls haben wir auf andere gute Zusammenfassungen (systematische Reviews) oder, wenn es auch die nicht gibt, auf RCTs zurückgegriffen. Uns interessierte, welche nichthormonalen Maßnahmen gegen Hitzewallungen helfen und welche nicht. Außerdem haben wir geprüft, wie hoch die Risiken der Maßnahmen sind.

Tabelle 8-5: Wirksamkeit und Risiken verschiedener Maßnahmen gegen Hitzewallungen.

	Nutzen nachgewiesen	**Nutzen möglich**	**Nutzen unwahrscheinlich**
Geringes Risiko für Schaden bzw. für Therapieabbruch	Abwarten bzw. Placebo CBT (Achtsamkeit, kognitive und Verhaltenstherapie)	• Cimicifuga 5–6,5 g/Tag • Isoflavone 60–100 (200) mg/Tag (inkl. phytoöstrogenreiche Ernährung, Rotklee-Isoflavone, Genistein 30–60 mg/Tag) • S-Equol 10 mg/Tag • Rheum rhapontikum 4 mg Trockenextrakt/Tag • Akupunktur • Johanniskraut 300 mg/Tag	• Sport (3–6 Monate) • Tiefenentspannung (4–12 Wochen) • Vitamin E
Mittleres Risiko für Schaden bzw. für Therapieabbruch	• Östrogene • Tibolon	• SSRI • SNRI • Gabapentin • Clonidin	• DHEA (Dehydroepiandrosteron) • Raloxifen
Risiko für Schaden nicht ausreichend untersucht			• Chinesische Kräuter im Rahmen der TCM (traditionelle chinesische Medizin) • Melatonin

Die Ergebnisse der Recherchen aus der NICE-Guideline und aus unserer eigenen Recherche haben wir in eine Tabelle eingeordnet. Der Nutzen von Maßnahmen gegen Hitzewallungen wird in eine von drei Spalten eingetragen: Nutzen nachgewiesen, Nutzen möglich, Nutzen unwahrscheinlich. Meistens wird gemessen, ob eine Behandlung die Zahl der Hitzewallungen verringern kann. Manchmal wird zusätzlich oder stattdessen geprüft, ob die Hitzewallungen schwächer werden, also ihre Intensität abnimmt.

Als Schaden gelten die Risiken, durch die Behandlung selbst krank zu werden sowie die Nebenwirkungen der Behandlung, die möglicherweise zum Therapieabbruch führen. Die Maßnahmen werden je nach Risikoeinschätzung in drei Zeilen eingeordnet: Geringes Risiko für Schaden bzw. für Therapieabbruch, mittleres Risiko für Schaden bzw. für Therapieabbruch und Risiko für Schaden nicht ausreichend untersucht. Wenn der mögliche Schaden einer Behandlungsart gar nicht untersucht ist, besteht große Ungewissheit, und es ist eher von dieser Therapie abzuraten.

Die NICE-Leitlinie hat in der Nutzen-Schaden-Bewertung ein anderes Verfahren (Netzwerkanalyse) angewendet als die Autor*innen der Cochrane-Reviews. Deswegen kommen sie manchmal zu unterschiedlichen Ergebnissen.

In diesem Teil 2 des Buchs werden nur die Maßnahmen aus der ersten und dritten Zeile der Tabelle besprochen (Tabelle 8-5). Diese Maßnahmen sind rezeptfrei erhältlich bzw. durchführbar und keine ist mit einem mittleren oder hohen Risiko für Schaden oder für Therapieabbruch bewertet. Die medizinischen Maßnahmen in Zeile 2 der Tabelle (Mittleres Risiko für Schaden bzw. für Therapieabbruch) werden im Teil 3 des Buchs besprochen.

8.5.1
Abwarten bzw. Placebo

Abwarten oder Nichtstun ist eine gute Behandlungsoption für Frauen, die sich durch ihre Hitzewallungen nicht besonders stören lassen. Alle Studien, die die Wirkung von Hormonen auf Hitzewallungen geprüft haben, zeigen, dass sich bei den Frauen aus der Kontrollgruppe mit Scheinmedikamenten die Beschwerden ebenfalls besserten [37]. Deswegen steht hier in der Überschrift Placebo. Damit ist jedoch nicht eine Empfehlung gemeint, Placebos einzunehmen. Trotzdem ist die Wirkung der Placebos erstaunlich: Auch die Frauen aus der Placebo-Gruppe hatten weniger Hitzewallungen. Bei den Frauen, die Hormone einnahmen, nahm die Häufigkeit der Hitzewallungen um 75 % ab, bei den Frauen der Placebo-Gruppe um 58 %. Die Frauen der Hormongruppe hatten durchschnittlich 18 Hitzewallungen pro Woche weniger als die Frauen der Placebo-Gruppe. Und – am Ende der Studien waren auch in den Placebo-Gruppen eine ganze Reihe Frauen beschwerdefrei geworden, nämlich 34 von 100 Frauen. In den Hormonbehandlungsgruppen hatten 80 von 100 Frauen nach durchschnittlich 14 Monaten Studiendauer keine Hitzewallungen mehr.

Das heißt aber auch im Umkehrschluss: Jede Maßnahme, die für sich eine eigene (stoffliche) Wirkung beansprucht, müsste Hitzewallungen um mehr als 58 % reduzieren, um wirksamer zu sein als Placebo.

Es wird zurzeit viel zur Placebowirkung geforscht, und es ist erwiesen, dass Placebos dieselben Signale im Gehirn auslösen können wie Medikamente. Bestimmte Beschwerden und bestimmte Menschen sprechen besser auf Placebo an als andere. Placebowirkung heißt keineswegs, dass die Betroffenen sich ihre Beschwerden eingebildet haben. Sie weist aber darauf hin, dass wir Selbstheilungskräfte nutzen können.

Uns steht im Gehirn eine ganze Apotheke an „Drogen“ zur Verfügung. Sie wirken immer mit, wenn wir Medikamente einnehmen oder auch nicht.

Deswegen mag es für die eine Frau gut sein, abzuwarten und zu beobachten, für die andere nichts zu tun und die Hitzeempfindungen zu ignorieren und für die dritte, Tee zu trinken in dem Gefühl, sich Gutes zu tun. Fakt ist, die Wallungen gehen von alleine wieder vorbei und ihre Häufigkeit nimmt von alleine wieder ab.

Das bedeutet für die Praxis: **Abwarten und Nichtstun** ist eine geeignete Alternative, sofern Frauen unter den Hitzewallungen nicht leiden.

8.5.2 CBT (cognitive behavioural therapy) = Verhaltenstherapie

Die Kognitive Verhaltenstherapie (vgl. Zum Verständnis: CBT und andere Psychotherapien, S. 102) steht als einzige Maßnahme mit geringem Risiko neben Abwarten in der Spalte „Nutzen nachgewiesen“ (Tabelle 8-5). Es liegt eine aktuelle Zusammenfassung von 12 randomisierten Studien zu CBT vor [60]. 6 Studien wurden mit Frauen mit zeitgerechter Menopause durchgeführt, 6 Studien wurden mit Frauen durchgeführt, die durch eine Brustkrebsbehandlung, z. B. durch eine Chemotherapie, vorzeitig in die Wechseljahre gekommen waren. Alle Teilnehmerinnen litten unter ihren Hitzewallungen. Als Methoden wurden MBT (mindfullness-based therapy = Achtsamkeitsbasierte Therapie), CBT (cognitive behavioural therapy = Kognitive Verhaltenstherapie, in Deutschland auch KVT genannt) und CT (cognitive therapy = Kognitive Therapie) angewandt, entweder als Einzeltherapie oder in Gruppen. Dabei lernen Frauen, ihre Körperwahrnehmung zu schulen, einerseits in den Fokus zu nehmen, andererseits wieder auf Distanz zu bringen. Sie üben, das Erleben von Körperempfindungen zu steuern, indem sie sie zwar wahrnehmen, sich aber gefühlsmäßig nicht von ihnen beherrschen lassen. Außerdem trainieren sie einen stabilisierenden Umgang mit sich selbst, sich selbst positiv zu bestärken, zu unterstützen und zu versichern. Die Autor*innen erklären sich die Wirkung einerseits über die Verminderung von Stress, weil Stress im Temperaturzentrum leichter Hitze auslöse. Andererseits sollen Frauen durch kognitives Training lernen, sich durch Hitzeempfindungen nicht stören und beeinträchtigen zu lassen. Es kommen allerdings nicht alle 12 Studien zu dem Ergebnis, dass Hitzewallungen durch die Therapie seltener werden. Aber die Frauen fühlten sich durch die Hitzewallungen weniger gestört und beeinträchtigt. Der Effekt war kurzfristig (weniger als 20 Wochen) und langfristig (mehr als 20 Wochen) signifikant nachweisbar. Er trifft für die Frauen mit und ohne Brustkrebs zu. Für Frauen nach Brustkrebs ist es besonders wichtig, eine wirksame Methode im Umgang mit Hitzewallungen an der Hand zu haben, weil sie keine Hormone einnehmen dürfen.

Das bedeutet für die Praxis: **CBT (Kognitive Verhaltenstherapie)** ist eine Möglichkeit für Frauen, denen die Hitzewallungen zu schaffen machen. Wenn Sie den Eindruck haben, dass die Körperempfindungen Sie stark irritieren, sehr viel Aufmerksamkeit auf sich ziehen und Sie aus dem Konzept bringen, können Sie eine CBT versuchen. Es ist nicht sicher, dass Sie dadurch weniger Hitzewallungen haben werden, aber Sie werden lernen, gelassener mit ihnen umzugehen. Mehr Informationen finden Sie unter https://www.gesundheitsinformation.de/kognitive-verhaltenstherapie.2136.de.html. Wenn Sie CBT-Psychotherapeut*innen suchen, wenden Sie sich an Psychotherapeut*innen mit einer verhaltenstherapeutischen Ausbildung und fragen, ob sie Erfahrung mit der Therapie von Hitzewallungen haben. In Frauenberatungsstellen, Volkshochschulen und anderen Bildungseinrichtungen werden auch Kurse angeboten, die auf bewusste Körperwahrnehmung, Gedankenlenkung und Verhaltensänderung abzielen. Besonders die Angebote zum Achtsamkeitstraining sind eine Möglichkeit, den Umgang mit Hitzewallungen zu verändern.

8.5.3
Cimicifuga racemosa (Traubensilberkerze)

Cimicifuga racemosa (auch Actaea racemosa) ist ein pflanzliches Mittel, das Frauen schon seit vielen Jahren gegen Hitzewallungen einnehmen. Der deutsche Name ist Traubensilberkerze (auch Wanzenkraut). Es gibt inzwischen auch zahlreiche Studien, die geprüft haben, ob das Mittel wirklich hilft, und auch, welche

Risiken und Nebenwirkungen es hat. Trotzdem sind die Ergebnisse nicht ganz eindeutig. Deswegen steht Cimicifuga in der Spalte: Nutzen möglich.

In dem Cochrane-Review von Leach 2012 [32] wurden 16 Studien mit insgesamt 2017 Frauen erfasst, die entweder Cimicifuga oder Placebo erhielten. Es zeigt sich zwar eine Tendenz, dass Cimcifuga gegen Hitzewallungen wirkt, aber die Studien kommen doch zu widersprüchlichen Ergebnissen.

Die Frauen, die Cimicifuga einnahmen, hatten genauso viel oder wenig Nebenwirkungen wie die Frauen aus der Placebo-Gruppe. In verschiedenen Reviews (Forschungsarbeit, die Ergebnisse verschiedener Studien auswertet) haben Forscher die Risiken und Nebenwirkungen von Cimicifuga untersucht [8], [42]. Die EMA (European Medicines Agency) hat der Pflanze den Status „well established" gegeben. Das bedeutet, dass die Unbedenklichkeit der Substanz zwar nicht nach evidenzbasierten Kriterien nachgewiesen wurde, aber auf der Basis der Erfahrungen über viele Jahre angenommen werden kann.

Die NICE-Leitlinie hat ein anderes Bewertungsverfahren (Netzwerkanalyse) benutzt und kommt zu dem Ergebnis, dass Cimicifuga die Zahl der Hitzewallungen vermindert. Anstatt die unerwünschten Begleiterscheinungen zu erfassen, wird in der NICE-Guideline festgehalten, wie viele Frauen das Mittel absetzen. Sie erfassen den Schaden somit über den Therapieabbruch und kommen zu dem Ergebnis, dass nur sehr wenige Frauen Cimicifuga absetzen. Damit kann es als nebenwirkungsarm gelten.

Ob Frauen nach Brustkrebs das Mittel nehmen dürfen, ist nicht zweifelsfrei geklärt. Vermutlich wirkt Cimicifuga – anders als Phytoöstrogene – nicht über Östrogenrezeptoren. Aber es gibt auch experimentelle Untersuchungen mit widersprüchlichen Ergebnissen [73].

Das bedeutet für die Praxis: **Cimicifuga racemosa** (Traubensilberkerze) kann in einer Dosis von 5–6,5 mg pro Tag vermutlich die Häufigkeit von Hitzewallungen vermindern. Für die Frauen, die etwas gegen ihre Hitzewallungen tun wollen, aber keine Hormone einnehmen wollen, lohnt sich ein Behandlungsversuch mit Cimicifuga. Es gibt Cimicifuga in Apotheken, Drogerien und Supermärkten zu kaufen. Auch Kräutertee-Mischungen können Cimicifuga enthalten. Wenn Sie zugelassene Arzneimittel wählen, haben Sie die größte Sicherheit, dass die Mengenangaben geprüft sind und keine Verunreinigungen vorkommen. Die Standarddosis liegt bei 5 mg Trockenextrakt aus Cimicifugawurzelstock pro Tag. Wenn Sie nach 2 Wochen Einnahme keine Wirkung spüren, können Sie das Präparat absetzen und nach einer anderen Lösung suchen. Sie können das Mittel einnehmen, solange es Ihnen hilft – es sei denn, es gibt ärztlicherseits Einwände (z. B. bei einer Lebererkrankung). Durch Auslassversuche, etwa alle 3 Monate, stellen Sie fest, ob Sie es noch brauchen. Meistens genügt eine 6-monatige Behandlungszeit, aber manche Patientinnen haben das Mittel auch über 2 Jahre lang genommen. Ein vorbeugender Effekt ist nicht nachgewiesen. Nehmen Sie Cimicifuga also nicht in der Hoffnung, dass Sie dann keine Beschwerden bekommen werden, sondern nur, wenn Sie tatsächlich Hitzewallungen haben und diese lindern möchten. Kombinationspräparate bieten keine Vorteile. Wenn Sie verschiedene Beschwerden behandeln wollen, z.B. Hitzewallungen und depressive Verstimmungen, ist es besser, Sie nehmen zwei Präparate und richten die Einnahme nach dem Verlauf der verschiedenen Beschwerden aus.

8.5.4 Phytoöstrogene (pflanzliche Östrogene)

In vielen Pflanzen, die wir als Lebensmittel zu uns nehmen, sind pflanzliche Östrogene enthalten (vgl. Kap. 8.3.3). Bekannt hierfür sind Sojaprodukte, aber auch Hülsenfrüchte, Leinsamen und Hopfen enthalten hormonartige Stoffe. Ob die sojareiche Ernährung in Asien dazu beiträgt, dass die Frauen dort weniger unter Hitzewallungen leiden als wir im Westen, ist spekulativ. Aber der Markt hat Sojaprodukte für sich entdeckt. Die östrogenartigen Stoffe (z.B. das Isoflavon Genistein) werden aus den Sojabohnen herausgelöst und in Tabletten angereichert, um eine höhere Konzentration zu erreichen in der Hoffnung: Viel hilft viel. Das kann ein Trugschluss sein.

Die Studien zur Wirksamkeit von Phytoöstrogenen sind komplex. In einem Cochrane Review werteten Lethaby und Kollegen 43 Studien mit 4364 Frauen aus [34]. Untersucht wurden viele verschiedene Möglichkeiten, pflanzliche Östrogene aufzunehmen: Sojareiche Ernährung mit mindestens 60–100 (200) mg Isoflavonen pro Tag (z.B. in Sojamilch, Sojamehl), Sojaextrakte mit mehr als 30 mg Isoflavonen pro Tag, Rotkleeextrakte mit mehr als 30 mg Isoflavonen pro Tag, 30–60 mg Genistein pro Tag, Daidzaein 2,4 mg pro Tag, Leinsamenextrakt mit mehr als 100 mg Lignanen pro Tag, Hopfenextrakt mit 100–200 µg pro Tag, Equol 10 mg pro Tag, sowie Rheum rhaponticum 4 mg Trockenextrakt pro Tag).

Am zuverlässigsten vermindert das Soja-Phytoöstrogen Genistein in einer Dosis von 30–60 mg pro Tag Hitzewallungen. Isoflavone sind in einer Dosis von mehr als 30 mg pro Tag in manchen Studien wirksam, in anderen nicht. Von den übrigen Phytoöstrogenen sind Leinsamen, mindestens 100 mg/Tag, Equol 10 mg/Tag und Rheum rhaponticum möglicherweise wirksam. Rheum rhaponticum (sibirischer, türkischer oder bulgarischer Rhabarber) enthält Phytoöstrogene aus der Gruppe der Stilbene (vgl. Teil 2 des Buchs, Phytoöstrogene).

Unerwünschte Begleiterscheinungen kamen in den Placebo-Gruppen genauso oft vor wie bei den Frauen, die Phytoöstrogene eingenommen haben. Dass Phytoöstrogene ähnlich wie andere Östrogene das Risiko für Brustkrebs erhöhen, wird vermutet. Die Studien, die den Effekt auf Hitzewallungen untersuchen, dauern meistens 6–12 Monate. In so kurzer Zeit wird Brustkrebs selten entdeckt. Langzeitstudien fehlen leider. Es gibt aber andere Zeichen des Körpers, die eine östrogenartige Wirkung anzeigen können. In keiner Studie wurde die Verdickung der Gebärmutterschleimhaut festgestellt. Aber in zwei Studien ergab sich, dass die Scheidenschleimhaut der Frauen in der Phytohormongruppe dicker war als bei den Frauen aus der Placebo-Gruppe.

Über die optimale Dosierung der Phytoöstrogene wissen wir noch zu wenig. Hochdosierte Phytoöstrogene haben vermutlich ein höheres Risiko als so geringe Mengen, wie wir sie mit unserer täglichen Nahrung aufnehmen. Die Studien sind mit den üblichen Mengen durchgeführt worden. Nur in diesen Konzentrationen sind Phytoöstrogene geprüft und für ausreichend sicher befunden. Höhere Dosierungen sollten Sie nicht regelmäßig einnehmen. Phytoöstrogene sollen auch nur so lange eingenommen werden, wie sie wirken und nötig sind.

Die Netzwerkanalyse der NICE-Leitlinie hat nur die Wirkung von Isoflavonen untersucht. Sie kommt zu dem Schluss, dass Isoflavone die Zahl der Hitzewallungen zuverlässig verringert und dass die Frauen die Therapie selten abbrechen.

Das bedeutet für die Praxis: **Phytoöstrogene** können vermutlich die Häufigkeit von Hitzewallungen vermindern. Am zuverlässigsten wirken Genistein und Isoflavone. Achten Sie beim Kauf darauf, dass die Präparate nicht mehr als die getesteten Dosierungen enthalten (Genistein 30–60 mg, Isoflavone 60–100 (200) mg, Leinsamenextrakt 100 mg pro Tag, Hopfenextrakt mit 100–200 µg pro Tag, Equol 10 mg pro Tag, Daidzaein 2,4 mg pro Tag sowie Rheum rhaponticum 4 mg Trockenextrakt). Bei hohen und ultrahohen Dosierungen sind die Risiken unkalkulierbar. Kombinationspräparate mit sogenannten Nahrungsmittelergänzungen bieten keine Vorteile.

Für die Frauen, die etwas gegen ihre Hitzewallungen tun wollen, aber keine Hormone einnehmen wollen, lohnt sich ein Behandlungsversuch mit Phytoöstrogenen. Frauen nach Brustkrebs sollten aber nicht regelmäßig Phytoöstrogene in diesen Dosierungen einnehmen.

8.5.5 Akupunktur

Ob Akupunkturbehandlungen gegen Hitzewallungen helfen, hat ein Cochrane Review 2013 untersucht [21]. Es wurden 16 Studien mit 1155 Teilnehmerinnen ausgewertet. Die Ergebnisse sind nicht ganz eindeutig. Akupunkturstudien sind auch nicht so einfach durchzuführen wie Medikamentenstudien. Wie soll die Kontrollgruppe aussehen? Manche Forscher*innen haben in einer Gruppe eine übliche

Akupunktur gemacht und in der Vergleichsgruppe eine Scheinakupunktur. Damit ist die Studie aber nicht doppelblind (doppelblind bedeutet, sowohl Behandler*innen als auch die Teilnehmer*innen wissen nicht, ob sie eine echte oder eine Scheinbehandlung bekommen), sondern nur einfach verblindet. Das heißt, die Behandler*innen wussten, welche Frau eine echte und welche eine Scheinakupunktur bekam, aber die Frauen wussten es nicht. Andere Forscher*innen haben eine Gruppe mit Akupunktur behandelt und die Vergleichsgruppe auf die Warteliste gesetzt. Dann ist die Studie überhaupt nicht verblindet, denn sowohl Behandler*innen als auch die Frauen wussten, ob sie behandelt wurden oder nicht. In solchen nichtverblindeten Studien besteht die Gefahr, dass Behandler*innen z.B. eine Wirkung eher als positiv beurteilen, weil sie wussten, dass die Teilnehmerin eine echte Akupunktur erhalten hat. Trotz dieser Einschränkungen zeigen die Studien, dass Akupunktur die Intensität von Hitzewallungen vermindern kann. Die Häufigkeit der Wallungen nimmt in manchen Studien ab, in anderen nicht.

Das bedeutet für die Praxis: **Akupunktur** kann die Intensität von Hitzewallungen vermindern, die Zahl der Hitzewallungen wird weniger beeinflusst. Für die Frauen, die etwas gegen ihre Hitzewallungen tun wollen, aber keine Hormone einnehmen wollen, lohnt sich ein Behandlungsversuch mit Akupunktur.

8.5.6 Johanniskraut

Johanniskraut ist bekannt für seine antidepressive Wirkung bei leichten und mittelschweren Depressionen. In diesem Fall muss Johanniskraut hoch genug dosiert werden (>450 mg) und ist rezeptpflichtig (https://www.gesundheitsinformation.de/koennen-mittel-aus-johanniskraut-helfen.2125.de.html?part=behandlung-f4-w7gh-e2sy). Die Wirksamkeit von Johanniskraut gegen Hitzewallungen wurde noch nicht vom Cochrane Netzwerk bewertet. 2014 veröffentlichte ein Forscher die Zusammenfassung von 9 Studien [36]. Allerdings wurden in sieben Studien Kombinationspräparate gegeben, und nur in zwei Studien mit 147 Frauen wurde Johanniskraut alleine untersucht. Die Teilnehmerinnen nahmen entweder 300 mg Johanniskraut oder Placebo ein. In beiden Studien hatte sich die Zahl der Hitzewallungen bei den Frauen, die Johanniskraut eingenommen hatten, reduziert im Vergleich zu den Frauen, die Placebo bekommen haben. Dieses Ergebnis ist aber mit Vorsicht zu genießen, weil die Zahl der teilnehmenden Frauen zu klein war, um das Ergebnis verallgemeinern zu können.

Die NICE-Leitlinie findet in ihrer Netzwerk-Analyse, dass Johanniskraut das beste pflanzliche Mittel gegen Hitzewallungen für Frauen nach Brustkrebs ist. Es wird aber auch darauf hingewiesen, dass die optimale Dosis nicht bekannt ist, die Zusammensetzung von pflanzlichen Mitteln schwankt, dass die Zubereitungen unterschiedlich sein können und dass es Unverträglichkeiten mit anderen Medikamenten geben kann.

Dieser letzte Punkt ist beim Johanniskraut besonders wichtig: Es kann die Wirkung wichtiger Medikamente (z. B. des Chemotherapiemittels Docetaxel, von Mitteln zur Blutverdünnung, von Herzmedikamenten [Digitalis und Mittel gegen Herzrhythmusstörungen], der Anti-Baby-Pille und von Asthmamitteln) beeinträchtigen. Außerdem kann Johanniskraut eine Sonnenlichtempfindlichkeit auslösen.

Das bedeutet für die Praxis: **Johanniskraut** kann möglicherweise die Zahl der Hitzewallungen verringern. Für die Frauen, die etwas gegen ihre Hitzewallungen tun wollen, aber keine Hormone einnehmen wollen oder dürfen, ist ein Behandlungsversuch mit Johanniskraut zu erwägen. Johanniskraut kann allerdings die Wirkung wichtiger Medikamente beeinträchtigen.

8.5.7 Sport

Sport fördert die Gesundheit und das Wohlbefinden – das ist bekannt. Aber hilft Sport auch gegen Hitzewallungen? Diese Frage wurde in einem Cochrane Review untersucht [19]. Es wurden 5 Studien mit 762 Teilnehmerinnen ausgewertet, die 3–6 Monate lang Ausdauersport betrieben haben. Die Hitzewallungen waren anschließend bei ihnen genauso stark und häufig wie in der Vergleichsgruppe, die sich nicht sportlich betätigt hat.

Das bedeutet für die Praxis: **Von einer kurzfristigen sportlichen Betätigung** in den Wechseljahren können Sie nicht erwarten, dass Ihre Hitzewallungen verschwinden. Das soll Sie nicht davon abhalten, Sport zu treiben. Denn wenn Sie sich insgesamt fitter fühlen, machen Ihnen die Hitzewallungen vielleicht nicht so viel aus. Andere Studien haben darauf hingewiesen, dass Frauen, die über viele Jahre Sport getrieben haben, seltener Hitzewallungen bekommen. Aber bewiesen ist das nicht.

8.5.8 Tiefenentspannung

Tiefenentspannung können Sie mit Methoden wie Autogenes Training, Muskelrelaxation nach Jacobson, Visualisierungen, Meditation und anderen erlernen.

Ein Cochrane Review von 2014 hat Studien gesucht, die Tiefenentspannung gegen Hitzewallungen geprüft haben [52]. Nur 4 Studien mit 281 Teilnehmerinnen waren von guter Qualität. Die Frauen wurden über 4 Wochen bis 3 Monate zu Tiefenentspannung angeleitet und mit einer Kontrollgruppe ohne Tiefenentspannung verglichen. Die Hitzewallungen waren in beiden Gruppen gleich häufig und intensiv.

Das bedeutet für die Praxis: **Von kurzfristigen Übungen zur Tiefenentspannung** können Sie nicht erwarten, dass Ihre Hitzewallungen verschwinden. Das spricht nicht gegen die Anwendung von Tiefenentspannung, wenn Sie Stress haben und zur Ruhe kommen möchten. Tiefenentspannung führt in den ersten Anwendungsmonaten im Allgemeinen nur zu Muskelentspannung und zu einer angenehmen Ruhe im Kopf. Aber Menschen, die die Methode regelmäßig und langfristig geübt haben, konnten erstaunliche Wirkungen erzielen: Ein beruhigtes vegetatives Nervensystem, eine Klarheit im Geist, eine hohe Schmerztoleranz und eine Beeinflussung des Immunsystems. Darüber gibt es eher Einzelberichte als kontrollierte Studien.

8.5.9
Vitamin E

Vitamin E hilft vermutlich nicht gegen Hitzewallungen. Das hat ein Cochrane Review gezeigt [47]. Es wurde eine Studie mit 105 Teilnehmerinnen ausgewertet, die alle Brustkrebs gehabt hatten. Das Ergebnis war eindeutig.

Das bedeutet für die Praxis: Die **Einnahme von Vitamin E** hilft nicht gegen Hitzewallungen.

8.5.10
Chinesische Kräuter

Ein Cochrane Review hat untersucht, ob chinesische Kräuter gegen Hitzewallungen helfen [65]. Es wurden 22 Studien mit 2902 Teilnehmerinnen ausgewertet. In den Studien wurden 91 verschiedene Kräuter eingesetzt, 11 davon regelmäßig. Besonders häufig wurden Dang Gui (Radix Angelica sinensis), Bai Shao Bao, Radix Paeonia alba angewendet. Die chinesischen Kräuter haben Hitzewallungen nicht vermindert.

In den ausgewerteten Studien wurden sehr viele verschiedene Kräuter und Herangehensweisen benutzt. Das Ergebnis spricht nicht gegen die gesamte Traditionelle Chinesische Medizin. Wenn wir chinesische Kräuter kaufen, wissen wir oft nicht genau, welche Stoffe in welcher Menge darin enthalten sind. Es sind häufig Beimengungen und Verunreinigungen gefunden worden. Deswegen werden die chinesischen Kräuter mit folgendem Kommentar bewertet: Nicht genügend untersucht. Informationen über gepanschte Medikamente finden Sie in der Datenbank www.gutepillen-schlechtepillen.de/heft-archiv/gepanschtes.

Das bedeutet für die Praxis: Von **chinesischen Kräutern** können Sie nicht erwarten, dass Ihre Hitzewallungen verschwinden. Zudem ist ihre Unschädlichkeit nicht bewiesen.

8.5.11 Melatonin

In einer RCT wurde bei 95 Frauen, die Brustkrebs hatten, untersucht, ob Melatonin (3 mg) gegen Hitzewallungen hilft [15]. Die Frauen, die das Medikament eingenommen hatten, spürten genauso viele Hitzewallungen wie die Frauen aus der Kontrollgruppe, die Placebo genommen hatten.

Das bedeutet für die Praxis: Von **Melatonin** können Sie nicht erwarten, dass Ihre Hitzewallungen verschwinden. Es ist nicht gut untersucht, ob die Melatonin-Einnahme mit Risiken verbunden ist.

8.5.12 Ginseng

In einer zusammenfassende Studien wurden unter anderem zwei Studien mit 98 Teilnehmerinnen ausgewertet, die Koreanischen Ginseng gegen Hitzewallungen bzw. ein Scheinmedikament bekamen [33]. Die Ergebnisse sind widersprüchlich: In einer Studie bessern sich die Hitzewallungen, in der anderen nicht.

Ginseng wurde nicht in die Tabelle eingetragen, weil es nur zwei Studien gibt, die sich widersprechen.

Das bedeutet für die Praxis: Ob **Ginseng** gegen Hitzewallungen hilft, ist ungewiss. Es ist nicht gut untersucht, ob die Ginseng-Einnahme mit Risiken verbunden ist.

Was empfehlen Leitlinien?
CBT (Kognitive Verhaltenstherapie), Isoflavone und Cimicifuga können bei Hitzewallungen angewendet werden.

Das ist jetzt wohl Typ-Sache, ob ich überhaupt etwas gegen Hitzewallungen mache, und wenn ja, was – oder??

Das stimmt. Es kommt auf Ihre Selbsteinschätzung an. Denken Sie, eine Verhaltenstherapie kann Ihnen helfen, gelassener mit Hitzewallungen umzugehen? Dann können Sie davon auch für andere Lebenssituationen profitieren.
Haben Sie mit Naturheilverfahren gute Erfahrungen gemacht? Dann kämen Cimicifuga oder Isoflavone infrage.
Wenn Sie eine begeisterte Köchin sind, wird es Ihnen sicher gelingen, 30–60 mg Isoflavone in Ihren Speiseplan einzubauen.

8.6 Was tun gegen andere Probleme?

8.6.1 ... mit der Scheide

Der Aufbau der Scheidenschleimhaut wechselt in Abhängigkeit von der Höhe der Östrogenspiegel. Vor den 1960er Jahren konnten die Östrogenspiegel noch nicht im Labor gemessen werden. Damals wurden sie mit dem Mikroskop anhand von Zellen der Scheidenschleimhaut bestimmt. Bei sehr niedrigen Östrogenspiegeln wird die Scheidenschleimhaut dünner, und ihre Farbe wechselt von rosa zu rot.

Bei vielen Frauen sind in den ersten Jahren nach der Menopause die Östrogenspiegel noch recht hoch. Manchmal können Frauen auch in dieser Lebensphase noch Schleimbildung am Muttermund beobachten – das ist ein Zeichen der Östrogenwirkung. Die hormon- und altersabhängige Veränderung der Scheidenschleimhaut findet meistens zwischen 55 und 70 Jahren statt. Viele Frauen spüren, dass die Scheidenschleimhaut empfindlicher wird. 3 von 10 Frauen fühlen sich durch trockene und reizbare Schleimhäute beeinträchtigt. Berührungen, z.B. beim Sex, können unangenehm bis schmerzhaft sein. Wenn trotzdem vaginaler Sex stattfindet, kann es zu kleinen Einrissen und Blutungen aus der Scheidenschleimhaut kommen. Das ist mit Sicherheit nicht lustfördernd.

Frauen können zum Sex Gleitmittel nehmen, um die Reizung der Scheidenschleimhaut zu vermeiden. Dazu sind z. B. Speiseöle (Olivenöl, Kokosöl) oder auch Aloe vera geeignet. Die Scheidenöffnung wird reichlich damit befeuchtet, sodass Finger oder Penis reibungslos gleiten. Fetthaltige Substanzen greifen allerdings Latex an. Bei der Verwendung von Kondomen oder Sexspielzeug sollten Sie nur Gleitmittel auf Wasserbasis verwenden. Sie sind im Drogeriemarkt und in der Apotheke zu kaufen und bestehen aus Wasser, Glyzerin und Quellmittel. Glyzerin kommt in allen natürlichen Ölen und Fetten vor und hat die Fähigkeit, Wasser zu binden. Meistens sind die Gleitmittel leicht angesäuert und damit auf den Säuregehalt der Scheide abgestimmt. Sie sind sehr gut schleimhautverträglich und sorgen dafür, dass Sex auch jenseits der Menopause nicht weh tut, sondern Spaß macht.

In den letzten Jahren sind auch spezielle Gleitmittel für ältere Frauen entwickelt worden. Sie enthalten beispielsweise Hyaluronsäure, ein langkettiges Polysaccharid (das bedeutet, dass Zuckermoleküle in einer langen Kette aneinandergereiht sind.) Hyaluronsäure kommt im Zwischenbindegewebe des Körpers vor und hat die Fähigkeit, sehr viel Wasser zu binden und zu speichern.

Gleitmittel mit Silikon sollen die Scheide wie einen Schutzmantel auskleiden. Es gibt sie auf Öl- und auf Wasserbasis. Es ist aber nicht genügend getestet, ob Gleitmittel mit Silikon für die Scheide ungefährlich sind, da der Silikonfilm lange in der Scheide zurückbleibt.

Am besten probieren Sie aus, was Ihnen am besten hilft und gefällt, damit Sie entscheiden können, ob die Spezial-Gleitmittel ihr Geld wert sind.

Wenn Ihnen vaginaler Sex wichtig ist und die Scheide empfindlich wird, sollten Sie Gleitmittel benutzen und sexuell aktiv bleiben. Denn regelmäßiger Sex hält die Scheide geschmeidig. Ich habe in der Praxis auch eine ganze Reihe von Frauen gesehen, die nie Beschwerden mit trockener Scheide hatten. Sie hatten regelmäßigen Sex, und meistens eine Scheide, die durch vaginale Geburten gedehnt war.

Aber auch, wenn Sie jahrelang keinen Sex hatten und im späteren Alter wieder sexuell aktiv werden möchten, weil Sie vielleicht eine neue Beziehung eingegangen sind, ist es kein Problem, die Scheide zu behandeln, sodass schmerzfreier Sex wieder möglich ist. Über die Scheidenbehandlung mit Hormonen lesen Sie in Teil 3 dieses Buchs.

Auch die Vulva verändert sich mit dem Älterwerden, aber erst zwischen 60 und 70 Jahren, wenn auch die Aktivität der Nebennierenrinde nachlässt. Denn die Haut im Bereich von Venuslippen, Venushügel und Klitoris wird weniger durch Östrogene, sondern hauptsächlich durch Nebennierenrindenhormone beeinflusst. Die Klitoris hingegen bleibt als Lustorgan hormonunabhängig bis ins hohe Alter ansprechbar und erregbar.

Was empfehlen Leitlinien?
Frauen mit Beschwerden durch eine trockene Scheide soll die Anwendung von Befeuchtungs-, Gleitmitteln allein oder zusammen mit einer Hormoncreme bzw. -zäpfchen für die Scheide angeboten werden. Die Therapie kann so lange wie erforderlich angewendet werden.

Ist es hilfreich für mich, mit meine*r Gynäkolog*in über mein Problem „trockene Scheide" zu sprechen?

Wenn Gleitmittel Ihnen nicht geholfen haben, sollten Sie auf jeden Fall Ihre Gynäkolog*in ansprechen. Sie kennt das Problem von vielen Frauen in Ihrem Alter.

8.6.2 … mit der Sexualität

Die Lust auf Sex ist bei älteren Menschen geringer als bei jungen, das haben alle Studien gezeigt. Es wurde auch eine ganze Reihe von Gründen gefunden, z. B., dass ältere Menschen meistens langjährige Beziehungen haben, in denen Sex nicht mehr die Rolle spielt wie in den Anfangsjahren. Oder auch dass ältere Menschen manchmal andere Krankheiten und Beschwerden haben, die Sex in den Hintergrund rücken. Studien zeigen aber auch, dass Menschen ihr Sexualleben im Alter ähnlich gestalten wie sie es früher gelebt haben. Paare, denen Sex immer wichtig war, werden auch im Alter die körperliche Begegnung suchen. Und diejenigen, die andere Interessen miteinander teilen, werden das auch im Alter so halten. Aber es passiert auch, dass Menschen sich im Alter neu verlieben, neue Beziehungen eingehen, sich sexuell neu ausprobieren oder sich jeden Tag durch den Genuss von Sex versüßen. Viele ältere Menschen verfügen über die Freiheit, Vielfalt zu leben und ganz individuelle Wege zu gehen, ob mit oder ohne Sex – da gibt es nichts zu bewerten!

Die Forscherin Beate Schultz-Zehden hat in ihrer Befragung 1998 erfahren, dass die meisten Frauen zwischen 50 und 70 Jahren sich sexuelle Kontakte wünschen [54]. Die Altersgruppen zeigen, wie der Wunsch nach Sexualität langsam abnimmt. Von den 50- bis 54-Jährigen wünschten sich 94 % sexuelle Kontakte, von den 55- bis 59-Jährigen 84 %, von den 60- bis 64-Jährigen 78 % und von den 65- bis 70-Jährigen 51 %. Die Realität unterschied sich jedoch von den Wünschen. Die Frage: „Sind Sie sexuell aktiv?" beantworteten weniger Frauen mit Ja: 75 % der 50- bis 54-Jährigen, 63 % der 55- bis 59-Jährigen, 52 % der 60-

bis 64-Jährigen und 34 % der 65- bis 70-Jährigen. Die Gründe für die Diskrepanz zwischen Wunsch und Wirklichkeit waren in 54 % kein Partner, in 13 % Libidoverlust, in 10 % Einschränkung durch die eigene Gesundheit oder die des Partners, 9 % Müdigkeit, 9 % sexuelles oder partnerschaftliches Problem, und 5 % Sonstiges.

Wie bei jungen Paaren treten Probleme auch im Alter dann auf, wenn zwei Menschen unterschiedliche sexuelle Wünsche, Bedürfnisse und Vorlieben haben. Die Menschen, die heute alt sind und alt werden, haben durch die verschiedensten gesellschaftlichen Bewegungen (die Auswirkungen der sogenannten sexuellen Revolution, die Frauenbewegung) oft verschiedene Lebens- und Sexualformen ausprobiert. Günstigenfalls haben sie gelernt, auszuhandeln, wie sie mit unterschiedlichen Wünschen und Bedürfnissen umgehen können. Diese Fähigkeit steht ihnen auch im Alter zur Problemlösung zur Verfügung.

Es ist wichtig zu klären, ob die Lustlosigkeit eines Partners/einer Partnerin mit der Beziehung zu tun hat. Oft sind nicht verziehene Kränkungen oder Verletzungen der Grund für einen inneren Rückzug. Auch Respektlosigkeiten im Alltag und unausgesprochene Vorwürfe können dazu führen, dass der oder die Andere „mauert". Da hilft nur ein offenes Gespräch. Wenn eine neue gemeinsame Basis gefunden ist, sind Menschen auch eher bereit, sich auf körperliche Nähe einzulassen.

Wenn Sie den Sex haben einschlafen lassen und ihn neu beleben möchten, gibt es nur eine Möglichkeit: Just do it! (Mach's einfach!). Denn die Wünsche verdämmern mit der Vermeidung, und sie erwachen mit dem Tun. Do it! schließt auch die Selbstbefriedigung mit ein, denn auch dadurch wird sexuelle Lust wachgehalten und Genuss gefördert.

Probleme können entstehen, wenn ein/e Partner*in krank ist oder aus psychischen Gründen keinen Sex mehr haben kann/will und die andere Person (oder beide) sehr darunter leidet. Wenn Männer ihre Erektionsstörungen mit potenzsteigernden Mitteln behandeln, geraten Frauen oft unter Druck. Auch der meist heimliche Konsum von (Gewalt-)Pornografie kann die sexuellen Wünsche und das Frauenbild von Männern so verändern, dass Frauen sich nicht mehr selbst angesprochen fühlen. Was sind eigentlich ihre Bedürfnisse?

Ein vertrauensvolles Gespräch mit Fachleuten kann entlasten und Lösungen aufzeigen. Viele Gynäkolog*innen sind psychosomatisch ausgebildet und mit Sexualberatungen vertraut. Eine Sexualtherapie ist in jedem Alter möglich. Ob sie helfen kann, sollte offen geklärt werden. Wichtig ist, zu den eigenen Bedürfnissen zu stehen, sie ernst zu nehmen und sich zu öffnen. Die Scham ist auch heute noch nicht vorbei, aber wenn sie überwunden werden kann, eröffnen sich vielleicht neue Horizonte.

Was empfehlen Leitlinien?
Frauen, bei denen in den Wechseljahren Lustlosigkeit aufgetreten ist, sollten mit einer sexualtherapeutisch ausgebildeten Person darüber sprechen. Wenn nichts anderes hilft, auch keine Hormontherapie, können sie ein Pflaster mit niedriger Dosis Testosteron probieren. Diese Pflaster sind in Deutschland allerdings nicht für Lustlosigkeit in den Wechseljahren zugelassen. Darüber müssen Frauen aufgeklärt werden.

Ich habe Angst, meinen Mann zu verlieren, weil ich mich gar nicht mehr für Sex interessiere. Können Hormone da helfen?

Sie sollten zunächst mal mit einer Sexualberater*in darüber sprechen, am besten zusammen mit Ihrem Mann.

Führt Testosteron nicht zur Vermännlichung?

Das ist eine Frage der Dosis. Wenn Sie tatsächlich Testosteronpflaster versuchen wollen, müssen die Testosteronspiegel kontrolliert werden, damit die Werte nicht zu hoch sind.

Da die Leitlinie Hormonbehandlungen als Behandlungsmöglichkeiten erwähnt, gibt es hier eine kurze Erläuterung der Studienlage. Mehr über Hormonbehandlungen können Sie in Teil 3 des Buchs lesen.

Hormontherapie mit Östrogenen bzw. Östrogenen und Gestagenen

In einem Cochrane Review von 2013 wurden alle Hormonstudien mit Frauen in den Wechseljahren untersucht, in denen auch das Sexualleben der Frauen ausgewertet worden war [43]. Die Gesamtheit der Frauen jenseits der Menopause, die in den Studien untersucht wurden, hatte von einer Östrogen- bzw. Östrogen/Gestagen-Behandlung keine Vorteile für ihr Sexualleben. Nur die Frauen, die Wechseljahresbeschwerden hatten und diejenigen, die höchstens 5 Jahre zuvor ihre letzte Regelblutung gehabt hatten, konnten von einer Hormonbehandlung profitieren. Der entscheidende Vorteil war, dass sie beim Sex keine Schmerzen mehr hatten.

Dieses Ziel lässt sich auch durch eine Scheidenbehandlung mit Östriol erreichen (vgl. Teil 3 des Buchs, Kap. 9.6).

Hormontherapie mit Testosteron

Die Behandlung von sexueller Lustlosigkeit mit Testosteron (Androgen = männliches Hormon) ist in Deutschland nicht sehr verbreitet. In den 1970er und 1980er Jahren bekamen viele Frauen Hormonspritzen gegen Hitzewallungen. Einigen Präparaten waren männliche Hormone beigemengt. Manche Frauen wurden dadurch sehr aktiv und sexuell angeregt. Aber viele hatten auch mit deutlichen Vermännlichungserscheinungen wie tiefe Stimme, Bartwuchs, Haarausfall und Vermännlichung der Gesichtszüge zu tun, was sich nach dem Absetzen der Spritzen meistens nicht zurückbildete.

2006 wurde ein Testosteronpflaster für Frauen nach Eierstockentfernung in Deutschland zugelassen, es ist aber inzwischen wieder vom Markt genommen, weil es kaum verordnet wurde. Wenn Frauen heute Testosteron verschrieben wird, muss in der Apotheke ein testosteronhaltiges Gel zum Auftragen auf die Haut zubereitet werden. Durch Bestimmung von Testosteron im Blut soll sichergestellt werden, dass keine Überdosierung erfolgt. Die Blutspiegel sollen nicht über den Werten liegen, die für Frauen dieser Altersgruppe normal sind.

Die DGGG-Leitlinie hat ihre Empfehlung von NICE übernommen, aber leicht verändert. Nicht alle Gruppenmitglieder haben der Empfehlung zugestimmt. Tatsächlich basiert die Empfehlung nur auf zwei Studien. In beide Studien wurden nur Frauen aufgenommen, die eine Entfernung von Gebärmutter und Eierstöcken hinter sich hatten. Sie befinden sich hormonell möglicherweise in einer anderen Situation als Frauen mit nicht künstlich herbeigeführter Menopause. Die Ergebnisse sind nicht einfach auf alle Frauen in den Wechseljahren übertragbar.

Außerdem wurde in den Studien nur ein sehr kleiner Ausschnitt dessen gemessen, was Sexualität bedeuten und umfassen kann, nämlich nur die Häufigkeit sexueller Aktivitäten. Zahlen sind am einfachsten zu messen. Aber was verbirgt sich dahinter? Sollen Frauen mithilfe von Testosteronpflastern fit gemacht werden für männliche Bedürfnisse? Meines Erachtens ist so eine Befürchtung kein Grund, eine Behandlungsmöglichkeit vorzuenthalten. Frauen sollten selbst entscheiden können, was sie wollen und was ihnen gut tut.

Denn trotz Bedenken und Missbrauchsmöglichkeiten können niedrig dosierte Testosterongaben doch für eine kleine Gruppe von Frauen einen Nutzen haben, z. B. für Frauen, die wegen einer Krankheit früh ihre Eierstöcke verloren haben. Es gibt keinen Grund, dass sie auch früh ihr Liebesleben verlieren müssen, wenn sie trotz laufender Östrogentherapie aufgrund eines Androgenmangels keine Lust mehr auf Sex haben. Nicht für alle Frauen stellen sich die Folgen einer operativen Eierstockentfernung so radikal dar. Denn auch in den Nebennierenrinden werden männliche Hormone gebildet, die den Mangel ausgleichen können. Deswegen hat die DGGG in die Empfehlung eine Sexualberatung mit aufgenommen. Sie soll bei der Entscheidung helfen, ob ein Testosteron-Gel die richtige Behandlung ist oder ob die Frau vorher andere Möglichkeiten ausprobieren kann.

Wenn Arzneimittel nicht zur Behandlung bestimmter Krankheiten oder Beschwerden zugelassen sind, hat das nicht unbedingt mit ihrem möglichen Nutzen oder Schaden zu tun. Testosteronpflaster sind beispielsweise für die Behandlung von Männern mit Androgenmangel zugelassen. Über die Anwendung von Testosteron-Gel bei Frauen wurde noch nicht entschieden, auch weil es so selten verordnet wird. Die Krankenkassen müssen die Kosten nicht übernehmen, und Ärzt*innen müssen besonders sorgfältig über Risiken und Nebenwirkungen aufklären.

Eigene Leitlinien zur Sexualität existieren nicht in der Medizin. Sexuelle Probleme gelten nicht als Krankheit und ihre Behandlung wird nur von den Kassen bezahlt, wenn sie Teil einer Krankheit, z. B. Depressionen, sind. Viele Leitlinien thematisieren die Bedeutung sexueller Probleme im Zusammenhang mit Erkrankungen (www.awmf.org/leitlinien).

Eine gute Empfehlung für Frauen und Paare, die das gemeinsame sexuelle Erleben weiterentwickeln wollen, sind aus meiner Sicht die Publikationen der amerikanischen Sexualtherapeutin Lonnie Barbach, z. B. der Titel: „Mehr Lust – gemeinsame Freude an der Liebe“ [3]. Auch in dem Buch von Christoph Joseph Ahlers und Michael Lissek „Himmel auf Erden und Hölle im Kopf“ geht es viel um die Kommunikation rund um das Thema Sexualität [1].

8.6.3
… mit der Psyche

Viele Wechseljahres-Tests fragen nach psychischen Problemen, sodass der Eindruck entstehen könnte, sie gehören zu Wechseljahresbeschwerden dazu. Dem ist nicht so. Wenn Frauen starke Hitzewallungen haben, kann das anstrengend sein. Wenn sie auch nachts auftreten und den Schlaf stören, kann das bis zur Erschöpfung gehen und dann auch mit psychischen Problemen (Reizbarkeit, Verstimmung, Antriebslosigkeit) einhergehen. Das ist der Domino-Effekt. Er wird am besten vermieden, indem Hitzewallungen effektiv behandelt werden.

Depressionen sind kein Wechseljahressymptom. Aber Frauen, die auch früher schon psychische Reaktionen auf hormonelle Schwankungen zeigten, z. B. Depressionen im Wochenbett oder im Rahmen eines prämenstruellen Syndroms, könnten auch in den Wechseljahren damit zu tun bekommen.

Depressionen werden in dieser Lebensphase auch nicht anders behandelt als sonst. Früher rankten sich viele Mythen um die Wechseljahre. Dass Frauen dann am „Empty-nest-Syndrom“ leiden, weil die Kinder aus dem Haus gehen. Oder dass sie plötzlich depressiv werden, weil sie ihre Attraktivität verlieren. Wechseljahre wurden sehr stark psychologisiert. Heute passt die Schablone der traditionellen Frauenbiografie nur noch selten.

Einige Frauen sind in dieser Lebensphase weit oben auf der Karriereleiter, andere sehnen sich bereits nach der Rente und wieder andere steigen in einen ganz neuen Beruf ein. Manche haben schulpflichtige Kinder, andere gehen bereits in der Oma-Rolle auf. Die ersten Alterserscheinungen sind schon abgehakt – neue Zähne, Lesebrillen und graue Haare. Das alles ist nicht leicht zu bewältigen, führt aber im Allgemeinen nicht zu Depressionen.

Das Robert Koch-Institut hat in der Studie GEHA 2014/2015 EHIS untersucht, in welchem Alter Menschen in Deutschland am häufigsten an Depressionen erkranken. Dabei gab es zwei Untersuchungsreihen:

1. Die Teilnehmer*innen wurden gefragt, ob bei ihnen innerhalb der letzten 12 Monate eine Depression ärztlich diagnostiziert wurde [59] (Tabelle 8-6).
   - Die Altersgruppe zwischen 45 und 64 Jahren – Frauen wie Männer – gab am häufigsten an, dass die Ärzt*in bei ihnen eine Depression festgestellt habe.
   - Bei Frauen liegt der Prozentanteil mit 11,8 % um 2,1 % über der durchschnittlichen Häufigkeit für Frauen im Verlaufe des Lebens, bei Männern mit 8,5 % um 2,2 % über der durchschnittlichen Häufigkeit für Männer.
   - Frauen der unteren Bildungsgruppe sind mit 15,1 % deutlich häufiger betroffen als Frauen der oberen Bildungsgruppe mit 9,3 %.
2. Wenn die Depressionskriterien anhand des Patient*innenfragebogens PHQ-8 (Patient Health Questionnaire) überprüft werden, stellt sich ein anderes Bild dar [11] (Tabelle 8-7).
   - Dann sind die Frauen der Altersgruppe 45–64 Jahre kaum häufiger betroffen als der Durchschnitt aller Altersgruppen. Sie liegen mit 11,9 % um 0,3 % über der durchschnittlichen Häufigkeit von 11,6 %.
   - Die Männer dieser Altersgruppe liegen mit 9,6 % um 1 % über der durchschnittlichen Häufigkeit von 8,6 %.
   - Der Unterschied zwischen den Bildungsgruppen ist noch gravierender: 17,5 % der Frauen in der unteren Bildungsschicht und 7,3 % in der oberen Bildungsschicht haben depressive Symptome. Bei den Männern sind es 15,3 % der unteren und 5,9 % der oberen Bildungsschicht.

Die Ergebnisse zeigen, dass Frauen häufiger mit Depressionen zu tun haben als Männer. Das ist bekannt und trifft für jedes Lebensalter zu. Dafür werden im Wesentlichen drei Faktoren verantwortlich gemacht:

- Frauen achten sensibler auf ihre Befindlichkeit.
- Sie sprechen häufiger über ihre Probleme und stehen dazu.
- Sie suchen eher ärztliche Hilfe als Männer.

Tabelle 8-6: Häufigkeit der selbst berichteten ärztlich diagnostizierten Depressionen innerhalb von 12 Monaten.

Gesamtzahl	Anteil an den untersuchten Personen	Bandbreite
Frauen		
Frauen gesamt	9,7 %	9,0–10,3
45–64 Jahre	11,8 %	10,8–12,9
Untere Bildungsgruppe	15,1 %	12,1–18,7
Mittlere Bildungsgruppe	11,7 %	10,4–13,1
Obere Bildungsgruppe	9,3 %	7,7–11,2
Männer		
Männer gesamt	6,3 %	5,8–6,9
45–64 Jahre	8,5 %	7,5–9,6
Untere Bildungsgruppe	9,1 %	6,5–12,6
Mittlere Bildungsgruppe	9,3 %	7,8–11,0
Obere Bildungsgruppe	7,0 %	5,7–8,5

Tabelle 8-7: Häufigkeit von depressiven Symptomen innerhalb der vorangegangenen 2 Wochen, gemessen mit dem PHQ-8 (Patient Health Questionnaire).

Personen	Anteil an den untersuchten Personen	Bandbreite
Frauen		
Frauen gesamt	11,6 %	10,8–12,4
45–64 Jahre	11,8 %	10,8–13,1
Untere Bildungsgruppe	17,5 %	14,1–21,4
Mittlere Bildungsgruppe	11,8 %	10,5–13,3
Obere Bildungsgruppe	7,3 %	6,0–8,9
Männer		
Männer gesamt	8,6 %	(7,9–9,4)
45–64 Jahre	9,6 %	(8,5–10,7)
Untere Bildungsgruppe	15,3 %	(11,7–19,7)
Mittlere Bildungsgruppe	10,5 %	(9,0–12,3)
Obere Bildungsgruppe	5,9 %	(4,7–7,4)

Der geschlechtsspezifische Unterschied spiegelt aber auch die unterschiedliche sozioökonomische Situation von Frauen und Männern wider. Der Einfluss sozioökonomischer Faktoren auf die Häufigkeit von Depressionen wird im Vergleich der Bildungsgruppen überdeutlich. Stichwort: Frauenarmut im Alter. Aber das ist ein anderes Thema.

Auffällig ist, dass junge Frauen zwischen 18 und 29 Jahren anhand der im Fragebogen angegebenen Beschwerden am häufigsten depressive Symptome aufweisen, nämlich 16,4 %, und in der unteren Bildungsgruppe sogar 22,4 %. Wenn Frauen aber nach der ärztlichen Diagnose gefragt werden, sind die Frauen der Altersgruppe 45–64 Jahre am häufigsten betroffen. Diese Diskrepanz könnte damit zusammenhängen, dass Frauen zwischen 46 und 64 häufiger zu Ärzt*innen gehen und eher über ihre Beschwerden reden als junge Frauen. Es könnte aber auch umgekehrt sein, dass Ärzt*innen bei Frauen der Altersgruppe 46–64 Jahre eher an eine Depression denken und bei ihnen schneller die Diagnose Depression vergeben als bei jungen Frauen. Das gesellschaftliche Bild von Frauen in den Wechseljahren ist oft negativ besetzt. Davon können sich auch Ärzt*innen nicht freimachen.

Lassen Sie sich nicht irritieren, wenn Sie dem Klischee der depressiven Frau in den Wechseljahren begegnen. Die Forscherin Schultz-Zehden hat diese Zuschreibung schon vor Jahren mit ihren Studien als Mythos entlarvt [54], [55].

Wenn Sie aber tatsächlich darüber nachdenken, ob Sie depressiv sind, weil sich jede Aufgabe vor Ihnen wie ein Berg auftürmt, weil Sie morgens nicht aus dem Bett kommen, Sie sich seit Wochen über nichts mehr freuen konnten, nachts schlecht schlafen, Sie sich häufig Vorwürfe machen und schuldig fühlen, dann sollten Sie Hilfe suchen. Sie können sich bei einer psychosomatisch ausgebildeten Frauenärzt*in, bei der Hausärzt*in oder einer Psychiater*in beraten lassen. Schieben Sie Ihren Zustand nicht auf die Wechseljahre. Wenn Sie Hitzewallungen haben, können diese mit Hormonen behandelt werden (vgl. Kap. 9). Aber falls Sie keine Hitzewallungen haben, können Hormone allein Ihnen nicht helfen. Sie brauchen dann eher eine Psychotherapie und/oder Antidepressiva.

Was empfehlen Leitlinien?

DGGG-Leitlinie

Depressionen werden in den Wechseljahren genauso behandelt wie sonst auch. Der Einsatz und die Wirksamkeit von Psychopharmaka sind ebenso wie in anderen Lebensphasen.

Das leuchtet ein: Die Therapie einer Depression ist in den Wechseljahren auch nicht anders als in anderen Lebensabschnitten.

Die NICE-Leitlinie hat nach Studien gesucht, die Frauen mit psychischen Beschwerden in den Wechseljahren behandelt haben.

NICE-Leitlinie:

- Ziehen Sie eine Hormonbehandlung in Betracht, wenn Verstimmungen eine Folge der Wechseljahre sind. Antidepressiva sind in diesem Fall nicht angebracht.
- Ziehen Sie CBT (Kognitive Verhaltenstherapie) in Betracht, wenn Verstimmungen und Ängste eine Folge der Wechseljahre sind.

Wie soll ich denn unterscheiden, ob ich „nur" niedergedrückt bin, weil ich in den Wechseljahren bin oder ob ich auch sonst depressiv wäre? Da müsste ich mal drüber nachdenken …

Oder ein offenes Gespräch mit Ihrer Ärzt*in führen … sie kann Ihnen helfen, das genauer voneinander zu trennen.

Es ist also sehr wichtig, zwischen „echten" Depressionen zu unterscheiden und Verstimmungen, die eine Folge der Wechseljahre sind. Eine Schlüsselrolle spielen dabei die Hitzewallungen. Verstimmungen ohne Hitzewallungen haben mit großer Wahrscheinlichkeit nichts mit Wechseljahren zu tun. Aber wenn die Verstimmungen zeitgleich mit Hitzewallungen aufgetreten sind oder als Folge im Zusammenhang mit Erschöpfung, sollten zuerst die Hitzewallungen behandelt werden (z.B. mit Hormonen). Wenn die Verstimmungen damit nicht verschwinden, ist eine CBT (Kognitive Verhaltenstherapie) sinnvoll.

Ängste bessern sich durch eine Hormontherapie nicht, aber sie sind durch eine CBT gut behandelbar.

CBT (Cognitive behavioural therapy = Verhaltenstherapie) und andere Psychotherapien

Vielleicht fragt sich die eine oder andere Leserin, warum in diesem Buch fast nur von CBT die Rede ist, während andere Psychotherapiearten kaum erwähnt werden. Dafür gibt es folgenden Grund:

Eine evidenzbasierte Medizin bezieht sich auf die Methoden, die den besten Wirksamkeitsnachweis erbringen. Für die Behandlung von Wechseljahresbeschwerden gibt es nahezu ausschließlich Studien mit CBT als Behandlungsmethode. Die Metaanalyse von Mitchell zeigt, dass CBT Frauen zuverlässig im Umgang mit Hitzewallungen helfen kann (vgl. Teil 2 des Buchs, Kap. 8.5). Für eine symptomorientierte Behandlung ist die CBT auch deswegen besonders geeignet, weil es spezielle Konzepte gibt, z. B. für die Behandlung von Schlafstörungen, von Ängsten oder von Hitzewallungen. Aber die CBT ist nicht die einzige Möglichkeit für Frauen mit Beschwerden in den Wechseljahren. Je nach Persönlichkeit, aktueller Lebenssituation und Problemen kommen für die einzelne Frau auch andere Therapieformen in Betracht.

Die psychoanalytisch und tiefenpsychologisch fundierten Psychotherapien nehmen eher die gesamte Persönlichkeit mit ihrer Lebensgeschichte in den Blick. Für Frauen mit psychischen Problemen mag es sinnvoll sein, sich der eigenen Biografie zu stellen, um sich selbst und die aktuellen Probleme zu verstehen. Daraus können sich dann individuelle Wege der Heilung ergeben.

Methodisches Rüstzeug bieten auch Traumatherapien. Die Übung, einen „sicheren Ort" finden, kann in jeder Lebenslage beruhigend wirken – auch wenn eine Hitzewallung als Kontrollverlust erlebt wird. Wenn Frauen gelernt haben, sich gefühlsmäßig zu körperlichen Empfindungen auf Abstand zu bringen – z. B., indem sie sich vorstellen, sie könnten den „Thermostat" in ihrem Zwischenhirn herauf oder herunter regulieren – wird eine Hitzewallung sie nicht so leicht aus der Bahn werfen (vgl. „Tipp: Autosuggestion bei Hitzewallungen" in Kap. 8.1).

Oft ist Psychoedukation vonnöten, also Wissen über die Vorgänge im Körper und in der Psyche. Wenn Frauen die Fähigkeit ihres Körpers zur Selbstregulation kennen, können sie Zuversicht statt Beunruhigung entwickeln. Wichtig ist, dass sie ihre Ängste und Sorgen ansprechen. Ansprechpartner*innen für Frauen in den Wechseljahren kann ihre Frauenärzt*in sein. Beraterinnen in Frauenberatungsstellen kennen sich mit psychosozialen Belastungssituationen von Frauen aus.

Patient*inneninformationen finden Sie unter:

- https://www.gesundheitsinformation.de/depression.2125.de.html
- https://www.gesundheitsinformation.de/generalisierte-angststoerung.2707.de.html
- https://www.awmf.org/uploads/tx_szleitlinien/nvl-005p_S3_Unipolare_Depression_2017-05.pdf
- https://www.awmf.org/uploads/tx_szleitlinien/051-028p_S3_Angststörungen_2017-10.pdf

8.6.4 … mit dem Schlaf

Schlafstörungen werden in den Leitlinien zwar als mögliches Problem in den Wechseljahren genannt, aber es sind keine eigenständigen Recherchen durchgeführt worden, welche Maßnahmen dagegen helfen. Das hängt vermutlich damit zusammen, dass die meisten Schlafstörungen in den Wechseljahren durch Hitzewallungen bedingt sind. Mit der Behandlung der Hitzewallungen verschwinden sie.

Manche Frauen bemerken, dass der Schlaf sich ändert. Sie wachen häufig auf, schlafen dann aber wieder ein, sodass sie sich am nächsten Morgen ausgeruht fühlen. Ob eine Behandlung nötig ist, richtet sich danach, ob Frauen sich durch die Schlafstörungen am Tag müde und erschöpft fühlen.

Es gibt auch andere Ursachen von Schlafstörungen, insbesondere Belastungen, Erschöpfung, Depressionen. Hier ist es oft nicht leicht zu unterscheiden, was die Ursache und was die Folge ist. Wenn die Schlafstörungen schon vor den Wechseljahren bestanden haben und wenn die Frauen keine Hitzewallungen haben, spricht das gegen hormonelle Ursachen. Dann sollten Frauen ärztliche Beratung suchen. Schlafstörungen stehen häufig im Zusammenhang mit psychiatrischen Erkrankungen, z.B. Depressionen und Posttraumatische Belastungsstörungen. Sie können auch Zeichen von organischen Erkrankungen sein, z.B. einer Schilddrüsenüberfunktion. Deswegen ist es wichtig, zunächst die Ursache zu klären. Zur Behandlung sind Schlaftabletten nur vorübergehend geeignet. Langfristig helfen effektive Behandlungskonzepte der CBT (Kognitive Verhaltenstherapie), die speziell auf Schlafstörungen ausgerichtet sind.

Häufig sind es auch einfach ungünstige Verhaltensweisen, die Sie um Ihren guten Schlaf bringen: abends lange vor dem Computer oder Fernseher sitzen, ausgedehnter Mittagsschlaf, Alkohol, sehr spätes und schweres Essen, aber auch hungrig ins Bett gehen, spät Kaffee oder Tee trinken, sowie Bewegungsmangel am Tag.

Hingegen helfen Sport und viel Bewegung gegen jede Form der Schlafstörung. Das ist die gesundeste Art und Weise, den Schlaf zu fördern! [82], [83], [84].

8.6.5 … mit Haut und Haaren

Östrogenen wird gelegentlich nachgesagt, dass sie für Haut und Haare gut günstig sind. Auch in der Leitlinie der DGGG gibt es in der Langversion einen Passus, der beschreibt, wo und wie Östrogene das Haut- und Haarbild beeinflussen. Experimentelle Untersuchungen haben gezeigt, dass fast jede Gewebeart des Körpers über Östrogenrezeptoren verfügt. Östrogene können dort andocken und wirken. Aus experimentellen Studien kann aber nicht der Schluss gezogen werden, dass eine Hormontherapie das Haut- und Haarbild verbessert. Denn im Körper von Frauen findet immer eine Basisproduktion von Östrogenen statt, auch bei Frauen jenseits der Wechseljahre, selbst bei Frauen, die keine Eierstöcke mehr haben. Die Hormonvorstufen werden in den Nebennierenrinden gebildet, und die Umwandlung in aktive Östrogene findet in vielen Gewebearten statt, z.B. im Fettgewebe, Brust, Gehirn, Haut, Knochen und in Blutgefäßen. Die Basisproduktion reicht aus, um alle wichtigen Aufgaben zu erfüllen, die Östrogene über die Reproduktion hinaus haben.

Der Körper lagert unter einer Östrogenbehandlung – je nach Dosis – vermehrt Wasser ein. Die Waage zeigt dann 1–2 kg Gewichtszunahme an. Wenn das Wasser in der Haut gespeichert wird, kann sie glatter aussehen. Aber der Alterungsprozess von Haut und Haaren wird durch eine Hormontherapie nicht beeinflusst.

Bei Frauen mit Hormonstörungen, die mit einem Zuviel an männlichen Hormonen (Androgenen) einhergehen, kommt es manchmal zu Akne und Haarausfall. Die Störungen sind häufig genetisch bedingt und treten bereits bei jungen Frauen auf. Eine Therapie mit Östrogenen und antiandrogen wirksamen Gestagenen, z.B. mit Chlormadinonacetat, kann Akne und Haarausfall verbessern. Ob Wechseljahreshormone gegen diese Art von Beschwerden auch wirksam sind, wurde nicht ausreichend untersucht.

8.6.6 … mit Muskeln und Gelenken

Muskel- und Gelenkbeschwerden nehmen mit dem Älterwerden zu. Bereits mit 25 Jahren nimmt die Muskelmasse des Körpers jährlich um 0,5–1 % ab. Oft liegt den Beschwerden im Alter eine Arthrose zugrunde. Die beste Vorbeugung und der beste Umgang mit Arthrose sind Bewegungsübungen, die die betroffenen

Gelenke in Schwung halten und die sie stützenden Muskeln kräftigen. Wenn Sie Beschwerden haben, sollten Sie sich orthopädisch untersuchen und behandlungsbedürftige Erkrankungen abklären lassen. Gegen sogenannte „Verschleißerscheinungen“ können Sie sich mithilfe einer Physiotherapeut*in ein ganz auf Sie persönlich zugeschnittenes Übungsprogramm zusammenstellen, welches Sie ganz konsequent täglich durchführen. Je nach befallenen Gelenken können weitere Therapien nötig sein (https://www.gesundheitsinformation.de/arthrose.2700.de.html).

Der Einfluss einer Hormontherapie auf Muskel- und Gelenkbeschwerden ist auf kurze Sicht günstig und auf lange Sicht ungünstig. In der WHI-Studie (vgl. „Zum Verständnis: WHI-Studie“, Kap. 9.2.5) wurden Frauen nach Gelenkschmerzen und nach Gelenkschwellungen befragt. Nach einem Jahr Hormoneinnahme hatten Gelenkschmerzen und Steifigkeit der Gelenke signifikant abgenommen, aber Gelenkschwellungen hatten zugenommen. Nach 3 und nach 6 Jahren gab es keine signifikanten Unterschiede mehr zwischen Hormon- und Placebo-Gruppe [4], [17]. In der Nachuntersuchungsphase zeigte sich dann, dass die Frauen, die Hormone genommen hatten, signifikant häufiger unter Gelenkschmerzen litten als die Frauen aus der Placebo-Gruppe [37].

Die Interpretation dieser Ergebnisse ist spekulativ. Aber es könnte sein, dass Frauen unter einer Hormontherapie zunächst weniger Gelenkschmerzen haben, weil mehr Wasser im Körper, und so auch in der Gelenkflüssigkeit, gespeichert wird. Nach dem Absetzen der Östrogene sind sie aber mit ihren Gelenkschmerzen wieder voll konfrontiert. Die Frauen aus der Placebo-Gruppe haben in der Zwischenzeit Strategien entwickelt, sich ohne Schmerzen beweglich zu halten.

Frauen, die Hormone genommen haben, können nach deren Absetzen Gelenkbeschwerden bekommen. Vielleicht hilft langsames Ausschleichen der Hormone, sicher aber ein krankengymnastisch angeleitetes Bewegungsprogramm, damit die Gelenke allmählich wieder reibungslos funktionieren.

Frauen mit Rheumatoider Arthritis (chronische Entzündung mit Gelenkschmerzen und -schwellungen) hatten durch eine Hormontherapie nicht weniger Beschwerden als vorher [61].

Teil 3

Gut zu wissen, wie die Medizin helfen kann

9 Hormontherapie mit Östrogenen/Gestagenen

Manche Frauen leiden unter sehr starken und/oder sehr häufigen Hitzewallungen. Die intensiven Hitzeempfindungen können als unangenehm oder gar unerträglich wahrgenommen werden. Wallungen und Schweißausbrüche können von der Arbeit ablenken und die Konzentration stören. Im Kontakt mit anderen Menschen sind sie vielleicht störend oder peinlich. Manchmal lösen sie unangenehme Gefühle aus und beanspruchen so viel Aufmerksamkeit, dass Frauen sich ärgern und von den eigenen Körperreaktionen bedrängt fühlen.

Es gibt keinen Grund für Frauen mit starken Hitzewallungen, sich zu schämen oder sich infrage zu stellen. Es ist unangenehm genug, die körperlichen Reaktionen nicht kontrollieren zu können. Da sind Schuldzuschreibungen und Versagensgefühle definitiv fehl am Platz. Besser ist ein liebevolles Mitgefühl mit sich selbst, aber auch ein selbstbewusster Kampfgeist: Ich stehe zu meinen Hitzewallungen und verschaffe mir Luft! Denn der Versuch, Schweißausbrüche zu verstecken, kann zu zusätzlichem Stress führen.

Was auch immer der Grund ist, warum Sie Hitzewallungen/Schweißausbrüche nicht ertragen können und wollen: Am zuverlässigsten wirkt eine Hormontherapie gegen Hitzewallungen.

Bei einigen Frauen gibt es eine Erklärung dafür, warum die Wallungen so stark bzw. oft auftreten:

- Frauen unter 50 Jahren, deren Eierstöcke operativ entfernt wurden, leiden in der ersten Zeit nach der Operation meistens unter sehr starken Hitzewallungen. Dem Körper fehlt die Zeit für eine allmähliche Umstellung. Das trifft ebenfalls zu nach einer Bestrahlung der Eierstöcke.
- Eine Chemotherapie kann zu vorzeitigen Wechseljahren mit stärkeren Wallungen führen als üblich.
- Bestimmte hormonell wirksame Medikamente können heftige Hitzewallungen auslösen, z.B. GnRH-Analoga. Das sind Medikamente, die über eine Blockade im Zwischenhirn die Entstehung von Menstruationszyklen und Hormonbildung

in den Eierstöcken verhindern. Sie lösen eine Art vorübergehende Wechseljahre aus. Andere Mittel blockieren die Rezeptoren für Östrogene im Gewebe, z.B. Tamoxifen, oder sie blockieren die Bildung von Östrogenen aus ihren Vorstufen, z.B. Aromatasehemmer. Diese sogenannten Anti-Hormone werden oft nach einer Brustkrebsbehandlung eingesetzt, um einen Rückfall zu verhindern.

Östrogene

Früher wurde im Deutschen von Östrogenen gesprochen und im Englischen von Estrogen. Inzwischen sind beide Schreibweisen üblich.

Die einzelnen Östrogenformen, die im Körper gebildet werden, heißen Östradiol, Östriol und Östron bzw. Estradiol, Estriol und Estron (Abbildung 9-1). Sie unterscheiden sich chemisch durch die Anzahl der OH-Gruppen und werden dementsprechend abgekürzt: E2 (Estradiol), E3 (Estriol), E1(Estron). Östradiol hat die weitaus stärkste Wirkung. Genau genommen ist meistens 17-β-Östradiol gemeint.

Die Grundsubstanz, aus der im Körper Östrogene gebildet werden, ist Cholesterin (Abbildung 9-2).

In der Nebennierenrinde werden aus Cholesterin alle Nebennierenrindenhormone (Aldosteron und Kortisol) und die Vorstufen aller Geschlechtshormone (Östrogene, Progesteron und Testosteron) gebildet. Diese Hormone werden zusammengefasst zur Gruppe der Steroidhormone. Die Östrogenvorstufen werden in den Eierstöcken, aber auch in vielen anderen Geweben, z.B. im Fettgewebe, zu Östradiol umgebaut.

Im Körper von Frauen werden auch männliche Hormone gebildet, die Androgene. Das wichtigste Androgen ist Testosteron. Umgekehrt gibt es im männlichen Körper auch Östrogene. Männer und Frauen unterscheiden sich also nicht durch die Art der Hormone, sondern durch die jeweilige Menge. Androgene und ihre Vorstufen können im weiblichen Körper in Östrogene umgewandelt werden.

Manche Hormone werden unter dem Begriff „natürliche" Östrogene verkauft. Damit soll eine Abgrenzung zu den „synthetischen" Hormonen erfolgen. Ethinyl-Östradiol ist beispielweise ein synthetisches Hormon. Es hat eine stär-

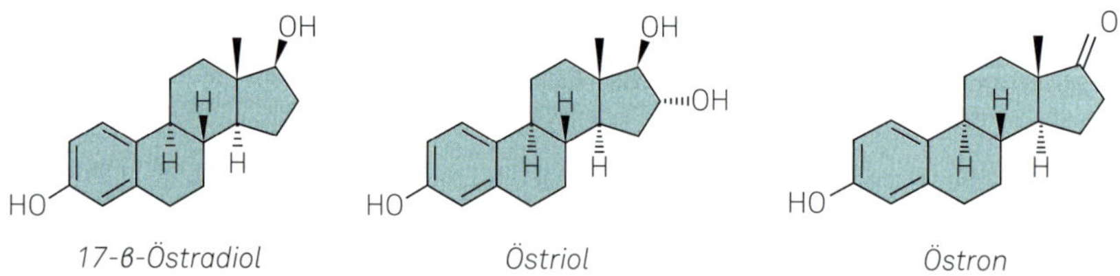

Abbildung 9-1: Die im Körper gebildeten Formen des Östrogens.

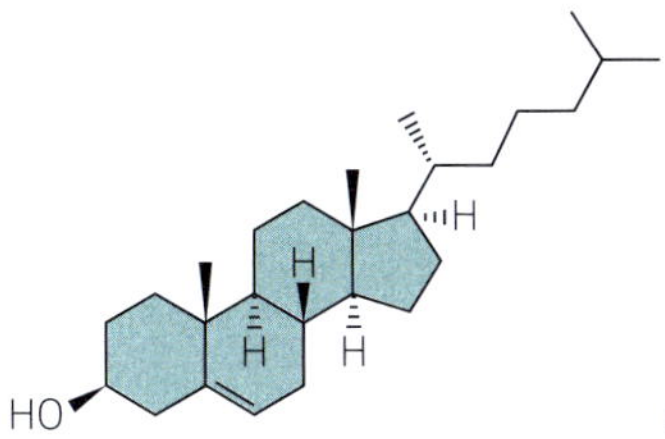

Abbildung 9-2: Cholesterin.

kere Wirkung als Östradiol und wird zur Hemmung des Eisprungs in der Pille eingesetzt. Die Östrogene, die aus dem Harn trächtiger Stuten gewonnen werden, wurden früher auch „natürliche" Östrogene genannt. Sie enthalten eine ganze Reihe östrogenartiger Stoffe, auch solche, die im Frauenkörper nicht gebildet werden. Mit dem Fachbegriff heißen sie konjugierte (zusammengesetzte) Östrogene. Sie werden heute in Europa nur noch selten eingesetzt, zum einen weil in den USA viele Studien (vgl. „Zum Verständnis: WHI-Studie", Kap. 9.2.5) mit ihnen durchgeführt worden sind, die ein ungünstiges Risikoprofil gezeigt haben, zum anderen weil die Tierhaltung ethisch problematisch ist.

Weitere Marketing-Begriffe sind „naturidentische" und „bioidentische" Hormone. Bei den Östrogenen ist damit das Östradiol gemeint, welches im Frauenkörper selbst hergestellt wird. Die genaue chemische Formel ist 17-β-Östradiol. Ob es chemisch hergestellt wird oder in den Eierstöcken von Frauen produziert wird, spielt für den Körper keine Rolle. 17-β-Östradiol bindet sich an Östrogenrezeptoren und wirkt damit in den Organen, die über Östrogenrezeptoren verfügen (vgl. „Zum Verständnis: Naturidentische oder bioidentische Hormone" in Kap. 9.2.4).

Hormontherapie oder Hormonersatz?

Kein Thema wurde in der Leitliniengruppe heißer und häufiger diskutiert als der Name, unter dem eine Hormontherapie in und nach den Wechseljahren laufen soll. In der ersten Leitlinie 2009 wurde von HT (= Hormontherapie) gesprochen. Damals waren die WHI-Studie (vgl. „Zum Verständnis: WHI-Studie", Kap. 9.2.5) und deren Nachbeobachtungen noch relativ neu. Die Kernerkenntnis aus der WHI-Studie ist, dass eine Hormonbehandlung geeignet ist zur Behandlung von Wechseljahresbeschwerden, aber nicht zur Vorbeugung von Alterskrankheiten.

In der Bezeichnung Hormontherapie soll zum Ausdruck kommen, dass mit Hormonen Beschwerden behandelt werden. Der Begriff Hormon"ersatz"therapie (HRT = hormone replacement therapy, auf Deutsch: HET = Hormonersatztherapie) geht von einem „Mangel" aus, der ersetzt werden soll. Das führt zu Verständnisschwierigkeiten. Denn nicht die niedrigen Östrogenspiegel sind das Problem, sondern Beschwerden, die in der Umstellungsphase auftreten können. Frauen jenseits der Wechseljahre sind keine Mangelwesen! Schon gar nicht sind sie angewiesen auf jahre- und jahrzehntelangen „Hormonersatz". Es ist zweifelsfrei belegt, dass Hormone nicht etwa Alterskrankheiten vorbeugen, sondern im Gegenteil mehr Krankheiten herbeiführen als sie verhindern können.

Die Leitliniengruppe hat sich bei der Aktualisierung mit großer Mehrheit für den Begriff Hormonersatztherapie (HRT oder HET) entschieden und das damit begründet, dass die Frauenärzt*innen in Deutschland an diesen Begriff gewöhnt seien. Nur eine kleine Gruppe hat sich für die Begriffe Hormontherapie (HT) bzw. Menopausale Hormontherapie (MHT) ausgesprochen. Aus meiner Sicht ist der Begriff Hormonersatztherapie irreführend. Deswegen verwende ich ihn nicht.

Was empfehlen Leitlinien?
Frauen mit Hitzewallungen und Schweißausbrüchen soll eine Hormontherapie angeboten werden. Vorher sollen sie über die kurzfristigen (bis zu 5 Jahren) und langfristigen Vor- und Nachteile informiert werden. Frauen mit Gebärmutter sollen eine Therapie mit Östrogenen und Gestagenen nehmen, Frauen ohne Gebärmutter benötigen nur Östrogene.

Soll ich denn wegen meiner zwei Wärmewallungen am Tag Hormone schlucken?

Nein, natürlich nicht. Nur wenn Sie dadurch in Ihrem Alltag deutlich eingeschränkt sind.

9.1 Das sollten Sie vor Beginn einer Behandlung wissen

Es ist wichtig, andere mögliche Ursachen für verstärktes Schwitzen in Betracht zu ziehen. Die Übergänge zu den typischen Hitzewallungen der Wechseljahre können fließend sein. Es kommen auch verschiedene Krankheitsbilder gleichzeitig vor. Sie können sich überlagern und extrem verstärken:

- Ein hoher Blutdruck kann auch mit einem Hitzegefühl, Anspannung, Druck auf den Ohren verbunden sein.
- Angstzustände und Panikattacken können zu einer Art Hitzeüberflutung führen. Sie gehen mit plötzlichem Schweißausbruch, Herzrasen, Blutdruckanstieg, Schwindelgefühlen und Luftnot einher.
- Eine Schilddrüsenüberfunktion ist mit vermehrtem Schwitzen, Herzrasen und Schwindel verbunden. Es besteht häufig eine Unruhe sowie Schlafstörungen.
- Unterzuckerung kann Hitzegefühle und Schlafstörungen auslösen.
- Manche Medikamente haben vermehrte Hitzegefühle als Nebenwirkung, z. B. manche blutdrucksenkende Mittel.

Manche Frauen dürfen keine Hormone einnehmen, dazu gehören z.B:

- Frauen mit einem erhöhten Risiko für Thrombose und Embolie. Es gibt Menschen mit erblichen Störungen der Blutgerinnung, die zu Thrombosebildung neigen. Wenn eine Frau bereits eine Thrombose hatte oder in ihrer Familie häufiger Thrombosen vorgekommen sind, sollte sie einen Blutgerinnungs-Check machen lassen. Viele Krankheiten, Operationen, Bettlägerigkeit sind mit erhöhtem Thrombose-Embolie-Risiko verbunden.
- Frauen mit Lebererkrankungen.
- Frauen, die Brustkrebs oder andere östrogenabhängige Tumoren hatten. Auch Frauen, die ein sehr hohes Brustkrebsrisiko haben, sollten keine Hormone einnehmen.
- Frauen, die einen Schlaganfall hatten.
- Frauen mit einer Erkrankung der Herzkranzgefäße.

Bei manchen Krankheiten müssen Ärzt*innen und Patientinnen gut abwägen, ob Hormone geeignet sind, z. B. bei

- Frauen, die Medikamente gegen Epilepsie einnehmen;
- Frauen mit ungeklärten Blutungen, mit Myomen oder Endometriose;
- Frauen mit Gallensteinen;
- Frauen mit Innenohrschwerhörigkeit (Otosklerose);
- Frauen mit Migräne oder starken Kopfschmerzen;
- Frauen mit hohem Blutdruck oder Zuckerkrankheit (Diabetes mellitus);
- Frauen mit Autoimmunerkrankungen;
- Frauen mit Harninkontinenz.

Es ist auch wichtig zu wissen, dass Hitzewallungen nach dem Absetzen der Hormone bei etwa 50 % der Frauen wieder auftreten.

Die WHI-Studie hat deutlich gezeigt, dass die Frauen, die Hormone genommen hatten, nach dem Absetzen deutlich häufiger Hitzewallungen bekamen als die Frauen, die das Scheinmedikament genommen hatten [45]. Durch langsames „Ausschleichen“, d.h. eine schrittweise Reduktion der Dosis, kann das Risiko, erneut Hitzewallungen zu bekommen, kurzfristig verringert werden (vgl. Kap. 9.3.3).

Sie können von einer Hormontherapie erwarten, dass die Hitzewallungen um 75 % abnehmen. In einer zusammenfassenden Studie kamen die Autoren zu dem Schluss, dass die Frauen aus der Hormongruppe pro Woche 18 Hitzewallungen weniger hatten als die Frauen aus der Placebo-Gruppe [37]. Nach 14 Monaten Hormoneinnahme hatten noch 20 von 100 Frauen von Hitzewallungen, während es in der Gruppe mit dem Scheinmedikament noch 66 von 100 Frauen waren.

9.2 Welche Hormone sind für Sie die richtigen?

Ich nehme hier drei Schlüsselbegriffe vorweg. Darüber sollten auch die Frauen, die sich nicht in das Thema Hormontherapie vertiefen wollen, Bescheid wissen.

- Unter Östrogenpflaster oder -Gel sind die Risiken für Thrombose/Embolie und Schlaganfall vermutlich nur leicht oder gar nicht erhöht. Auch Gallenwegserkrankungen treten unter Hormonpflaster seltener auf. Der günstige Effekt der Hormontabletten auf das Risiko, Diabetes zu bekommen, kommt bei den Pflastern nicht zum Tragen. Andere Vor- und Nachteile unterscheiden sich nicht von Östrogentabletten zum Schlucken.
- Das schwach wirksame Progesteron ist möglicherweise mit geringeren Risiken für Thrombose/Embolien und Schlaganfälle verbunden als stärker wirksame Gestagene. Dafür kann Progesteron nicht so zuverlässig vor Gebärmutterschleimhautkrebs schützen. Was für Sie am günstigsten ist, wird Ihre Ärzt*in im Einzelfall entscheiden.
- Die Risiken einer Hormontherapie steigen mit der Höhe der Dosis und mit der Dauer der Einnahme. Die Zahlen, die Sie unten lesen über die Zunahme oder Abnahme der Risiken, gelten pro Jahr. Wenn auf 10.000 Frauen pro Jahr 9 zusätzlich an Brustkrebs erkranken, sind es bei einer Hormoneinnahme über 3 Jahre 27. Deswegen sollte die Dauer so kurz wie möglich gehalten werden.

Mit den Leser*innen, die mehr wissen wollen, arbeiten wir uns gemeinsam durch verschiedene Entscheidungskriterien.

9.2.1
Östrogene alleine oder Östrogene und Gestagene

Die meisten Frauen, genau genommen alle Frauen mit Gebärmutter, müssen zwei Hormonarten nehmen:

- die Östrogene, die die Beschwerden lindern und dabei das östrogenabhängige Gewebe (Gebärmutterschleimhaut, Brustdrüsen, Scheidenschleimhaut) aufbauen, sowie
- die Gestagene, die dafür sorgen, dass die Gebärmutterschleimhaut sich nicht zu hoch aufbaut.

Wenn Frauen nur Östrogene einnehmen, erhöht sich mit der Dosis und der Dauer der Östrogeneinnahme das Risiko für Gebärmutterschleimhautkrebs (Endometriumkarzinom). Frauen, die beide Hormone einnehmen, Östrogene und Gestagene, haben kein erhöhtes Risiko für Gebärmutterschleimhautkrebs (vgl. Kap. 10.1).

Frauen, die keine Gebärmutter mehr haben, brauchen keine Gestagene. Das hat einige Vorteile. In der WHI-Studie gab es einen Studienarm mit Frauen, die keine Gebärmutter mehr hatten und deswegen nur Östrogene nehmen mussten. Bei ihnen war das Risiko für Herzinfarkte und für Brustkrebs nicht erhöht.

9.2.2
Phase der Wechseljahre

In der Zeit vor der Menopause (Prämenopause) können Zyklusstörungen auftreten, die unter anderem mit Hormonen behandelt werden können.

Vorbluten, Brustspannen und Schwellungsgefühle vor der Menstruation können Zeichen eines Gelbkörperhormonmangels bzw. eines Überwiegens der Östrogene sein. Da reicht es vielleicht, nur in der zweiten Zyklushälfte Gelbkörperhormone einzunehmen. Auch ein Versuch mit pflanzlichen Mitteln (z. B. Agnus castus = Mönchspfeffer) kann helfen.

Zu starke Regelblutungen können mit kombinierten Hormonpräparaten, wie es sie zur Verhütung gibt, behandelt werden. Sehr wirksam ist auch die LNG-Hormonspirale (vgl. Kap. 4, Verhütung). Darunter werden Blutungen deutlich schwächer oder hören ganz auf. Wenn Myome oder Endometriose die Ursache der starken Blutungen sind, können operative Maßnahmen helfen. Es gibt auch nichthormonale Medikamente gegen starke Blutungen, z. B. Tranexamsäure oder ε-Amino-Capronsäure. Sie bewirken, dass sich geronnenes Blut nicht so schnell wieder auflöst und der Blutverlust dadurch verringert wird.

14–51 % der Frauen haben bereits vor der Menopause mit Hitzewallungen zu tun. Wenn sie so stark sind, dass die Frauen Hormone benötigen, müssen diese dem Zyklus angepasst sein oder ihn steuern. Dafür ist im Allgemeinen eine Standarddosis erforderlich. Hormontabletten sind dafür eher geeignet als Hormonpflaster oder -Gel. Unter sehr niedrig dosierten Präparaten treten häufig Zwischenblutungen auf.

In der Phase nach der Menopause (Postmenopause) sind Frauen in der Art und Dosierung der Hormontherapie freier, weil dann weniger Zwischenblutungen auftreten. Die Frauen können sich dann ganz danach richten, wie stark ihre Hitzewallungen sind.

9.2.3 Hormone schlucken oder auf die Haut auftragen

Frauen können Hormone als Tabletten schlucken oder als Pflaster oder Gel auf die Haut auftragen, das Pflaster meistens am Bauch oder Oberschenkel, das Gel meistens auf die Innenseite des Oberarms. Das können Sie sich je nach Vorliebe aussuchen. Manche Frauen finden Schlucken unkomplizierter. Sie stören sich vielleicht an dem Pflaster, was sich z. B. in der Sauna ablösen kann und sichtbar ist. Das Einmassieren des Gels nimmt etwas Zeit in Anspruch. Es gibt aber auch ein Spray, das über die Haut aufgenommen werden kann.

Grundsätzlich gibt es zwischen Pillen zum Schlucken und Hormonen, die über Haut oder Schleimhaut aufgenommen werden, einen Unterschied für den Stoffwechsel.

Die **Tabletten** werden einmal täglich geschluckt. Im Magen werden sie aufgeschlossen und gelangen vom Zwölffingerdarm über den Pfortaderkreislauf in die Leber. Die Leber muss die Verstoffwechselung der Hormone leisten: Etwa 10 % der geschluckten Östrogene gelangen ins Blut, der Rest wird über die Galle in den Darm ausgeschieden (Abbildung 9-3). Die Blutspiegel sind etwa 10 Stunden nach der Aufnahme am höchsten und nach 24 Stunden wieder abgesunken. Über die Blutbahn werden die Hormone im ganzen Körper verteilt und wirken in den östrogenabhängigen Organen. Durch den angehobenen Östrogenspiegel reguliert sich das Temperaturzentrum im Zwischenhirn, sodass keine oder zumindest weniger Wallungen auftreten.

Die **Hormone im Pflaster** werden über die Haut aufgenommen. Sie ist gut durchlässig für Estradiol. Über die Pflaster müssen geringere Mengen zugeführt werden, um die gleichen Blutspiegel zu erreichen. Die Pflaster sind etwa so groß wie eine Briefmarke und enthalten den Wirkstoff auf der Klebeseite. Sie werden auf weiche Hautstellen geklebt, z. B. Bauch oder Hüfte. Die meisten müssen nach 3–4 Tagen gewechselt werden, einige erst nach 1 Woche. Das Östradiol gelangt

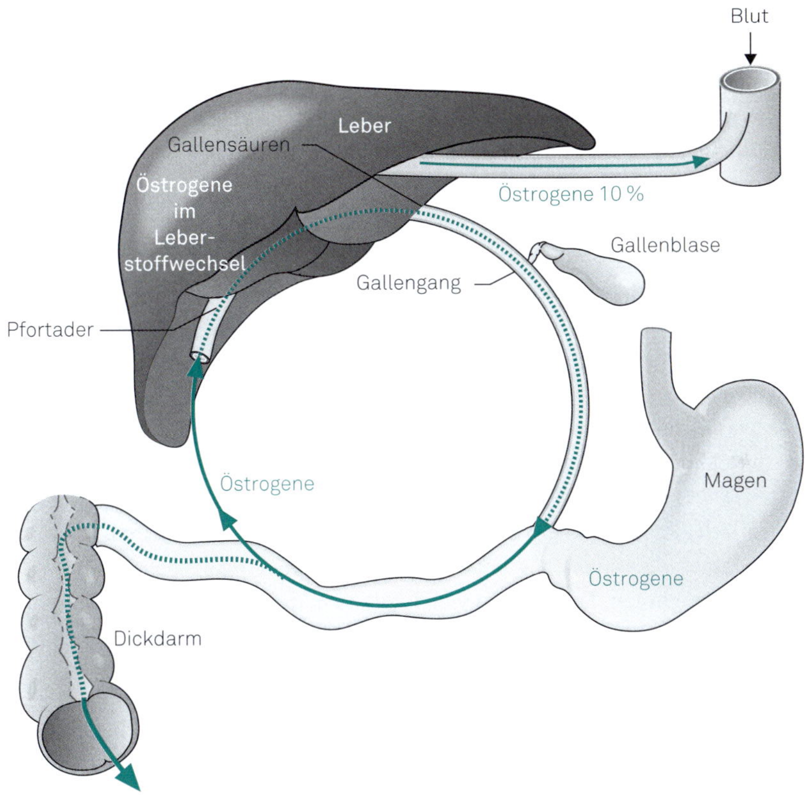

Abbildung 9-3: Funktion der Östrogene in Dünndarm und Leber. Aus dem Dünndarm gelangen die Östrogene mit dem Blut in die Leber und aktivieren dort verschiedene Prozesse; z.B. werden durch sie mehr Blutgerinnungsfaktoren gebildet. Ein Teil der Östrogene kommt von der Leber in die Blutbahn, der Rest wird an Gallensäuren gebunden und mit der Gallenflüssigkeit in den Darm ausgeschieden.
Zeichnung: www.grafikramer.de

schnell und zu nahezu 100% in die Blutbahn. Der höchste Blutspiegel ist nach etwa 10 Stunden erreicht. Er bleibt über die kontinuierliche Aufnahme von Östradiol über die Haut bis zu 4 bzw. 7 Tagen nahezu gleich hoch bzw. leicht abfallend.

Östradiol-Gel wird einmal täglich in die Haut einmassiert. Durch Beimengung von Stoffen, die die Aufnahme über die Haut fördern, wird Östradiol in die oberen Schichten der Hornhaut eingelagert und von dort aus den Tag über kontinuierlich in die Blutbahn abgegeben. Damit genügend Hormone in die Haut aufgenommen werden, müssen sie auf eine genügend große Fläche aufgetragen und verteilt werden. Diese Fläche ist bei den einzelnen Präparaten im Beipackzettel angegeben. Die eingecremte Haut darf mindestens 1 Stunde nicht gewaschen werden. Von der aufgetragenen Menge gelangen etwa 10 % in die Blutbahn. Der Rest bleibt auf der Haut und wird beim Waschen oder Abschuppen der Hautzellen entfernt. Die Blutspiegel erreichen in den ersten 1–2 Stunden ihre höchste Konzentration. Nach 12 Stunden sind sie etwa auf die Hälfte abgesunken und bleiben bis zum Auftragen am nächsten Tag etwa in dieser Höhe.

Östradiol-Spray wird einmal täglich auf die trockene Haut der Innenseite des Unterarms aufgesprüht. Ähnlich wie beim Gel wird das Östradiol in die oberen Hornhautschichten eingelagert. Von dort gelangt es kontinuierlich über den Tag in die Blutbahn. Ein Sprühstoß enthält 1,53 mg Östradiol. Die besprühte Haut darf eine Stunde lang nicht gewaschen und nicht eingecremt werden. Aufnahme und Abbau des Östrogens erfolgen wie beim Östradiol-Gel.

Etwas kompliziert wird die Behandlung mit Pflaster oder Gel dadurch, dass die auf dem Markt verfügbaren Pflaster und Gelzubereitungen keine Gestagene enthalten. Diese müssen Frauen, die eine Gebärmutter haben, dennoch schlucken, damit sich die durch Östrogene aufgebaute Gebärmutterschleimhaut wieder zurückbildet. An mindestens 12 von 28 Tagen müssen sie täglich eine Gestagentablette einnehmen. Es erfordert viel Sorgfalt bei der Einnahme, den Rhythmus hinzukriegen. Unkomplizierter ist es, jeden Tag eine Gestagentablette zu nehmen. Es gibt auch ein Pflaster, das beide Hormonarten enthält – das macht die Sache einfacher.

Fazit: Geschluckte Östrogene enthalten größere Mengen Östrogene als Pflaster. Das ist notwendig, um einen ausreichenden Wirkspiegel im Blut zu erreichen, weil nur etwa 10 % der geschluckten Östrogene im Blut ankommen. Östrogene, die geschluckt werden, gelangen somit in deutlich höherer Konzentration in die Leber als Östrogene, die über die Haut aufgenommen werden. In der Leber fördern Östrogene die Bildung von Gerinnungsfaktoren. Passend dazu zeigen Studienergebnisse, dass das Risiko für Thrombosen und Embolien für geschluckte Östrogene höher ist als für Hormone, die über Haut oder Schleimhaut aufgenommen werden (vgl. Kap. 10.1).

Was empfehlen Leitlinien?

Frauen sollen darüber informiert werden, dass das Thrombose/Embolierisiko unter Hormonen zum Schlucken erhöht ist und höher ist als bei der Hormonaufnahme über die Haut (Pflaster, Gel).

Frauen sollen darüber informiert werden, dass Hormone zum Schlucken das Risiko für Schlaganfälle möglicherweise erhöht, nicht aber Hormone, die über die Haut aufgenommen werden (Pflaster, Gel). Das absolute Risiko für einen Schlaganfall ist bei jüngeren Frauen sehr niedrig.

Warum gibt es dann überhaupt noch Hormontabletten, wenn die Pflaster sicherer sind?

Bisher gibt es fast nur Beobachtungsstudien mit Hormonpflastern und -Gel. Die Ergebnisse sind also noch nicht beweiskräftig.
Außerdem zeigt die Erfahrung, dass Hormontabletten eine stabilere Zykluskontrolle gewährleisten, also weniger Zwischenblutungen auftreten. Das spielt insbesondere in den Jahren vor der Menopause eine Rolle.

9.2.4 Die richtige Dosis

Das A und O einer Hormonbehandlung ist die richtige Dosis zu finden, also möglichst wenige oder gar keine Nebenwirkungen bei optimaler Wirksamkeit. Die notwendige Menge kann sich über die Zeit verändern, sodass eine Dosisanpassung sinnvoll wird.

Wenn Frauen durch starke Hitzewallungen und Schweißausbrüche sehr belastet und genervt sind, ist es meines Erachtens nicht sinnvoll, gleich nach der niedrigstmöglichen Dosis zu suchen. Dann ist es erst mal wichtig, dass die anstrengenden Symptome aufhören und die Frau zur Ruhe kommt. Ich würde mit der heute **üblichen Dosis** anfangen (vor 20 Jahren waren die üblichen Dosierungen deutlich höher). Sie beträgt:

- Tabletten mit 0,625 mg konjugierte Östrogene,
- Tabletten mit 1 (–2) mg Estradiol oder Estradiolvalerat,
- Pflaster mit 50 µg Estradiol,
- Gel mit 1 mg Estradiol,
- Hautspray mit 1,53 mg Estradiol.

Wenn die Beschwerden sich nach 2 Wochen nicht ausreichend gebessert haben, ist vielleicht eine Dosiserhöhung nötig. Wenn aber bereits eine deutliche Symptomlinderung spürbar ist, sodass die Frau diesen Zustand akzeptieren kann, würde ich etwa 6 Wochen bis 3 Monate dabei bleiben.

Auf längere Sicht ist es sinnvoll, die niedrigste Dosis herauszufinden, bei der die Frau sich wohl fühlt. Meines Erachtens sollte es nicht das Ziel sein, dass die Frau gar keine Wallung mehr wahrnimmt. Denn damit fehlt ihr jegliche Möglichkeit zu beurteilen, ob die Hitzewallungen ohne Hormone noch da wären und wann sie die Hormone wieder absetzen kann.

Für viele Frauen ist die niedrigste Dosis geringer als die auf dem Markt befindlichen Präparate vorsehen. Als **niedrige Dosierungen** sind verfügbar:

- Tabletten mit 0,3 mg konjugierte Östrogene,
- Tabletten mit 0,5 (–1 mg) Estradiol oder Estradiolvalerat,
- Pflaster mit 25 µg Estradiol,
- Gel mit 0,5 mg Estradiol.

Tabletten mit 0,5 mg Estradiol oder Estradiolvalerat gibt es nicht auf dem Markt, nur als Kombinationspräparat mit einem Gestagen. Manche Tabletten kann man teilen. Eine andere Möglichkeit wäre, nur jeden zweiten Tag eine Tablette zu nehmen. Das könnte aber bei Frauen, die noch mit täglichen Hitzewallungen zu tun haben, zu einer ungleichmäßigen Wirkung führen. Auch wenn Frauen noch Blutungen haben, ist eine regelmäßige und gleichbleibende Dosierung nötig.

Beim Matrixpflaster können Sie die Dosis halbieren, indem Sie es einfach durchschneiden. Am besten runden Sie die Ecken etwas ab, dann löst es sich nicht so leicht ab. Membranpflaster dürfen Sie nicht durchschneiden. Sie enthalten ein Gel-Depot, welches dann ausläuft.

Die Dosierung ist beim Gel am einfachsten steuerbar. Da können Frauen Bruchteile der angegebenen Dosis auftragen, je nachdem ob die Beschwerden stärker oder weniger stark sind. Präparate, bei denen die Tagesdosis Gel in kleine Aluminium-Beutelchen abgepackt ist, sind aufwendig und erzeugen unnötig viel Müll. Beim Dosieren des Gels müssen Sie darauf achten, wie viel Östradiol 1 g Gel enthält und gegebenenfalls umrechnen.

Wenn Sie keine Blutungen mehr haben und Hormone niedrig dosieren wollen, müssen Sie nicht jeden Tag dieselbe Menge einnehmen, auch wenn die Präparate so ausgerichtet sind. Sie können sich frei fühlen, die Menge nach ihren Beschwerden auszurichten. Denn Hitzewallungen schwanken häufig. Da gibt es Phasen mit stärkeren und schwächeren Beschwerden. Dem können Frauen sich jederzeit anpassen.

Als **höchste Dosis** gilt:

- Tabletten mit 1,25 mg konjugierte Östrogene,
- Tabletten mit 2 (–4) mg Estradiol oder Estradiolvalerat,
- Pflaster mit 100 µg Estradiol,
- Gel mit 1,5 mg Estradiol,
- Hautspray mit 3 Sprühstößen à 1,53 mg Östradiol.

Wenn die Beschwerden sich bei dieser Höchstdosis innerhalb von 3 Monaten nicht bessern, muss die Diagnose überprüft werden. Es könnten sich andere Krankheiten dahinter verbergen. Die Höchstdosis geht meistens auch mit deutlichen Nebenwirkungen einher: Brustspannen, Wassereinlagerungen, Zwischenblutungen, Übelkeit, Kopfschmerzen. Sie sollte möglichst bald auf die normale Dosis heruntergefahren werden. Allerdings schwankt die Stoffwechselaktivität in der Leber von Mensch zu Mensch. Bei manchen Menschen werden Medikamente sehr schnell abgebaut und der Blutspiegel ist gar nicht so hoch wie erwartet. Andere Menschen sprechen sehr stark auf Medikamente an und reagieren selbst auf sehr niedrige Dosierungen. Dies ist ein weiterer Grund dafür, Hormone sehr individuell nach dem persönlichen Befinden auszurichten.

Je höher die Östrogendosis ist, umso wichtiger ist eine ausreichende Gestageneinnahme. Sie kann verhindern, dass sich die Gebärmutterschleimhaut zu hoch aufbaut und dass sich Gebärmutterschleimhautkrebs entwickelt. Aber selbst bei niedriger Dosierung darf auf eine Gestageneinnahme nicht verzichtet werden.

Die DGGG-Leitlinie empfiehlt zur Vermeidung von Gebärmutterschleimhautkrebs eine **Mindest-Gestagendosis**, die folgenden Mengen entspricht:

- 1–2 mg Norethisteronacetat oder
- 2–5 mg Medroxprogesteronacetat.

Die Dosis ist auch abhängig davon, ob Frauen die Gestagene jeden Tag nehmen – dann reicht die niedrige Dosis – oder ob sie sie nur in der zweiten Zyklushälfte nehmen. Auf jeden Fall sollte das Gestagen mindestens 12 Tage lang hintereinander eingenommen werden. Manche Studien fanden auch unter 10-tägiger Gestageneinnahme kein erhöhtes Risiko, andere empfehlen, dass die Gestagene sogar 14 Tage lang eingenommen werden sollen.

Leider sind viele bewährte Gestagene, wie z. B. Norethisteronacetat, derzeit nicht als Einzelprodukt am Markt erhältlich. Dadurch ist die optimale und individuell ausgerichtete Behandlung von Frauen in den Wechseljahren, die Östrogenpflaster oder -Gel benutzen, eingeschränkt. Pharmazeutische Firmen orientieren ihre Arzneimittelproduktion nicht am Bedarf in der Bevölkerung, sondern an dem zu erwartenden Gewinn. Gestagene, besonders die älteren, sind sehr einfach und kostengünstig herzustellen – da winkt kein hoher Verdienst. Zurzeit stehen nur Chlormadinonacetat, Dienogest, Dydrogesteron sowie Progesteron zur Verfügung. Ein Teil von ihnen ist nicht explizit für die Behandlung von Wechseljahren, sondern für andere gynäkologische Probleme zugelassen. Das ist kein medizinisches Problem, kann aber zu Schwierigkeiten bei der Kostenübernahme durch die Krankenkassen führen.

Was empfehlen Leitlinien?

Eine alleinige Östrogentherapie soll nur bei Frauen durchgeführt werden, die keine Gebärmutter mehr haben. Eine kombinierte Östrogen-Gestagen-Therapie bei Frauen mit Gebärmutter soll eine mindestens 10-, besser 14-tägige Gestagen-Anwendung pro Behandlungsmonat enthalten.

Das hat meine Frauenärztin auch gesagt: Frauen mit Gebärmutter brauchen immer zwei Hormonarten: Östrogene und Gestagene.

Gestagene

Unter Gestagenen werden die Hormone zusammengefasst, die die Gebärmutterschleimhaut nach Östrogeneinfluss umwandeln. Manchmal wird „Gestagen" als Oberbegriff für alle Hormone benutzt, die diese Wirkung auf die Gebärmutterschleimhaut haben. Ein anderes Mal wird der Begriff nur für synthetische Hormone verwendet und dem „Progesteron" als körpereigenem Gelbkörperhormon gegenüber gestellt.

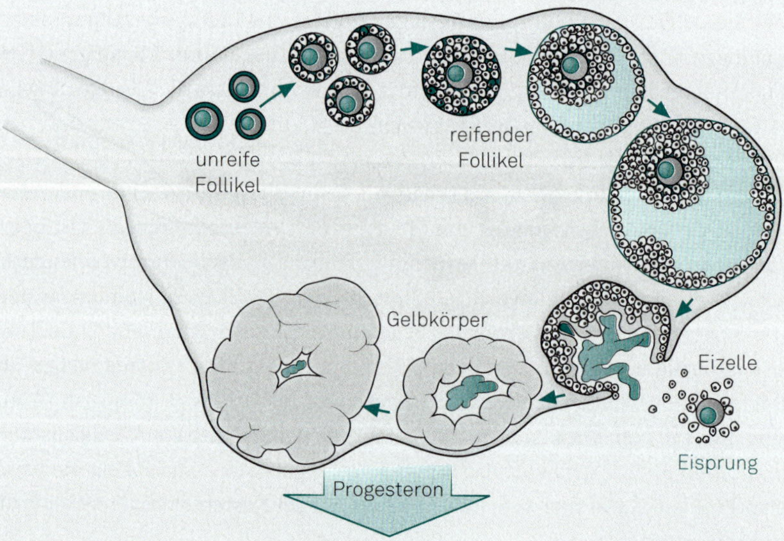

Abbildung 9-4: Ovar mit Follikeln und Gelbkörpern, das Progesteron freisetzt.

In der zweiten Zyklushälfte werden im Gelbkörper des Eierstocks jeden Monat große Mengen Progesteron gebildet, etwa 45 g pro Tag (Abbildung 9-4). Sie wandeln die Gebärmutterschleimhaut so um, dass sich ein befruchtetes Ei einnisten kann. Wenn die Einnistung ausbleibt, bildet der Gelbkörper sich zurück. Er verdaut sich praktisch selbst. Die Bildung von Östrogenen und Gelbkörperhormon hört auf. Infolgedessen löst sich die Gebärmutterschleimhaut von der Gebärmutterwand und blutet ab.

Progesteron (Abbildung 9-5) wirkt auch auf andere Organsysteme ein, z.B. auf den Wasserhaushalt. In mancher Hinsicht wirkt es mit Östrogenen zusammen, in den meisten Fällen ist es jedoch eher ein Gegenspieler von Östrogenen. Die Gebärmutterschleimhaut wird unter Östrogenwirkung immer dicker und höher aufgebaut. Progesteron hält sie dagegen flach. Wenn sie durch Östrogene bereits aufgebaut worden ist, wird sie durch Progesteron umgewandelt. Es werden Nährstoffe eingelagert, damit ein befruchtetes Ei solange versorgt wird, bis es sich an den mütterlichen Blutstrom anschließen kann.

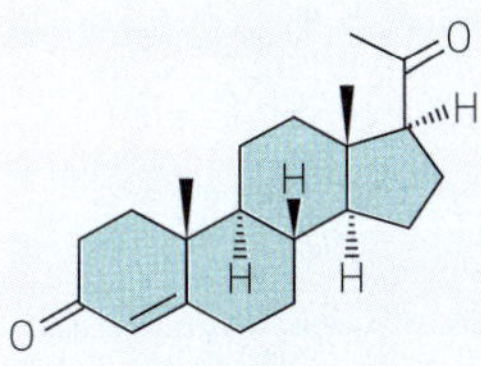

Abbildung 9-5: Progesteron.

In den 1970er Jahren gab es Progesteron nur in Spritzenform, denn als Tablette geschluckt wird Progesteron sofort im Magen-Darm-Trakt aufgespalten und verliert seine Wirksamkeit. Dann aber entwickelten pharmazeutische Firmen Produkte, die auch als Tabletten wirksam waren, weil sie im Magen-Darm-Trakt nicht gespalten, sondern aufgenommen werden konnten. Ein Beispiel ist das MPA (= Medroxyprogesteronacetat), welches das Progesteron noch im Namen trägt. Es wird – wie fast alle chemisch hergestellten Gestagene – aus Diosgenin hergestellt, einer Substanz, die aus Yams-Wurzeln gewonnen wird (Abbildung 9-6, Abbildung 9-7).

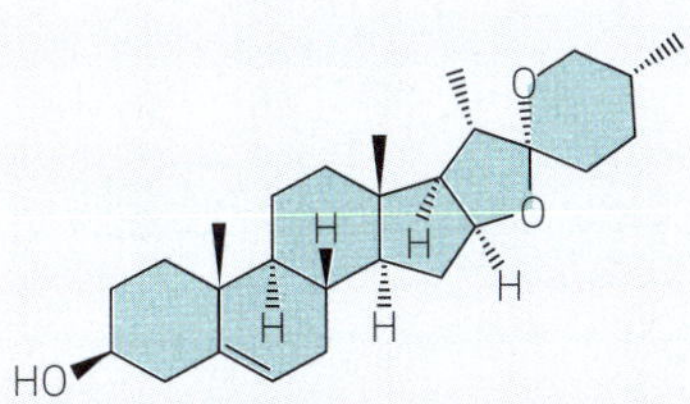

Abbildung 9-6:
Diosgenin aus Yams-Wurzeln.

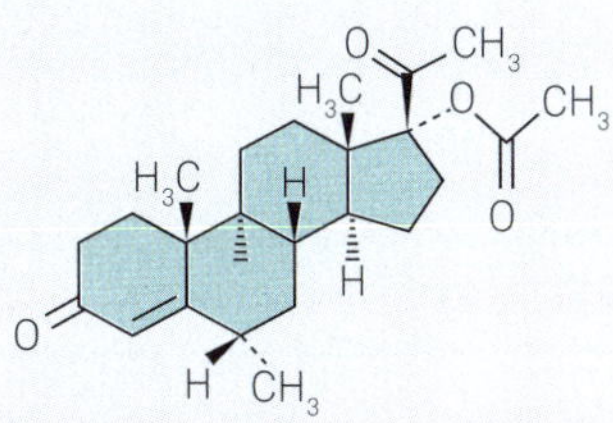

Abbildung 9-7:
Medroxyprogesteronacetat (MPA).

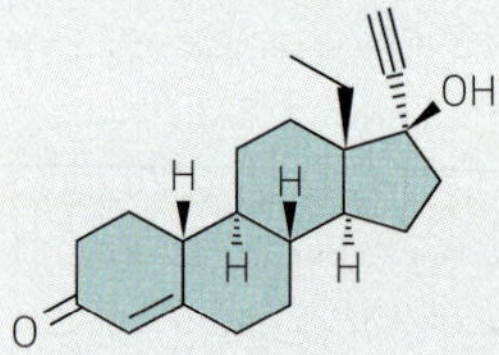

Abbildung 9-8: Levonorgestrel (LNG).

Später entwickelten die Forscher*innen einen testosteronartigen Abkömmling, der auf die Gebärmutterschleimhaut eine sehr starke gestagene Wirkung hatte. Eine Substanz aus dieser Zeit ist das Norethisteronacetat (NETA). Beide Linien, die auf der Basis von Progesteron und auf der Basis von Testosteron, wurden intensiv weiterentwickelt. Ein wichtiges Mittel der weiteren Entwicklung ist das (LNG = Levonogestrel) (Abbildung 9-8). Es wurde und wird sehr viel eingesetzt, weil es sehr wirksam ist und man es sehr niedrig dosieren kann. Es kommt z.B. in Antibabypillen vor, in der „Pille danach", in Hormonspiralen und in Wechseljahres-Hormonpräparaten.

Danach wurde nach Substanzen mit einem günstigeren Nebenwirkungsspektrum geforscht. Gestoden, Desogestrel, Drospirenon, Norelgestromin gehören zu den neueren, aber nun auch schon etwa seit 20 Jahren angewendeten Entwicklungen. Sie haben aber auch Nachteile. Wenn sie mit der Verhütungspille eingenommen werden, haben sie ein 1,5- bis 2-fach erhöhtes Risiko für Thrombose/Embolie-Erkrankungen im Vergleich zu dem älteren LNG (vgl. Kap. 4). Ob das auch zutrifft, wenn diese Gestagene im Rahmen einer menopausalen Hormontherapie eingenommen werden, ist noch nicht ausreichend geklärt.

Bioidentische oder naturidentische Hormone

Zwei Begriffe werden zur Vermarktung von Hormonen angewendet: „naturidentische" oder „bioidentische" Hormone. Damit sind solche Östradiol- und Progesteronpräparate gemeint, die zwar synthetisch hergestellt werden, aber chemisch den körpereigenen Hormonen entsprechen.

Östradiol

Das ist nicht Neues, denn Östradiol wurde vor allem in Europa schon seit Beginn der Hormontherapien angewendet, zuerst als Spritzen, später als Tabletten und inzwischen auch als Pflaster, Gel oder Spray. Die meisten großen Hormonstudien in den USA wurden allerdings nicht mit Östradiol, sondern mit sogenannten konjugierten Östrogenen aus dem Urin trächtiger Stuten (CEE = conjugated equine estrogen) durchgeführt.

Im Cochrane Review zu „bioidentischen" Hormonen von 2016 werden 23 Studien mit 5779 Teilnehmerinnen untersucht [27]. Unter BHT (bioidentic hormone therapy) verstehen die Autor*innen 17β-Östradiol. Dies wurde in Dosierungen von 0,025–0,1 mg/Tag als Pflaster, 0,27–1,5 mg/Tag als Gel, 0,5–2,0 mg/Tag oral sowie als Emulsion zur örtlichen Scheidenbehandlung mit 8,6 mg/Tag und als Intranasalspray mit 0,021–0,040 mg/Tag angewandt. BHT verringert die Zahl der Hitzewallungen unabhängig von der Dosis und Applikationsform effektiver als Placebo. Auch niedrige Dosierungen waren wirksam. Höhere Dosierungen konnten die Wirksamkeit erhöhen, waren aber mit einer höheren Nebenwirkungsrate verbunden. BHT und CEE (conjugated equine estrogen) scheinen gleichermaßen wirksam zu sein.

Progesteron

Auch das „naturidentische" Progesteron wird häufig verschrieben. Das Präparat wird ebenso wie die oben beschriebenen Gestagene aus Diosgenin aus Yams-Wurzeln synthetisiert. Chemisch entspricht es dem körpereigenen Progesteron. Das Hormon befindet sich in einer Kapsel zum Schlucken. Dadurch ist es vor einer frühzeitigen Aufspaltung im Magen-Darm-Trakt und damit verbundenem Wirkungsverlust geschützt. Es hat eine schwächere Wirkung auf die Gebärmutterschleimhaut als Gestagene. Viele Ärzt*innen nehmen an, dass Progesteron ein günstigeres Risikoprofil hat als die oben erwähnten Gestagene. Aber bewiesen ist das nicht. Frauen müssen wissen, dass Progesteron in einer Dosierung von 100 mg oder 200 mg nicht so sicher vor Gebärmutterschleimhautkrebs schützt wie stärkere Gestagene (vgl. Kap. 10.1).

Manche Ärzt*innen schlagen den Frauen vor, die Progesteronkapsel nicht zu schlucken, sondern in die Scheide einzuführen. Damit soll vermieden werden, dass das Progesteron im Magen-Darm-Trakt doch teilweise aufgespalten und unwirksam wird. Die Scheidenhaut hat keine Hornschicht und eine sehr große Aufnahmefähigkeit. Progesteron gelangt darüber vermutlich zu 100 % in die Blutbahn. Neuerdings stellt eine Firma ein Präparat mit je 200 mg Progesteron zum einen als Weichkapsel zum Einnehmen und zum anderen als Vaginalkapsel her. Diese Vaginalkapsel ist aber nur zur Kinderwunschbehandlung, nicht für die Wechseljahre zugelassen und kostet zudem fast doppelt so viel die Weichkapsel zum Einnehmen. Patient*innen müssen also darüber aufgeklärt werden, dass Progesteron zur Behandlung in den Wechseljahren nur zum Schlucken und nicht zum Einführen in die Scheide zugelassen ist. Durch welche Applikationsform und Dosis der zuverlässigste Effekt auf die Gebärmutterschleimhaut erreicht wird, wurde bisher nicht ausreichend untersucht.

Übrigens wird Progesteron unzuverlässig oder gar nicht über die äußere Haut aufgenommen. Progesteron-Gel, welches z.B. gegen Brustspannungen zugelassen ist, ist praktisch unwirksam, weil Progesteron nicht in der Blutbahn und damit nicht im Gewebe ankommt.

Progesteron hat die Aufgabe, die Entstehung und den Erhalt einer Schwangerschaft zu ermöglichen. Wenn in einem Zyklus keine Schwangerschaft entstanden ist, bildet sich der Gelbkörper durch einen Prozess der Selbstverdauung zurück. Der dadurch entstehende Hormonabfall führt zur Ablösung der Gebärmutterschleimhaut und zur Menstruation. Wenn die Östrogenspiegel im Körper nach der Menopause niedrig sind, ist keine Progesteronwirkung mehr erforderlich. Die Gebärmutterschleimhaut ist durch die niedrige Östrogenwirkung so flach, dass sie nicht mehr umgewandelt werden muss. Auch andere Gegenregulationen wie z.B. die Ausscheidung von Wasser, die in einer Schwangerschaft nötig sind, erübrigen sich nach den Wechseljahren. Die Ansicht mancher Ärzt*innen, dass Frauenkörper nach der Menopause unter Progesteronmangel leiden, und dieses Hormon fast noch wichtiger sei als Östradiol, ist eine spekulative Annahme. Der Nutzen einer „Progesteronersatztherapie" ist ebenso wenig durch Studien belegt wie ein möglicher Schaden ausgeschlossen ist.

Selbst hergestellte Produkte

Manchmal werden unter dem Begriff „natur-" oder „bioidentische" Hormone auch Hormone vermarktet, die von Ärzt*innen bzw. in Apotheken selbst hergestellt werden. Diese Produkte unterliegen nicht dem strengen Arzneimittelgesetz und werden nicht systematisch überprüft. Von ihrer Anwendung ist abzuraten. Denn es ist unklar, ob drin ist was drauf steht und ob nicht deklarierte Stoffe beigemengt sind (vgl. Kap. 8.3 und www.gutepillen-schlechtepillen.de/heft-archiv/gepanschtes).

Was empfehlen Leitlinien?

Im Rahmen einer kontinuierlich kombinierten Hormontherapie schützen schwach wirksame Gestagene, insbesondere Progesteron, aber auch Dydrogesteron, nicht so zuverlässig vor Gebärmutterschleimhautkrebs wie starke Gestagene.

Meine Ärztin hat gesagt, dass Progesteron besser verträglich ist und weniger Risiken hat als die anderen Gestagene. Stimmt das?

Ja, für viele Patientinnen trifft es zu, dass Progesteron besser verträglich ist. Vielleicht hängt das auch nur damit zusammen, dass es so eine schwache Wirkung hat.
Es gibt auch einige Beobachtungsstudien, die hoffen lassen, dass die Risiken für Herz-Gefäß-Krankheiten geringer sein könnten als bei anderen Gestagenen. Aber bewiesen ist das nicht.
Allerdings schützt Progesteron nicht so zuverlässig vor Gebärmutterschleimhautkrebs wie stärkere Gestagene.

9.2.5 Das Einnahme-Schema

Frauen mit Gebärmutter, die zu den Östrogenen auch Gestagene einnehmen müssen, können das auf unterschiedliche Weise tun.

Einphasenpräparate (auch kontinuierliche Therapie genannt): In den Tabletten sind für jeden Tag dieselbe Menge Östrogene und Gestagene enthalten (Abbildung 9-9). Sie werden ohne Pause durchgängig eingenommen. Beurteilung: Vorteile sind die unkomplizierte Einnahmeart, weniger Zwischenblutungen und eine sehr hohe Sicherheit, keinen Gebärmutterschleimhautkrebs zu bekommen.

Zweiphasenpräparate (auch sequenzielle Therapie genannt): Die Medikamentenpackung hat zweifarbige Tabletten (Abbildung 9-10). Die ersten enthalten nur Östrogene, die zweiten enthalten eine Kombination aus Östrogenen und Gestagenen.

Dreiphasenpräparate (ebenfalls sequenzielle Therapie genannt): Hier baut sich die Dosierung von Östrogenen und Gestagenen in drei Stufen auf (Abbildung 9-11). In der ersten Stufe sind nur Östrogene, in der zweiten Östrogene und

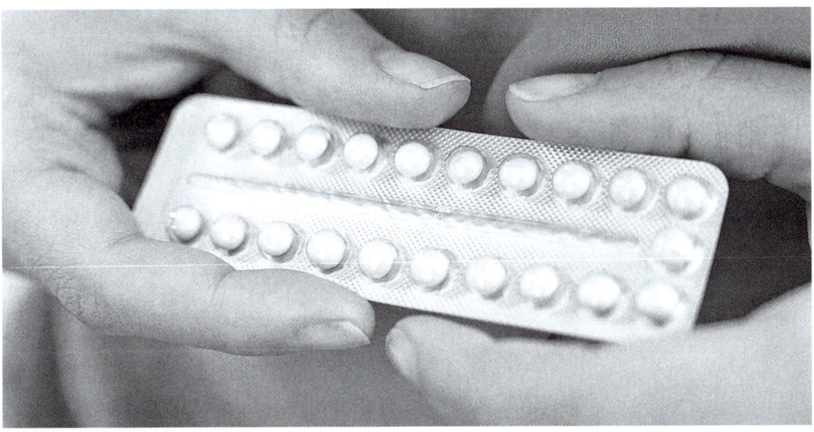

Abbildung 9-9: Einphasenpräparat.

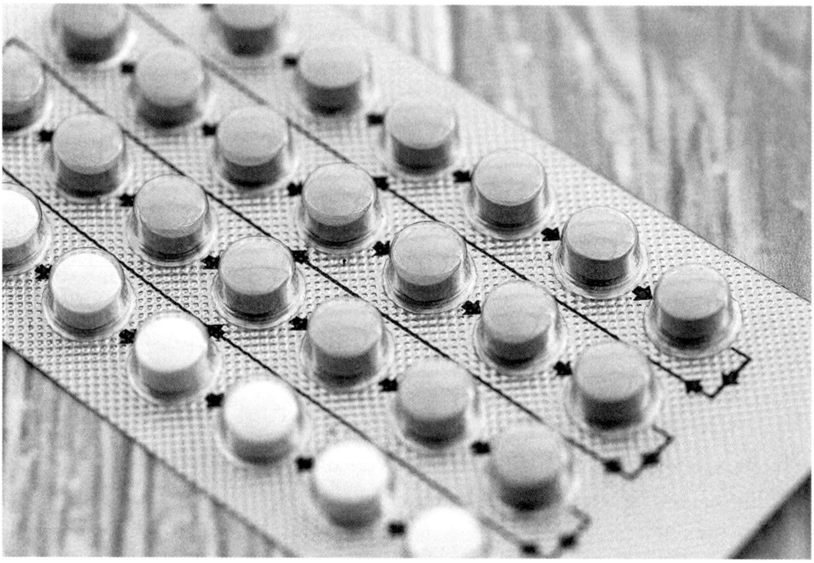

Abbildung 9-10: Zweiphasenpräparat.

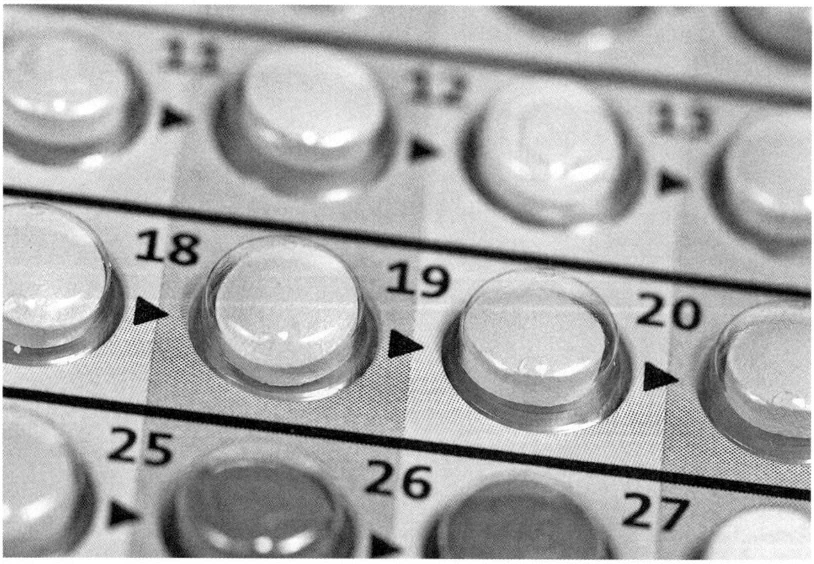

Abbildung 9-11: Dreiphasenpräparat.

Gestagene und in der dritten Stufe nur eine sehr geringe Menge Östrogen enthalten. In dieser Zeit kann eine Blutung kommen. Danach wird mit der nächsten Packung der nächste Zyklus begonnen.

Beurteilung: Die Einphasenpräparate eignen sich besonders für Frauen nach der Menopause. Sie sind einfach in der Einnahme und können flexibel, je nach Beschwerden, dosiert werden. Bei Langzeiteinnahme von Einphasenpräparaten (mehr als 9 Jahre) ist das Brustkrebsrisiko jedoch vermutlich etwas höher als bei der sequenziellen Therapie. Zwei- bzw. Dreiphasenpräparate werden meistens für jüngere Frauen vor der Menopause verordnet. Der Zyklus wird nachgeahmt, und die Blutungen werden reguliert. Bei langfristiger Einnahme über mehr als 5 Jahre ist diese Methode nicht so sicher in der Verhinderung von Gebärmutterschleimhautkrebs wie die kontinuierliche Methode. Bei Frauen jenseits der Menopause treten häufiger Zwischenblutungen auf als bei der gleichmäßig durchgängigen Einnahmeform.

Wenn Frauen Östrogene als Pflaster oder Gel zuführen, können sie Gestagene als Einphasenschema oder als Zweiphasenschema einnehmen. Im Einphasen-Schema schlucken sie jeden Tag eine Gestagentablette. Dann kann die Gestagendosis niedrig sein, z.B. 0,5 mg Norethisteronacetat. Beim Zweiphasenschema nehmen sie 14–16 Tage lang nur Östrogene über die Haut auf und schlucken danach zusätzlich 12–14 Tage lang Gestagene. In diesem Fall sollte die tägliche Gestagendosis 2 mg Norethisteronacetat entsprechen.

Was empfehlen Leitlinien?

Wenn eine Östrogen-Gestagen-Therapie mit ausreichend stark wirksamen Gestagenen weniger als 5 Jahre lang genommen wird, ist das Risiko für Gebärmutterschleimhautkrebs nicht erhöht.

Ich erhöhe mein Risiko für Gebärmutterschleimhautkrebs mit einer Hormontherapie also nicht, wenn ich höchstens 5 Jahre lang ein Präparat mit genügend Gestagenen einnehme?

Das haben Sie vollkommen richtig verstanden.

Die WHI-Studie

Die WHI-Studie (WHI = Women's Health Initiative) ist die größte randomisierte Doppelblindstudie, die jemals zur Fragestellung der Gabe von Hormonen durchgeführt wurde. Sie wurde 1992 vom National Institute of Health in den USA aufgelegt und im Jahre 2002 abgebrochen, weil die Risiken unter der Hormoneinnahme höher waren als erwartet. Daher war die Fortsetzung der Studie ethisch nicht vertretbar.

Es ist wichtig zu verstehen, dass diese Studie nicht durchgeführt wurde um herauszufinden, ob Hormone Frauen in den Wechseljahren helfen. Das Ziel der Studie war, die Vor- und Nachteile einer längerfristigen Hormonbehandlung von **Frauen jenseits der Wechseljahre** zu erforschen. Denn in den 1990er Jahren wurde älteren Frauen generell empfohlen, Hormone zu nehmen, um Alterskrankheiten vorzubeugen, speziell um Herzinfarkte, Schlaganfälle, Knochenbrüche und Demenz zu vermeiden. Die WHI-Studie hat gezeigt, dass all diese Hoffnungen – mit Ausnahme von einer Verminderung der Knochenbrüche – sich nicht erfüllen. Sie verkehren sich sogar in ihr Gegenteil: Die Risiken nehmen eher zu (vgl. Kap. 9.7).

Die Studie hatte weitreichende Folgen. Der Verkauf von Hormonpräparaten brach ein. Laut Gesundheitsreport der Techniker Krankasse 2018 nahmen im Jahre 2000 37 % der Frauen zwischen 45 und 65 Hormone ein. 2010 waren es noch 9,6 %; und 2017 nahmen nur noch 6,6 % Hormone ein, das ist jede 15. Frau zwischen 45 und 65 Jahren [66].

Fazit 1: Die WHI-Studie hat gezeigt, dass eine Hormontherapie nicht geeignet ist, Alterskrankheiten vorzubeugen.

Inzwischen versuchten Autor*innen der WHI-Studie zu berechnen, ob Frauen in den Wechseljahren, also zwischen 50 und 60 Jahren, auch mit so hohen Risiken rechnen müssen, wenn sie Hormone gegen Hitzewallungen einnehmen [38], [51]. Das gelang nicht wirklich, denn die meisten der 16.000 Frauen der WHI-Studie waren über 60 Jahre alt, und nur etwa 2000 Frauen befanden sich in der Altersgruppe zwischen 50 und 60 Jahre. Alle errechneten Ergebnisse waren nicht signifikant, das bedeutet: kein sicherer Nachweis. Hormonbefürworter*innen behaupten nun, die jüngeren Frauen zwischen 50 und 60 hätten keine erhöhten Risiken, weil es in dieser Gruppe keine signifikante Risikoerhöhung gibt. Skeptiker*innen sagen, das ist methodisch nicht zulässig. Die Gruppe der Frauen war zu klein, und nur deswegen hat es keine signifikanten Ergebnisse gegeben (vgl. Kap. 10.1).

Fakt ist aber, dass die meisten Risiken mit dem Alter zunehmen, ob mit oder ohne Hormone. Jüngere Frauen haben durchschnittlich ein niedrigeres Ausgangsrisiko als ältere Frauen. Dadurch ist ihr Gesamtrisiko auch unter einer Hormoneinnahme niedriger.

Fazit 2: Für Frauen mit niedrigem Ausgangsrisiko ist die Einnahme von Hormonen gegen Wechseljahresbeschwerden mit einem geringen Risiko behaftet (vgl. Kap. 10.1).

9.3 Eine Hormontherapie beginnen, beobachten und beenden

9.3.1 Der Beginn

Meistens sind es heftige Beschwerden, die Frauen dazu bringen, über eine Hormonbehandlung nachzudenken. Im Allgemeinen haben die Frauen vorher schon vieles versucht, aber keine Erleichterung gefunden. Diese Frauen sind die richtige Zielgruppe für eine Hormontherapie. Wenn es keine Hinderungsgründe gibt (vgl. Kap. 9.1), sollten sie zügig damit anfangen. Die Frauenärzt*in wird ein passendes Medikament verschreiben und die Patientin in 3 Monaten wieder einbestellen, um zu besprechen, wie sie damit zurechtgekommen ist.

Viele Frauen haben Angst vor einer Hormonbehandlung. Eine sachliche Aufklärung über die Risiken – möglichst mit visuellen Darstellungen – hilft bei der Nutzen-Risiko-Abwägung. Sie sollten sich als Patientin niemals in die eine oder andere Richtung gedrängt oder überredet fühlen, sondern Ihre Entscheidung frei treffen. Im Zweifelsfalle nehmen Sie sich eine Bedenkzeit oder lassen sich ein zweites Mal beraten. Unter https://www.gesundheitsinformation.de/sich-informieren-und-entscheiden.2214.de.html finden Sie Hinweise, wie Sie eine Entscheidung treffen können und wie Sie sich auf ein Gespräch mit der Ärzt*in vorbereiten können (vgl. „Checkliste für das Gespräch mit der Ärzt*in“). Sprechen Sie Ihre Bedenken und Sorgen offen aus, nur dann kann die Frauenärzt*in Ihre Fragen beantworten. Sie sollten auf keinen Fall Ihre Bedenken verschweigen aus Angst, der Ärzt*in Zeit zu „stehlen“. Es geht um **Ihre** Gesundheit!

Unerwünschte Wirkungen

Schon nach wenigen Tagen werden die meisten Frauen eine Linderung der Hitzewallungen spüren, nach 2 Wochen sind sie meistens ganz vorbei. Vielleicht nehmen Frauen auch einige andere Veränderungen im Körper wahr:

Brustspannen kann vorübergehend auftreten. Wenn es länger bestehen bleibt oder sehr stark ist, kann die Östrogendosis verringert werden.

Übelkeit, Blähungen, geschwollener Bauch können in leichter Form zu Beginn der Behandlung auftreten, verschwinden dann aber wieder. Anderenfalls ist die Östrogendosis zu hoch.

Gewichtszunahme von 1–2 kg und Schwellungsgefühle können anfangs durch Wassereinlagerung ins Gewebe auftreten; dies spricht aber eher für eine zu hohe Östrogendosis.

Zwischenblutungen treten in der ersten Einnahmezeit sehr häufig auf, besonders bei niedriger Dosierung. Sie sind aber meistens harmlos – vorausgesetzt, die Frau wurde vorher untersucht und andere Blutungsursachen sind ausgeschlossen. Zwischenblutungen sind an sich kein Grund, die Dosis oder das Präparat zu verändern. Sie nehmen ab, je länger die Hormone eingenommen werden. Manchen Frauen sind sie schon bekannt, wenn sie früher niedrig dosierte Anti-Baby-Pillen oder die Minipille eingenommen haben. Nur wenn die Zwischenblutungen so stark oder häufig sind, dass die Frau sich deutlich belästigt fühlt, wird die Therapie verändert. Meistens wird die Östrogendosis etwas erhöht oder ein stärkeres Gestagen eingesetzt.

Wenn Sie allerdings schon längere Zeit Hormone eingenommen haben und keine Zwischenblutungen hatten, diese dann aber nach Monaten erstmals auftreten, sollten Sie sofort zur Ärzt*in gehen, um andere Erkrankungen auszuschließen.

Hautunreinheiten: Manche Gestagene lösen bei einigen Frauen Hautunreinheiten aus. Das kann durch einen Wechsel des Gestagens verändert werden.

Was empfehlen Leitlinien?
In der DGGG Leitlinie steht:
Auch wenn Zwischenblutungen meist harmlos sind, sollten Blutungsstörungen Anlass für eine Konsultation der Gynäkolog*in sein.

Okay, sicher ist sicher, bei einer Zwischenblutung lass ich mir zur Kontrolle einen Arzttermin geben.

Einige unerwünschte Wirkungen können ernsthafte Ursachen haben. Frauen müssen damit sofort zur Ärzt*in gehen oder eine Notärzt*in rufen:

- Migräneartige Kopfschmerzen mit Seh- oder Hörstörungen (Thrombose);
- einseitige Schmerzen in der Wade, Kniekehle oder Leiste mit Druckgefühl und Schwellung des Beins (Thrombose);

- Atembeschwerden, Engegefühl im Brustkorb, Luftnot, schneller Puls (Lungenembolie);
- Krampfanfälle bei Epileptikerinnen;
- juckender Nesselausschlag am ganzen Körper. Wenn Luftnot und Schwindel dazukommen, ist eine Notärzt*in zu rufen (allergische Reaktion);
- Gelbfärbung der Haut und Augen, evtl. mit Juckreiz am ganzen Körper, dunkler Urin (Lebererkrankung).

9.3.2
Das Beobachten

Nach 3 Monaten hat sich die Behandlung eingespielt. Wenn jetzt noch Beschwerden bestehen oder es unerwünschte Nebenwirkungen gibt, muss die Therapie verändert werden.

Nur einige Effekte können ein halbes Jahr beanspruchen, bevor die volle Wirkung eingetreten ist. Dazu gehört z.B. Haarausfall, der durch zu viele männliche Hormone bedingt ist und durch eine passende antiandrogen wirksame Hormontherapie verringert werden soll.

Unerwünschte Wirkungen sollten nach einem halben Jahr Hormoneinnahme nicht mehr bestehen. Falls doch, ist eine Anpassung der Behandlung erforderlich.

Wenn die Frau unter der Behandlung keine Beschwerden mehr hat, kann diese über einen Zeitraum von 1–5 Jahren fortgesetzt werden. Die Frau wird aber nicht wissen, ob sie ohne Therapie noch Beschwerden hätte oder ob die inzwischen vergangen wären. Aus diesem Grund empfehle ich nach einiger Zeit (etwa nach 6 Monaten) den Versuch einer Dosisreduktion. Das kann auch schon eher versucht werden. Aber meistens genießen die Frauen, die vor der Behandlung eine ganze Weile gekämpft haben, den Zustand der Beschwerdefreiheit sehr und haben wenig Lust auf Experimente.

Wann auch immer die Frau dazu bereit ist, die Dosis zu verringern, kann sie das mit der Frauenärzt*in besprechen, und die Dosis kann reduziert werden. Kommen die Beschwerden wieder, kann sie ohne weiteres Abwarten auf die frühere Dosis zurückgehen. Hat sie aber auch unter der niedrigen Dosis keine Beschwerden, ist das die bessere Behandlung für sie. Und falls sie doch noch hin und wieder eine Hitzewallung spürt, sollte das kein Problem sein. Im Gegenteil kann sie dann beobachten, ob sie überhaupt noch Hitzewallungen hat. Und wenn sie 2–4 Wochen lang keine Hitze mehr gespürt hat, kann sie entweder die Dosis noch einmal reduzieren oder einen Absetzversuch machen.

Diese Art der Dosierung, die sich nur an den Beschwerden orientiert, kann nicht bei jeder Art der Behandlung von den Frauen eigenständig gesteuert werden. Bei Zwei- und Dreiphasenpräparaten kann der künstlich hergestellte Zyklus durcheinandergeraten, und es können Zwischenblutungen auftreten. Bei Frauen, die noch einen eigenen Zyklus haben, ist eine bestimmte Dosis nötig, um den Zyklus zu steuern und die Blutungen zu regulieren. Aber bei Frauen jenseits der Menopause, die ein Einphasenpräparat mit Östrogenen und Gestagenen nehmen, oder bei Frauen ohne Gebärmutter, die nur Östrogene einnehmen, können Frauen die Steuerung der Dosis selbstständig je nach Beschwerden übernehmen.

9.3.3 Das Beenden

Frauen können die Hormonbehandlung auf zweierlei Weise beenden, entweder durch langsames Ausschleichen oder indem sie sie sofort ganz absetzen. Langfristig gesehen sind beide Methoden gleich gut. Kurzfristig betrachtet kann langsames Ausschleichen das Risiko für ein Wiederauftreten von Beschwerden verringern.

Frauen, die entschieden haben, dass sie keine Hormone mehr wollen – egal aus welchem Grund –, können die Einnahme einfach beenden.

Frauen, die Angst haben, es könnte wieder zu Beschwerden kommen, schleichen besser langsam aus. Sie reduzieren die Dosis und bleiben etwa 14 Tage dabei. Wenn dann keine Beschwerden aufgetreten sind, können sie weiter reduzieren. Auf dem Markt gibt es kaum sehr niedrige Dosierungen. Wenn Sie Tabletten oder Pflaster mit der niedrigsten Dosis genommen haben und weiter reduzieren möchten, teilen Sie einfach die Tablette. In der Apotheke gibt es Tabletten-Zerteiler. Die meisten Pflaster sind Matrix-Pflaster; diese können Sie problemlos durchschneiden. Pflaster mit einem Gel-Depot lassen sich nicht teilen. Die Dosis von Hormon-Gel, welches Sie in die Haut einmassieren, lässt sich leicht halbieren. Wenn Sie zusätzlich Gestagentabletten nehmen, teilen Sie sie in demselben Tempo wie die Östrogentabletten bzw. das Pflaster/Gel.

Sobald Sie eine Dosis erreicht haben, bei der wieder Beschwerden auftreten, bleiben Sie längere Zeit, z. B. 6 Wochen bis 3 Monate, bei dieser Dosis. Sind Ihnen die Beschwerden zu stark, gehen Sie wieder auf die nächsthöhere Dosis und bleiben eine Weile dabei. Mit dieser Methode sind auch Frauen von den Hormonen herunter gekommen, die bereits viele Jahre Hormone eingenommen haben, selbst wenn es ihnen mehrfach nicht gelungen war, die Hormone wieder abzusetzen. Frauen, die sehr lange Hormone genommen haben und sehr große Schwierigkeiten beim Absetzen befürchten, sollten sich viel Zeit nehmen, in kleinen Stufen reduzieren und 6–12 Wochen auf der jeweils niedrigeren Stufe bleiben.

Manchmal kann es auch sinnvoll sein, vor dem Absetzen ein Therapieschema zu wechseln, z. B. von einem Zweiphasen-Schema auf ein Einphasen-Schema oder von Tabletten auf Gel. Pflaster können Sie auch einfach länger kleben lassen. Tabletten können Sie ein um den anderen Tag nehmen oder nur 2-mal pro Woche.

Hitzewallungen verlaufen oft schubweise. Wenn in der Absetzphase plötzlich wieder stärkere Hitzewallungen einsetzen, können Sie die Dosis wieder heraufsetzen.

Sprechen Sie Ihr Vorgehen bei der jährlichen Kontrolle mit Ihrer Frauenärzt*in ab; sie kann Sie ganz individuell beraten.

Was empfehlen Leitlinien?
Im Text der DGGG-Leitlinie steht:
Frauen sollten vor Beginn der Behandlung darauf hingewiesen werden, dass nach dem Absetzen der Hormontherapie wieder Hitzewallungen auftreten können.

Wenn die Hitzewallungen nach dem Absetzen der Hormon wiederkommen – wieso habe ich dann die ganze Zeit die Hormone genommen?

Oft sind die Hitzewallungen beim Absetzen nicht so stark. Es dauert auch nicht so lange, bis sie wieder vergehen. Der Körper braucht Zeit, sich an die niedrigen Hormonspiegel zu gewöhnen.

Für das Absetzen der Hormonbehandlung gibt es zwei Möglichkeiten: sofortiges Absetzen oder allmähliches Ausschleichen. Nach allmählichem Ausschleichen treten die Symptome kurzfristig möglicherweise seltener wieder auf. Langfristig ist das Wiederauftreten von Beschwerden unabhängig davon, ob die Hormone langsam oder plötzlich abgesetzt werden.

Wovon ist es dann abhängig, wann man die Hormontherapie beenden kann oder sollte?

Zum Beispiel davon, ob die Wechseljahresbeschwerden vorbei sind oder nicht:
Wenn eine 52-jährige Frau nach einem halben Jahr die Hormone absetzt und die Wallungen kommen wieder, ist sie noch mittendrin.
Wenn eine Frau die Hormone mit 60 Jahren absetzt, sind die Wechseljahre in den meisten Fällen vorbei. Trotzdem kann der Körper auf plötzliches Absetzen mit Hitzewallungen reagieren. Das hält aber nicht sehr lange an und kann durch langsames Ausschleichen oft vermieden werden.
Es gibt aber auch Frauen, die setzen die Hormone sofort ganz ab und spüren keine einzige Hitzewallung mehr.

9.4 Hormone nach Unterleibsoperationen

Wenn nur die **Gebärmutter** bei Frauen vor den Wechseljahren operativ entfernt wurde, hat das eigentlich keinen Einfluss auf den Verlauf der Wechseljahre. Die Folge ist nur, dass Frauen dann nicht merken, wann die Blutungen aufhören. Die Wechseljahre können allerdings 1–2 Jahre eher eintreten als das ohne Operation der Fall gewesen wäre.

Falls die Frauen in den Wechseljahren starke Hitzewallungen bekommen und eine Hormontherapie machen wollen, brauchen sie nur Östrogene aufzunehmen. Gestagene sollen vor Gebärmutterschleimhautkrebs schützen. Das ist nach einer Gebärmutterentfernung ja nicht nötig.

Eine alleinige Östrogentherapie ist mit geringeren Risiken verbunden als eine Östrogen-Gestagen-Therapie (vgl. Kap. 10.1). Die Östrogene können geschluckt oder als Pflaster oder Gel auf die Haut aufgetragen werden. Die Behandlung soll so kurz und niedrig dosiert wie möglich erfolgen. Das richtet sich ganz nach den Beschwerden der Frauen.

Wenn Frauen vor den Wechseljahren **beide Eierstöcke** durch eine Operation verloren haben, verlaufen die Wechseljahre deutlich anders. Es kommt mit der Operation zu einem abrupten Hormonabfall. Der Körper reagiert darauf meistens mit heftigen Beschwerden, vor allem Hitzewallungen. Deswegen wird den Frauen meistens noch im Krankenhaus eine Hormontherapie vorgeschlagen. Damit können die Beschwerden verhindert oder aufgefangen werden. Außerdem wird damit einer Osteoporose vorgebeugt. Wenn die Gebärmutter noch vorhanden ist, müssen die Frauen zusätzlich zu den Östrogenen auch Gestagene nehmen, andernfalls nur Östrogene. Die Hormonbehandlung soll solange durchgeführt werden, bis die Frau in das übliche Menopausenalter kommt, also etwa bis 50 Jahre. Durch langsames Ausschleichen kann der Körper sich allmählich auf niedrige Östrogenspiegel einstellen (vgl. Kap. 9.3.3).

Manche Veränderungen durch die beidseitige Eierstockentfernung bilden sich auch unter einer Hormonbehandlung mit Östrogenen bzw. Östrogenen und Gestagenen nicht vollständig zurück. Wenn so gar keine Lust auf Sex wiederkommt, kann eine sehr niedrig dosierte Behandlung mit Testosteron in Betracht gezogen werden (vgl. Kap. 8.6.2). Es werden aber auch nach einer Entfernung beider Eierstöcke noch Androgene im Körper gebildet. Dafür sorgen die Nebennierenrinden. Sie bilden bis ins höhere Alter Hormonvorstufen, die selbst teils östrogene oder androgene Wirkung haben, teils in verschiedenen Geweben zu Testosteron oder Östradiol umgewandelt werden.

Ein Testosteronspiegel sagt wenig darüber aus, ob die sexuellen Probleme hormonell bedingt sind. Die Blutwerte sind bei Frauen ohnehin sehr niedrig, und sie schwanken auch von Frau zu Frau (vgl. Kap. 8.6.2). Wenn eine Testosteronbehandlung durchgeführt wird, sollen die Werte kontrolliert werden, damit sie nicht über den Durchschnittswerten für Frauen der betreffenden Altersgruppe liegen. Damit soll das Risiko für Vermännlichungserscheinungen klein gehalten werden.

Wenn bei Frauen nur **ein Eierstock** entfernt wurde, verändern sich die Zyklen meistens nicht. Der verbliebene Eierstock hat dann – mehr oder weniger – jedes Mal den Eisprung und die Hormonspiegel sind genauso hoch wie sie es mit zwei Eierstöcken waren. Die Wechseljahre treten dann zum üblichen Zeitpunkt, eventuell auch 1 oder 2 Jahre früher auf.

WHI-Studienarm mit Östrogen allein

Neben dem Studienarm (also einer Gruppe von Frauen mit einer bestimmten Therapie) der WHI, in dem 16.000 Frauen mit Östrogenen und Gestagenen behandelt wurden, wurde auch ein Studienarm durchgeführt mit etwa 10.000 Frauen nach Gebärmutterentfernung, die nur Östrogene bekamen. Viele waren bereits in ihren 30er Jahren operiert worden und hatten bis zum Studienbeginn keine Hormone eingenommen, auch nicht die Frauen, bei denen ein oder beide Eierstöcke entfernt worden waren.

Der „Östrogen-allein-Studienarm“ wurde im Jahre 2004 abgebrochen. Die Risiken waren insgesamt nicht so hoch wie bei der kombinierten Einnahme von Östrogenen und Gestagenen, aber das erhöhte Schlaganfallrisiko führte zum Abbruch dieses Studienarms. Die Risiken für Erkrankungen der Herzkranzgefäße und Brustkrebs hingegen waren in diesem Studienarm in der Hormon-Gruppe sogar niedriger als in der Placebo-Gruppe. Viele Expert*innen machen deswegen die Gestagene für diese Risiken verantwortlich, aber das ist nur ein Aspekt. Es gibt auch noch andere.

Beispielsweise ist der Aspekt zu beachten, dass viele Frauen dieser Gruppe durch die frühzeitige Eierstockentfernung ein deutlich niedrigeres Brustkrebsrisiko hatten als die Frauen, die etwa mit 50 Jahren in die Wechseljahre kamen. Es ist anzunehmen, dass die Vorgeschichte der Frauen in diesem Studienarm die Wirkung von später eingenommenen Hormonen modifiziert. Die Zahl und Ansprechbarkeit von Hormonrezeptoren verändern sich nämlich in Abhängigkeit von der Höhe der Hormonspiegel. Manche Östrogenrezeptoren verlieren ihre Ansprechbarkeit auf Östrogene, wenn die Östrogenspiegel über lange Zeit sehr niedrig waren. Da die Regulierung der Hormonrezeptoren sehr komplex ist, können heute noch keine allgemein gültigen Konsequenzen für die Behandlung daraus abgeleitet werden. Wichtig ist nur, dass die Ergebnisse aus dem Studienarm mit Östrogenen allein nur für Frauen gelten, die keine Gebärmutter mehr haben. Sie können nicht auf andere Frauen übertragen werden.

9.5 Hormontherapie bei vorzeitigen Wechseljahren

Wenn Frauen vor dem 40. Lebensjahr in die Wechseljahre kommen, spricht man von vorzeitigen Wechseljahren. Es gibt verschiedene Ursachen dafür, aber häufig findet man auch keine Ursache (vgl. Kap. 6.2).

Leider gibt es kaum Studien darüber, was die optimale Behandlung für Frauen mit vorzeitigen Wechseljahren ist. Die Lehrmeinung ist, dass Frauen mit vorzeitigen Wechseljahren eine Hormontherapie bekommen sollten, bis sie im üblichen Menopausen-Alter sind, also etwa bis 50 Jahre. Sie sollten eine Hormontherapie mit Östrogenen und Gestagenen bekommen. Wenn die Gebärmutter entfernt wurde, brauchen sie nur Östrogene. Die Hormonbehandlung soll einer frühzeitigen Osteoporose vorbeugen.

Im Allgemeinen sind vorzeitige Wechseljahre eine endgültige Diagnose. Das bedeutet, die Frauen können keine Kinder mehr bekommen. Für viele Frauen ist das eine sehr einschneidende Botschaft, besonders wenn die Frauen noch sehr jung sind und überhaupt nicht mit solch einer Diagnose gerechnet haben. Manchen Frauen hilft psychosomatische Unterstützung, das zu verarbeiten.

An vorzeitige Wechseljahre sollte man denken, wenn die Blutungen bei Frauen unter 40 Jahren unregelmäßig werden und aufhören, umso mehr, wenn außerdem noch Hitzewallungen auftreten. Ein Bluttest klärt die Diagnose: Wenn die Östrogenspiegel niedrig und die FSH-Spiegel hoch sind, spricht das für Wechseljahre. Der Test wird sicherheitshalber nach 4–6 Wochen wiederholt. Ist das FSH noch immer hoch, steht die Diagnose ziemlich fest.

Ich habe aber auch Patientinnen gehabt, bei denen die Werte schwankten. Erst sah es nach vorzeitigen Wechseljahren aus, aber dann kamen die Blutungen doch noch mal für eine Weile und die FSH-Werte waren wieder im Normbereich.

Deswegen gilt auch für Frauen mit vorzeitigen Wechseljahren, die nicht schwanger werden wollen, dass sie verhüten müssen, bis sie 2 Jahre lang keine Blutungen hatten. Für diese Zeit eignen sich besonders Hormonpräparate mit Östradiol und Gestagenen, welche auch als Verhütungsmittel zugelassen sind. Für Frauen, die eine Verhütung brauchen und keine Risiken für Herz-Gefäß-Krankheiten haben, kommt auch eine niedrig dosierte Pille infrage. Die Pille enthält statt Östradiol das stärkere Ethinylestradiol (vgl. Kap. 4). Ethinylöstradiolhaltige Hormonpräparate sind ungünstiger für den Blutdruck und haben ein höheres Thrombose-Embolie-Risiko als Hormontabletten mit Östradiol.

Ethinylöstradiol hinterlässt auch mehr Spuren in der Umwelt als Östradiol. Hormone und ihre Abbauprodukte werden über den Urin ausgeschieden und gelangen in die Kanalisation und von dort aus in die Gewässer und die Umwelt. Ethinylöstradiol und seine Abbauprodukte werden in der Natur erheblich langsamer abgebaut als Östradiol. Dieser Aspekt spricht für die Einnahme einer Verhütungspille mit Östradiol statt mit Ethinylöstradiol.

Wenn Frauen hohe Hintergrundrisiken haben, z. B. weil sie stark übergewichtig sind oder rauchen, sollten sie mit ihrer Frauenärzt*in abwägen, ob eine Hormonbehandlung für sie mehr Vor- oder Nachteile hat. Übergewichtige Frauen haben oft hohe körpereigene Östrogenspiegel, unter anderem, weil im Fettgewebe Hormonvorstufen in aktives Östradiol umgebaut werden. Dadurch haben sie ein geringeres Osteoporose-Risiko als sehr schlanke Frauen und können möglicherweise auf eine vorbeugende Hormonbehandlung verzichten.

Was empfehlen Leitlinien?
Frauen mit vorzeitigen Wechseljahren sollen wissen, dass eine Hormonbehandlung zumindest bis zum durchschnittlichen Menopausen-Alter, also etwa bis 50 Jahren, wichtig ist – es sei denn, es liegen Gründe vor, die eine Hormontherapie verbieten.

Wofür ist die Hormonbehandlung bei vorzeitigen Wechseljahren denn wichtig?

Hauptsächlich, um einer Osteoporose vorzubeugen.

Es ist nicht belegt, ob eine Hormontherapie mit Östradiol bzw. konjugierten Östrogenen und Gestagen besser ist als eine Hormontherapie mit einer Anti-Baby-Pille.

Und was heißt besser beim Vergleich einer Hormontherapie mit der Anti-Baby-Pille?

Verglichen werden östradiolhaltige Hormonpräparate mit Ethinylöstradiolhaltigen. Die meisten Anti-Baby-Pillen enthalten Ethinylöstradiol. Es gibt aber auch zwei Anti-Baby-Pillen, die Östradiol enthalten. Die Hormonpräparate gegen Wechseljahresbeschwerden enthalten hingegen alle Östradiol.
Es gibt keine Studien, die vergleichen, ob Präparate mit Östradiol besser sind als Präparate mit Ethinylöstradiol im Hinblick auf die Vorbeugung von Osteoporose und Herz-Gefäß-Krankheiten. Ärzt*innen müssen sich also auf ihre Erfahrung stützen. Die meisten Ärzt*innen gehen davon aus, dass beide Methoden gleich gut vor Osteoporose schützen, aber dass Östradiol sich günstiger auf das Risiko von Herz-Gefäß-Krankheiten auswirkt als Ethinylöstradiol.
Ihre Ärzt*in wird Sie individuell beraten.

9.6 Hormonbehandlung der Scheide

In Kap. 8.6.1 in Teil 2 dieses Buchs wurde bereits auf die Auswirkungen des Älterwerdens und der niedrigen Hormonspiegel auf die Scheide eingegangen.

Eine aktuelle Studie (RCT) mit 302 Frauen zwischen 55 und 64 Jahren, die sexuell aktiv waren und Beschwerden im Genitalbereich hatten (Jucken, Schmerzen, Reizungen, Trockenheit), wurde 2018 in der renommierten Fachzeitschrift JAMA veröffentlicht [40]. Die Behandlung mit einer Scheidentablette, die 10 µg Estradiol enthielt, wurde mit einer Placebo-Scheidentablette verglichen. Außerdem wurde ein Spezial-Gleitmittel auf Glyzerinbasis einem einfachen Placebo-Gel gegenübergestellt. Die Frauen wurden in drei Gruppen eingeteilt. Eine Gruppe bekam die Scheidentablette mit Östradiol und das Placebo-Scheiden-Gel. Eine zweite Gruppe bekam eine Placebo-Scheidentablette und das Spezial-Gleitmittel. Eine dritte Gruppe Frauen bekam eine Placebo-Scheidentablette und Placebo-Scheiden-Gel. Die Beschwerden besserten sich durch eine dreimonatige Behandlung bei allen Frauen gleichermaßen, egal welche Behandlung sie bekommen hatten. Der Hormongrad der Scheide veränderte sich nur bei den Frauen der Gruppe, die die Hormontabletten bekommen hatten. Die Beschwerden waren aber nicht von dem Hormongrad abhängig.

Die Autor*innen schließen aus diesen Ergebnissen, dass die beste Behandlungsweise für Frauen mit Beschwerden im Genitalbereich noch nicht ausreichend geklärt ist. Bisher waren sich die Fachleute einig, dass eine Scheidenbehandlung mit Hormonen am wirksamsten ist. Diese Studie stellt die Lehrmeinung jedoch infrage. Sie plädiert dafür, dass Frauen die verschiedenen Methoden selbst ausprobieren, um festzustellen, was ihnen am besten hilft.

Die DGGG-Leitlinie hat aufgrund dieser Studienergebnisse ihre Empfehlung geändert. Zuvor hatte sie sich an der Empfehlung der NICE-Leitlinie orientiert. Dort hieß es, dass allen Frauen eine Scheidenbehandlung mit Hormonen angeboten werden sollte. Die folgende Leitlinien-Empfehlung kennen Sie vielleicht schon aus Teil 2, wo verschiedene Gleitmittel beschrieben werden. Ich wiederhole sie noch einmal, weil ich sie wichtig finde.

Was empfehlen Leitlinien?
Frauen mit Beschwerden durch trockene Scheide soll die Anwendung von Befeuchtungs- und Gleitmitteln allein oder zusammen mit einer Hormoncreme bzw. -zäpfchen für die Scheide angeboten werden. Die Therapie kann so lange wie erforderlich angewendet werden.

Frau Doktor, seit mein Mann gestorben ist, hatte ich nichts mehr mit Männern. Jetzt habe ich jemanden kennengelernt. Der Geschlechtsverkehr tut aber weh, trotz Gleitmittel, und es hat sogar etwas geblutet. Kann man da was machen?

Auf jeden Fall! Die Scheide kann mit einer leichten Hormoncreme aufgebaut werden. Nach 14 Tagen werden Sie den Unterschied merken.

Über Veränderungen der Scheide und die verschiedenen Formen der Behandlung mit Gleitmitteln können Sie in Teil 2 des Buchs in Kap. 8.6.1 nachlesen.

Hier erfahren Sie alles über die Scheidenbehandlung mit Hormonen. In Europa ist es üblich, für die Hormonbehandlung der Scheide das sehr schwache Östrogen Estriol zu verwenden. Die Scheide ist nämlich für Östrogene noch durchlässiger als die äußere Haut. Tabletten, Zäpfchen oder Gel mit Östradiol gelangen über die Scheidenhaut fast vollständig in den Blutkreislauf. Sie führen zu ebenso hohen wie oder gar höheren Östrogenspiegeln als die Behandlung mit Pflaster oder Gel. Das könnte zur Folge haben, dass die Gebärmutterschleimhaut sich verdickt. Damit ist ein erhöhtes Risiko für Gebärmutterschleimhautkrebs verbunden.

Erst kürzlich hat die EMA (European Medicine Agency) eine Warnung vor einer Scheidenbehandlung mit hochdosiertem Östradiol herausgeben. Die Anwendung soll nur einmalig und über maximal 4 Wochen durchgeführt werden. [85]

So hohe Hormonkonzentrationen sind für die Behandlung der Scheide nicht notwendig. Denn man muss berücksichtigen, dass sich die Veränderungen der Scheide im Laufe der Zeit meistens nicht zurückbilden. Frauen mit Scheidentrockenheit, die sexuell aktiv bleiben wollen, müssen häufig über viele Jahre Gleitmittel oder Hormoncreme nehmen, damit sie beim Sex keine Schmerzen haben. Eine Scheidenbehandlung mit Östrogenen ist medizinisch nur vertretbar mit sehr schwach wirkenden Östrogenen, die in einer so geringen Dosis aufgenommen werden, dass der Östrogenspiegel im Blut kaum messbar erhöht ist.

Estriol wirkt etwa 10-mal schwächer als Estradiol. Auf dem Markt gibt es Scheidenzäpfchen, -gel und -creme. Sie enthalten unterschiedlich viel Estriol:

- 0,5 mg oder 1 mg pro Gramm Creme oder Gel,
- 0,5 mg pro Scheidenzäpfchen oder Ovulum,
- 0,03 mg in niedrig dosierten Ovula bzw. Scheidentablette.

Zu Beginn der Behandlung sollen Frauen 1–2 Wochen lang jeden Abend vor dem Schlafengehen 0,5 mg Estriol in die Scheide einführen. Dafür gibt es Einführstäbe, aber viele Frauen können sie genauso gut mit dem Finger in die Scheide bringen. Danach können sie die Dosis nach und nach verringern. Erst jeden zweiten Abend, dann 2- bis 3-mal die Woche, dann vielleicht nur einmal pro Woche – bis sie herausgefunden haben, wie viel sie nehmen müssen um sich wohl zu fühlen. Für viele Frauen genügt es auch, gelegentlich etwas Östriol-Creme in die Haut am Scheidenausgang einzumassieren, ohne die Creme tief in die Scheide einzuführen. Frauen, die Ovula bevorzugen, können auf die niedrig dosierten Ovula mit 0,03 mg Estriol umsteigen und diese 2- bis 3-mal in der Woche einführen. Unter derart niedrigen Dosierungen müssen sie nicht befürchten, dass die Gebärmutterschleimhaut sich aufbaut. Die NICE-Leitlinie empfiehlt, dass es nicht nötig ist, die Gebärmutterschleimhautdicke mit Ultraschall zu kontrollieren.

Was empfehlen Leitlinien?

Unter örtlicher Scheidenbehandlung mit Östrogenen soll nicht routinemäßig eine Ultraschalluntersuchung durchgeführt werden, um die Dicke der Gebärmutterschleimhaut zu messen.

Sollte nicht ohnehin jedes Jahr eine Ultraschalluntersuchung gemacht werden zur Vorsorge?

Nein. Von Vorsorge kann da nicht die Rede sein, höchstens von Früherkennung. Als Vorsorge werden Maßnahmen bezeichnet, die eine Krankheit verhindern sollen. Früherkennung hingegen bedeutet, dass sich durch eine Untersuchung ein Tumor in einem sehr frühen Stadium erkennen lässt. Das bedeutet für manche Tumoren eine bessere Heilungschance.
Aber keine Leitlinie empfiehlt die routinemäßige Ultraschallkontrolle, weil Studien gezeigt haben, dass sich dadurch das Risiko, an Unterleibskrebs zu sterben, nicht verringern lässt.

Frauen sollten allerdings auch wissen, dass es sehr wenige Untersuchungen über die Risiken der Scheidenbehandlung mit Hormonen gibt. Die oben genannten Mengen sind aber in Klinik und Praxis jahrzehntelang erprobt, und fast alle Fachleute sind sich einig, dass sie sicher sind.

Scheidenbehandlungen mit Estradiol sind allerdings mit einem höheren Risiko verbunden als mit Östriol. Mit einer Creme, die pro Gramm 0,1 mg Estradiol enthält, lassen sich bei täglicher Anwendung beträchtliche Blutspiegel erreichen. Wenn es außergewöhnliche Gründe gibt, die Creme mit Estradiol statt Estriol zu benutzen, sollten Sie diese sehr sparsam und maximal 4 Wochen lang anwenden.

Es gibt auch einen Scheidenring, der 3 Monate lang in der Scheide liegen bleiben kann und täglich 7,5 µg Estradiol abgibt. Das ist eine niedrige Dosis. Die Östradiolspiegel im Blut sollen dabei konstant unter 30 pmol/l liegen. Der Ring kann beim Sex in der Scheide liegen bleiben. Er soll angeblich weder die Frau noch deren Partner*in stören. Er könnte für die Frauen eine Möglichkeit sein, die Probleme mit einer regelmäßigen Scheidenbehandlung haben.

Östrogencreme oder -Gel dürfen bei heterosexuellem Sex nicht als Gleitmittel benutzt werden. Denn die Hormone können auch über die Haut des Penis aufgenommen werden. Dadurch könnten bei Männern unerwünschte Wirkungen auftreten, wie z. B. Wachstum der Brüste.

Wenn die Scheidenhaut sehr empfindlich ist, kann es beim Einführen einiger Präparate in die Scheide zu Brennen und Schmerzen kommen. Diese Missempfindungen treten nicht mehr auf, wenn die Behandlung gewirkt hat und die Scheide ihre Empfindlichkeit verloren hat. Bis dahin sollten Sie darauf achten, Präparate zu verwenden, die möglichst wenig Alkohol enthalten, also besser Creme oder Ovula statt Scheidenzäpfchen (Suppositorien).

9.7 Hormone zur Vorbeugung von Alterskrankheiten

In den 1980er und 1990er Jahren sahen viele Expert*innen Hormone als eine Möglichkeit, Alterskrankheiten vorzubeugen und das Leben zu verlängern. Beobachtungsstudien hatten zu diesen Vorstellungen geführt. Allen Frauen wurde geraten, in den Wechseljahren mit einer „Hormonersatztherapie" zu beginnen – ob sie Beschwerden hatten oder nicht. Damit die angenommenen positiven Auswirkungen, z. B. auf die Knochendichte, sich nicht wieder verlieren, sollten die Hormone bis ins hohe Alter eingenommen werden.

2002 zeigte die WHI-Studie (vgl. „Zum Verständnis: WHI-Studie", Kap. 9.2.5), dass die angenommenen Vorteile nicht eingetreten waren, sondern im Gegenteil unter der Hormontherapie mehr Frauen Brustkrebs, Schlaganfälle und andere Krankheiten bekommen hatten. Die Studie wurde abgebrochen und die Ideen von Hormonen zur Vorbeugung von Alterskrankheiten mussten aufgegeben werden.

Bis heute sprechen sich alle Leitlinien dafür aus, dass Hormone nicht zur Vorbeugung von Alterskrankheiten geeignet sind. Ausgenommen sind Frauen mit Osteoporose, die andere Osteoporose-Medikamente nicht vertragen oder bei denen diese nicht (mehr) wirksam sind (vgl. Kap. 10.1.8). Sie können eine Zeit lang mit Östrogenen behandelt werden, um das Risiko für weitere Knochenbrüche zu senken. Das gilt aber natürlich nur, wenn sie keine Risiken haben, die gegen eine Hormontherapie sprechen.

9.8 Hormone und Anti-Aging

Bereits in 1960er Jahren pries der US-amerikanische Arzt Robert A. Wilson in seinem Buch „Feminine forever" Östrogene als Jungbrunnen für Frauen. Bis heute gab und gibt es immer wieder einige Ärzt*innen, die der Hormon-Euphorie verfallen sind und diese in „Anti-Aging"-Angeboten ausleben. Die meisten Menschen sind daran interessiert, sich jung und fit zu halten, Frauen und Männer ebenso wie ihre Ärzt*innen. Welche Methode auch immer empfohlen wird, um das Ziel zu erreichen, Vorrang hat die Regel: Nihil nocere, d. h. „Keinen Schaden zufügen".

Das beste Anti-Aging erreichen Sie über Ihren Lebensstil: Gesunde Ernährung, Sport und Bewegung, genügend Schlaf und psychische Ausgeglichenheit bieten dem Körper optimale Bedingungen zur Regeneration. Im Körper sind alle Möglichkeiten vorhanden, freie Radikale abzubauen (freie Radikale sind Moleküle, die bei Stoffwechselprozessen entstehen. Sie können Zellen schädigen und sind wesentlich am Alterungsprozess beteiligt). Durch eine vitaminreiche Ernährung können wir den Körper dabei unterstützen.

Um beurteilen zu können, ob Medikamente oder Behandlungsmethoden auch schaden können, müssen Studien vorliegen, die die Vor- und Nachteile untersucht haben. Dabei reicht eine Studiendauer von beispielsweise 6 Monaten nicht aus, um etwas über Langzeitfolgen zu erfahren. Das Erfahrungswissen von Ärzt*innen ist sehr wertvoll, um die beste Behandlung für die individuelle Patient*in zu finden. Aber ungeachtet ihrer Erfahrungen müssen Ärzt*innen aktuelle Studienergebnisse kennen und berücksichtigen, zumindest aber die S3-Leitlinien. Wenn sie diese bewusst ignorieren und ihre eigenen Rezepturen, ungeprüft und nicht zugelassen, für die bessere Medizin halten, dann ist das Selbstüberschätzung.

Hier gehe ich nur auf einige sogenannte Anti-Aging-Methoden ein, die im Zusammenhang mit Wechseljahren und Hormonen angeboten werden.

9.8.1 Hormone aus Yams-Wurzel-Extrakten

Yams-Wurzeln werden oft als pflanzliche Alternativen zu „chemischen" Hormonen angeboten. Tatsächlich enthalten Yamswurzeln eine Substanz, die als Hormonvorstufe gilt, das Diosgenin. Das Diosgenin aus Yams-Wurzeln ist heute die Basis vieler pharmazeutischer Hormonprodukte, z. B. von Progesteron und Gestagenen. Da alle Geschlechtshormone eine ähnliche Grundstruktur haben, lassen sich daraus auch Östrogene und Androgene herstellen. Egal woraus und wie die Substanz hergestellt wird – wenn sie dieselbe chemische Struktur hat wie die körpereigenen Östrogene und Progesteron, dann wirkt sie auch so.

Bewahren Sie sich eine gesunde Skepsis gegenüber Versprechungen der Anti-Aging-Medizin. Einige Werbestrategien sollten Sie wachsam machen, z. B.:

- Manche Werbung zielt darauf ab, Sie glauben zu machen, dass Pflanzenstoffe sanfter und natürlicher wirken als chemische Stoffe. Das kann schon deswegen nicht stimmen, weil es in der Natur jede Menge tödlicher Gifte gibt (Tollkirsche, Schierling usw.). Bei Digitalis, dem Purpurnen Fingerhut, sehen wir, dass die Dosis entscheidet, ob ein Stoff heilt oder tötet: Eine kleine Menge kann das Herz stärken, eine große Menge kann den Menschen umbringen.
- Andere Werbestrategien arbeiten mit der Unterstellung, dass Stoffe, die im Körper selbst hergestellt werden, eine positive Wirkung entfalten, während

alles „körperfremde" schädlich ist. Diese Argumentation wird oft auf „naturidentisches" Östradiol oder Progesteron angewandt. So banal ist die Realität nicht. Wenn Sie sich jung halten wollen, können Sie mit Östrogen und Progesteron zwar erreichen, dass Sie bis an Ihr Lebensende Menstruationsblutungen haben. Ob Sie das unter „jung bleiben" verstehen, ist eine andere Frage. Wenn Sie jenseits der Menopause 10 Jahre oder mehr dieselben hohen Östrogen- und Progesteronspiegel haben wie in der Zeit der Geschlechtsreife, dann überwiegen die schädlichen Auswirkungen auf Ihren Körper. Was wir darüber im Einzelnen wissen, können Sie in Kap. 10.1 nachlesen.

- Besonders wachsam sollen Sie sein, wenn Sie von einer Hormontherapie überzeugt werden sollen mit dem Argument: „Wenn Sie das ‚Zeitfenster' jetzt nicht nutzen, werden Sie hinterher nicht mehr von den günstigen Hormonwirkungen profitieren können." Es ist dieselbe Angstmache wie in den 1990er Jahren. Damals wurde das Osteoporose-Risiko gerne als Argument verwendet. Fakt ist: Nicht weil Sie „jung" sind, sollten Sie eine Hormontherapie machen, sondern nur falls Sie unter heftigen Hitzewallungen leiden. Das Problem, das wir auch in den 1990er Jahren beobachten konnten, sind die positiven Hormonzuschreibungen. Ich erinnere mich an viele Patientinnen, die jahre- oder jahrzehntelang Hormone eingenommen hatten. Sie waren felsenfest davon überzeugt, dass sie sich nur so wohl fühlten, weil sie Hormone nahmen. Egal ob die körperliche Fitness, die gute Stimmung, die schöne Frisur und der Sex – sie glaubten, dass sie all das den Hormonen verdanken. Sie können sich vorstellen, dass diese Frauen auch nach den Ergebnissen der WHI nicht bereit waren, die Hormone abzusetzen. Was wäre denn dann von ihnen übrig geblieben? Dass es ihren Freundinnen auch ohne Hormone ebenso gut ging, nahmen sie gar nicht zur Kenntnis. Diese Form der psychischen Abhängigkeit wird durch die Anti-Aging-Medizin häufig gefördert. Sie schadet dem Selbstwertgefühl von Frauen, und sie schadet ihnen körperlich, weil eine langfristige Hormontherapie mit Risiken behaftet ist.

Viele Frauenärzt*innen sind der Meinung, dass die ungünstigen Ergebnisse mit den Hormonzubereitungen, die in der WHI-Studie angewendet wurden, zu tun haben und nicht mit den Hormonen an sich. Die konjugierten Östrogene und das Medroxyprogesteronacetat, die in der WHI-Studie beforscht wurden, mögen tatsächlich eine besonders starke Hormonwirkung haben. Unserem heutigen Wissensstand zufolge haben Östradiolpflaster und Progesteronkapseln vermutlich geringere Risiken, und zwar umso geringer, je niedriger die Dosis ist. Aber bei gleichen Blutspiegeln bleibt das Risiko im Prinzip gleich – außer dass Pflaster einige Vorteile gegenüber Tabletten haben (vgl. Kap. 10.2). Progesteron mag auch einige Vorteile gegenüber anderen starken Gestagenen haben, es hat dafür aber auch den Nachteil, die Gebärmutterschleimhaut nicht so sicher vor Krebs schützen zu können.

Vor allem aber helfen Spekulationen nicht weiter. Solange wir keine zuverlässigen Daten über weniger risikoreiche Hormonbehandlungen haben, müssen wir uns an den vorhandenen Studien orientieren.

Eine Hormonwirkung ohne die damit verbundenen Risiken gibt es nicht.

Das zeigen auch Frauenkörper selbst:

- Beispiel 1: Das Brustkrebsrisiko ist umso höher, je länger Frauen im Laufe ihres Lebens hohen Östrogenspiegeln ausgesetzt sind – egal ob es sich um körpereigene oder als Medikament aufgenommene Östrogene handelt.
- Beispiel 2: Das Risiko für Thrombose und Embolie ist während einer Schwangerschaft, während der Frauen hohe körpereigene Östrogen- und Progesteronspiegel haben, erhöht.

Wenn Ärzt*innen Ihnen zusichern, sie können Ihnen Hormone geben, die keine Risiken haben, dann ignorieren die Ärzt*innen die aktuellen Erkenntnisse über Hormone. Alle Substanzen und Methoden, deren Nutzen und Schaden nicht durch seriöse Studien untersucht worden sind, sind Versuche am Menschen. Vergessen Sie bei allem Experimentieren nicht, dass langfristige Behandlungen, die die Hormonspiegel im Blut anheben, mehr schaden als nutzen – egal, ob die Hormone geschluckt oder über die Haut aufgenommen werden.

Eine Progesteronbehandlung wird auch gegen Schlafstörungen empfohlen. In einer Studie (RCT) hatten Frauen, die Progesteron intranasal (in die Nase) bekamen, eine bessere Schlafqualität als die Frauen, die Placebo bekamen [56]. Das EEG (Elektroenzephalogramm = Aufzeichnen der elektrischen Gehirnströme) sieht dabei anders aus als bei Einnahme von Schlaftabletten. Die Anwendung von Progesteron als schlafförderndes Medikament befindet sich aber noch im Experimentierstadium. Progesteron ist nicht als schlafförderndes Medikament zugelassen.

In experimentellen Studien beschreiben Forscher viele verschiedene Hormonrezeptoren im Gehirn und untersuchen deren Bedeutung im Verlauf eines Zyklus, im Verlauf von Lebensphasen und deren Auswirkung auf die allgemeine Gesundheit. Viele Ärzt*innen hatten gehofft, mit einer sogenannten Hormonersatztherapie die Gehirnfunktionen im Alter günstig beeinflussen zu können. Das Gegenteil ist der Fall: Wenn Frauen über 65 Jahre Hormone einnehmen, haben sie ein erhöhtes Risiko, eine Demenz zu bekommen.

Für die Phytoöstrogene gelten andere Regeln. Sie haben andere chemische Formeln, und sie wirken über andere Rezeptoren als Östradiol. Sie können sowohl östrogenartige als auch östrogenhemmende Wirkung entfalten. Die genauen Effekte der Phytoöstrogene sind noch nicht genügend erforscht. Deswegen gilt auch die Empfehlung in Teil 2 dieses Buchs, keine höheren als die geprüften Dosierungen zu verwenden.

9.8.2 Wachstumshormone

Wachstumshormone (GH = Growth Hormone oder STH = Somatotropes Hormon) werden von einigen Sportler*innen als eine Art Doping angewendet, um mehr Muskeln auf- und Fettgewebe abzubauen. Im Anti-Aging sollen Wachstumshormone zu einer athletischen Figur beitragen.

Die Behandlung mit Wachstumshormonen ist ein erheblicher Eingriff in den Stoffwechsel des Körpers. Wachstumshormone können die Entwicklung einer Zuckerkrankheit fördern. Nebenwirkungen und mögliche Risiken sind nicht ausreichend untersucht. Wachstumshormone sollten also nur eingesetzt werden bei Krankheiten, die dadurch geheilt oder verbessert werden können. Es ist besonders wichtig, bei Nahrungsergänzungsmitteln oder Fitnessprodukten darauf zu achten, dass keine Wachstumshormone untergemischt wurden (www.gutepillen-schlechtepillen.de/heft-archiv/gepanschtes).

9.8.3 Dehydroandrostendion

DHEA (Dehydryandrostendion) ist ein Baustein für die Bildung von Geschlechtshormonen, der in den Nebennierenrinden produziert wird. Der Baustein hat selbst bereits eine hormonartige, nämlich eine leichte androgenartige Wirkung.

Die Anti-Aging-Medizin hat DHEA seit einigen Jahren für sich entdeckt. Denn mit dem Älterwerden, speziell jenseits von 65 Jahren, sind auch die Nebennierenrinden nicht mehr so aktiv wie in jungen Jahren. DHEA soll alte Menschen wieder fit machen, verspricht die Anti-Aging-Medizin.

In einem Cochrane Review von 2015 wurde der Effekt von 10–1600 mg DHEA/Tag auf die Lebensqualität peri- und postmenopausaler Frauen untersucht [53]: Es gab keinen Unterschied in der Lebensqualität zwischen der DHEA- und der Placebo-Gruppe. Die Frauen aus der DHEA-Gruppe hatten häufiger androgenbedingte Nebenwirkungen, insbesondere Akne, aber auch verstärkte Körper- und Gesichtsbehaarung. Die Auswirkungen von DHEA auf das Sexualleben wurden mit Fragenbogen erfasst. DHEA hatte im Vergleich zu Placebo günstige Auswirkungen auf das Sexualleben. Hitzewallungen wurden nur von zwei Studien gemessen. Sie wurden durch DHEA nicht signifikant beeinflusst.

Unerwünschte Begleiterscheinungen traten häufiger in der DHEA-Gruppe auf. Neben Akne und verstärkter Behaarung wurde über Hautausschlag, Kribbeln und Taubheit der Arme, Depressivität, Wadenkrämpfe, verstärkte nächtliche Träume und Schwindel berichtet.

Wirkung und Nebenwirkungen von DHEA unterschieden sich nicht in Abhängigkeit von der Darreichungsform. DHEA gibt es als Tablette, Pflaster und Vaginal-Gel. Über die Risiken einer Langzeitbehandlung mit DHEA gibt es keine Studien. In manchen Ländern, z. B. in den USA, gibt es DHEA rezeptfrei zu kaufen. In Deutschland ist DHEA rezeptpflichtig.

Zusammenfassung: DHEA ist ein Hormon mit schwacher Androgenwirkung. Es verbessert nicht die allgemeine Lebensqualität, kann aber das Sexualleben positiv beeinflussen. Sie sollten es nicht ohne ärztliche Verordnung im Ausland oder übers Internet kaufen, da die frei verkäuflichen Mittel gepanscht sein könnten (www.gutepillen-schlechtepillen.de/heft-archiv/gepanschtes).

Wenn Sie denken, DHEA könnte für Ihr Sexualleben hilfreich sein, suchen Sie am besten zunächst das Gespräch mit Ihrer psychosomatisch ausgebildeten Frauenärzt*in oder mit einer Sexualtherapeut*in (vgl. Teil 2, Kap. 8.6.2).

10 Risikozahlen verstehen und einschätzen

Es gibt heute Regeln für Patient*inneninformationen. Patient*innen sollen medizinische Sachverhalte gut verstehen, selbst wenn diese sehr komplex sind. Dazu gehören auch Risikozahlen. Sie müssen so dargelegt werden, dass Patient*innen sich ein Bild davon machen können und einschätzen können, was sie für sie bedeuten. Die Empfehlung können sie nachlesen unter https://www.ebm-netzwerk.de/pdf/publikationen/gpgi2.pdf sowie in der Leitlinie zu evidenzbasierten Gesundheitsinformationen (https://www.ebm-netzwerk.de/was-wir-tun/fachbereiche/patienteninformation/ll-gesundheitsinfo). Am Beispiel Hormontherapie kann man gut nachverfolgen, wie unterschiedlich zu dem Thema berichtet wird. Derselbe Sachverhalt wird einmal dramatisiert und ein anderes Mal vollständig bagatellisiert – je nach Interessenslage der Autor*innen.

Deswegen ist eine grundsätzliche Anforderung an Gesundheitsinformationen, dass die Interessenslage transparent gemacht wird. Die Leser*innen sollen wissen, ob und von wem die Publikation gesponsert ist und was die persönlichen Interessen der Autor*in bzw. der herausgebenden Institution sind (vgl. „Wie es zu diesem Buch kam" zu Beginn dieses Buchs).

Gesundheitsinformationen sollen mehrere Darstellungsarten zeigen, vor allem auch bildliche. Um die Risiken von Hormonen darzustellen, eignen sich Diagramme oder Piktogramme, die die Vor- und Nachteile bildlich darstellen. Suchen Sie sich aus, welche Darstellungsart Sie am besten verstehen: Eine Tabelle mit Zahlen, ein Diagramm oder erläuternde Texte.

Mir ist wichtig, dass Sie als Leser*in nicht mit Risiken und Zahlen konfrontiert werden, mit denen Sie nichts anfangen können. Wenn die statistischen Zahlen Ihnen zu kompliziert vorkommen, überspringen Sie sie einfach. Sie können später immer wieder nachschlagen, wenn Sie eine Erklärung benötigen.

Signifikanz

Sie lesen in diesem Buch häufig, dass ein Ergebnis signifikant ist oder auch nicht. Wenn Sie nicht gerade Statistiker*in sind, werden Sie kaum wissen, was genau damit gemeint ist.

Signifikanz ist ein statistischer Fachbegriff, der angibt, mit welcher Wahrscheinlichkeit ein Unterschied zwischen zwei Studiengruppen durch das untersuchte Medikament bedingt ist oder rein zufällig ist. Wenn die Wahrscheinlichkeit 95% oder höher ist, gilt ein Ergebnis als signifikant. Logischerweise ist dann die Irrtumswahrscheinlichkeit 5% oder weniger. Ein solches Ergebnis betrachten Wissenschaftler*innen als Beweis für z.B. die bessere Wirkung eines Medikaments gegenüber einem anderen.

Wenn Sie Studien lesen oder wenn daraus zitiert wird, wird auf verschiedene Art und Weise angegeben, ob Ergebnisse signifikant sind. Meistens wird das 95% Vertrauensintervall (confidence intervall = CI), welches in Klammern hinter dem Ergebniswert steht, angegeben.

- **Beispiel 1:** 9 (CI = 2–19)
- **Beispiel 2:** + 1 (CI = –10 bis + 14)

Je schmaler das Vertrauensintervall ist, umso einheitlicher sind die Ergebnisse der verschiedenen Studien, die da zusammengefasst wurden. Wenn das Vertrauensintervall 0 einschließt, ist das Ergebnis nicht signifikant:

- Im Beispiel 1 geht das Vertrauensintervall von 2–19. Es schließt die Null nicht ein. Das Ergebnis ist daher signifikant.
- Im Beispiel 2 geht das Vertrauensintervall von –10 bis + 14. Es schließt die 0 ein und ist damit nicht signifikant.

Gesundheitsinformationen sollen absolute Zahlen verwenden, nicht nur Relativzahlen. Denn eine Relativzahl allein, z.B. 50%, sagt nicht viel aus und kann für Manipulationen verwendet werden. Es können sich 2 oder 20.000 Personen dahinter verbergen. Relativzahlen haben aber ihre Berechtigung, weil sie Studienergebnisse vergleichbar machen. Auf diese Weise können die Ergebnisse vieler kleiner Studien zusammen ausgewertet werden.

Wenn Sie beispielsweise lesen, dass unter einer Hormontherapie 9 von je 10.000 Frauen pro Jahr zusätzlich Brustkrebs bekommen, dann ist das eine absolute Zahl. Wenn dort steht, das Risiko ist 1,27-fach erhöht, handelt es sich um eine Relativzahl. Denn Sie können der Zahl nicht entnehmen, wie viele Frauen das genau sind.

Die Bezugsgröße von Relativzahlen ist 1. Alles, was größer ist als 1, bedeutet eine Zunahme, und alles was kleiner ist als 1, bedeutet eine Abnahme des Werts. Statt 1 kann man auch sagen: 100 %. Statt 1,27 fach könnte man auch sagen, das Risiko ist um 27 % erhöht. Oder man sagt: Das Relative Risiko (RR) beträgt 1,27.

Auch hinter den Relativzahlen wird die Schwankungsbreite, das Vertrauensintervall (CI = Confidence intervall) angegeben.

- **Beispiel 1:** 1,27 (CI = 1,03–1,56)
- **Beispiel 2**: 0,79 (CI = 0,61–1,01)

Auch hier gilt: Je schmaler das Vertrauensintervall ist, umso einheitlicher sind die Ergebnisse der verschiedenen Studien, die zusammengefasst wurden. Bei relativen Risikoangaben ist das Ergebnis signifikant, wenn das Vertrauensintervall die 1 nicht einschließt. Das bedeutet:

- Im Beispiel 1 geht das Vertrauensintervall von 1,03–1,56. Es ist signifikant, weil es die 1 nicht einschließt.
- Im Beispiel 2 schwankt es zwischen 0,61 und 1,01. Es ist nicht signifikant, weil es die 1 einschließt.

Sie werden im weiteren Text feststellen, dass ich an manchen Stellen auch Ergebnisse genau genannt habe, die nicht signifikant sind. Auch diese Ergebnisse sind wichtig. Sie zeigen, dass eine Fragestellung untersucht wurde. Wenn die Studie genügend Teilnehmer*innen hatte, um rein statistisch einen Zusammenhang beweisen zu können (Wissenschaftler*innen sagen: wenn die Studie genügend gepowert ist), spricht ein nicht signifikantes Ergebnis gegen einen Zusammenhang zwischen Medikamenteneinnahme und der gesuchten Krankheit. Wenn die Studie nicht genügend gepowert ist, bleibt unklar, ob ein Zusammenhang besteht oder ob das Ergebnis purer Zufall ist.

Ich habe zunächst zu jeder Krankheit einen erläuternden Text geschrieben, um ein Grundverständnis für das Problem zu vermitteln, oft mit Hinweisen zum Weiterlesen.

Das „Ausgangsrisiko" ist für Sie wichtig, um sich selbst einordnen zu können. Mit „Ausgangsrisiko" ist das durchschnittliche Risiko der Allgemeinbevölkerung bzw. der Frauen in dem entsprechenden Alter gemeint. Wenn Sie zu einer Hochrisikogruppe gehören, sollten Sie zusätzliche Erhöhungen Ihrer Risiken eher vermeiden. Wenn keine oder nur unbedeutende Risikofaktoren auf Sie zutreffen, können Sie sich leichter für eine Hormontherapie entscheiden.

Unter der Überschrift „Einfluss einer Hormontherapie" wird der aktuelle Stand des Wissens zum Einfluss einer Hormontherapie auf dieses Risiko dargelegt und anschließend „In Zahlen“ ausgedrückt. Die Zahlen werden am Ende des Kapitels „Zusammenfassende Beurteilung von Nutzen und Risiken“ in Tabellen zusammengefasst.

Für die bildliche Anschauung werden Diagramme hinzugefügt. Dafür verwende ich nur die Zahlen für eine kombinierte Östrogen-Gestagen-Therapie, weil sie die Mehrzahl der Frauen betrifft.

Zum Schluss zitiere ich Aussagen und Empfehlungen aus Leitlinien.

Wenn Sie feststellen, dass Ihnen so viel Beschäftigung mit Risiken eher Angst macht als Ihnen eine Entscheidung zu ermöglichen, überschlagen Sie das ganze Kapitel und lesen nur Kap. 9.1: „Das sollten Sie vor einer Behandlung wissen“. Möglicherweise möchten Sie zu einem späteren Zeitpunkt, wenn Sie bereits mit einer Hormontherapie begonnen haben und es Ihnen besser geht, mehr über Risiken erfahren.

10.1 Nutzen und Risiken einer Hormontherapie

10.1.1 Thrombose und Embolie

Die Krankheit

Thrombosen sind Blutgerinnsel, die sich in Gefäßen festsetzen und zu einer Stauung in den Venen führen können. Bei einer tiefen Beinvenenthrombose schwillt dann das betroffene Bein unterhalb der Stauung an. Die Patient*innen spüren einen Druck und Schmerzen. Die Behandlung hängt davon ab, wo die Thrombose sitzt, wie groß der Thrombus und das betroffene Blutgefäß sind und wie lange das Blutgerinnsel schon besteht. Manchmal kann man den Thrombus mit Medikamenten auflösen. Oft verkleinert er sich von alleine. Das Blut findet andere Venen, über die es zurück zum Herzen fließen kann. Immer werden Medikamente zur Blutverdünnung gegeben, damit sich keine weiteren Thrombosen bilden.

Gefährlich wird es, wenn ein Thrombus sich löst und über das Herz in den Lungenkreislauf gespült wird. Wenn er sich dort in einer Lungenarterie festsetzt, kann ein Teil der Lunge nicht durchblutet werden. Schlimmstenfalls dekompensieren Herz- und Lungenkreislauf und es kommt zu einem plötzlichen Tod an Lungenembolie.

Das Ausgangsrisiko

Etwa 5 % der Thrombosen und Embolien sind durch erbliche Formen von Gerinnungsstörungen bedingt, z. B. die Faktor V-Leiden-Mutation. Frauen, in deren Familie Fälle von Thrombosen oder Embolien vorgekommen sind, oder die selbst mal daran erkrankt waren, sollten einen Gerinnungs-Check (Blutuntersuchung) machen lassen, um ein erbliches Risiko ausschließen zu lassen. Denn bei Frauen mit einer erblichen Gerinnungsstörung ist das Risiko für Thrombose/Embolie etwa um das 10-Fache erhöht.

Raucher*innen haben ein erhöhtes Risiko für Thrombose/Embolie, ebenso übergewichtige Frauen. Weitere Risikosituationen für Thrombose/Embolie sind jede Form der Bettlägerigkeit, eingeschränkte Bewegungsfähigkeit z.B. nach einer Operation oder einem Unfall. Patient*innen bekommen dann Medikamente, z.B. Heparinspritzen, zur Blutverdünnung (https://www.gesundheitsinformation.de/tiefe-venenthrombose-tvt.2408.de.html).

Einfluss einer Hormontherapie

Jede Art der Hormontherapie erhöht das Risiko für Thrombosen und Embolien, egal ob Anti-Baby-Pille, Wechseljahreshormone oder Hormone zur Kinderwunschbehandlung. Auch in der Schwangerschaft, während der in der Plazenta große Mengen körpereigener Östrogene und Progesteron gebildet werden, haben Frauen ein erhöhtes Risiko für Thrombosen und Embolien.

Das Risiko ist vor allem an die Wirkung der Östrogene gebunden. So ist das Risiko für das starke Ethinyl-Estradiol in der Pille höher als für Östradiol in Wechseljahrespräparaten. Je höher die Hormone dosiert sind, umso mehr steigt das Risiko. Durch die zusätzliche Einnahme von Gestagenen nimmt das Risiko zu, unter Umständen auch in Abhängigkeit von der Art des Gestagens – jedenfalls ist das bei der Pille nachgewiesen (vgl. Kap. 4).

Hormone, die geschluckt werden, haben ein höheres Risiko als solche, die über die Haut aufgenommen werden. In einigen Studien stellte sich sogar heraus, dass Hormonpflaster oder -gel gar kein erhöhtes Thrombose-/Embolie-Risiko haben. Aber da es sich dabei nur um Beobachtungsstudien handelt, sind die Daten nicht beweisend.

Studien zeigen übereinstimmend, dass das Risiko für Thrombose/Embolie in den ersten 1–2 Jahren der Hormoneinnahme am höchsten ist, nämlich um das 3- bis 4-Fache erhöht. Danach nimmt das Risiko wieder ab, aber bleibt um das Zweifache erhöht, solange die Hormone eingenommen werden. Nach dem Absetzen nähert sich das Risiko langsam wieder den Ausgangswerten an.

In Zahlen

Wenn alle wichtigen Studien zusammengefasst werden, ergibt sich eine 1,95-fache (CI = 1,54–2,47) Erhöhung des Risikos für Thrombose/Embolie durch eine kombinierte Hormontherapie zum Schlucken und eine 1,43-fache (CI = 1,11–1,85) Erhöhung durch Östrogene allein [25].

In Studien zur Behandlung mit Östrogentabletten allein ergab sich: In der Gruppe der Frauen mit Scheinmedikament erkranken 25 von 10.000 Frauen pro Jahr an einer Thrombose/Embolie, in der Gruppe der Frauen mit Östrogentabletten sind es 36 von 10.000 Frauen. Es erkranken also 11 von 10.000 Frauen pro Jahr mehr durch die Östrogene [25].

In Studien zur kombinierten Behandlung mit Östrogenen und Gestagenen zum Schlucken zeigte sich: In der Gruppe der Frauen mit Scheinmedikament erkranken 22 von 10.000 Frauen pro Jahr, in der Gruppe der Frauen mit Östrogen- plus Gestagentabletten allein sind es 43 von 10.000 Frauen. Es erkranken also 21 von 10.000 Frauen pro Jahr mehr durch die Einnahme von Östrogenen und Gestagenen zum Schlucken [25].

In Beobachtungsstudien zu Östrogenen, die als Pflaster auf die Haut geklebt werden, kommen Wissenschaftler*innen zu der Einschätzung, dass das Risiko für Thrombose/Embolie für die Gruppe mit Östrogenpflaster im Vergleich zur Placebo-Gruppe nicht erhöht ist [12], [13]: In den Studien betrug das Risiko zwischen dem 0,82-Fachen (CI 0,64–1,06) [58] und dem 0,96-Fachen (CI = 0,77–1,20) [49] im Vergleich zu Placebo. Da die Daten aber aus Beobachtungsstudien stammen und nicht signifikant sind, sind sie nicht beweiskräftig.

In dem Diagramm sind 22 Anteile dunkelgrün markiert (Abbildung 10-1). Das bedeutet: 22 von 10.000 Frauen pro Jahr erkranken ohne Hormontherapie an einer **Thrombose/Embolie**. 21 Anteile sind grau markiert. Sie stehen für die **21 Frauen, die pro Jahr zusätzlich unter einer Östrogen-Gestagen-Therapie** zum Schlucken erkranken.

Abbildung 10-1: Anzahl der Frauen, die an einer Thrombose/Embolie erkranken grafisch dargestellt, (Erläuterung s. Text).

Was empfehlen Leitlinien?
Frauen sollten darüber informiert werden, dass das Thrombose/Embolie-Risiko unter der Einnahme von Hormontabletten erhöht ist und höher ist als bei Hormonpflastern, die auf die Haut geklebt werden.

Dann sollte ich als Raucherin wohl besser ein Hormonpflaster als eine Hormontablette nehmen?

Ja, das ist richtig. Zusätzlich mit dem Rauchen aufzuhören, wäre auch eine gute Idee …

10.1.2 Erkrankungen der Herzkranzgefäße

Die Krankheit

Die Herzkranzgefäße versorgen das Herz mit Sauerstoff. Wenn sie verengt sind, z. B. durch Verkalkungen, kann es bei körperlicher Belastung zu Kurzatmigkeit und Brustschmerzen kommen. Bei dem Verschluss eines Gefäßes wird der Herzmuskel in dem betroffenen Bereich nicht mehr versorgt. Das ist ein Herzinfarkt. In der westlichen Welt sind Erkrankungen der Herzkranzgefäße (Koronare Herzerkrankungen = KHK) die häufigste Todesursache bei Frauen.

Das Ausgangsrisiko

Das Ausgangsrisiko für Koronare Herzerkrankungen nimmt mit dem Alter zu und ist stark abhängig vom Lebensstil. Bewegungsmangel, Rauchen, Übergewicht und hohe Stresslevel erhöhen das Risiko (vgl. Teil 2, Kap. 8.1). Ein hoher Blutdruck sowie Störungen im Zucker- und Fettstoffwechsel sind ebenfalls Risikofaktoren, die gut eingestellt werden sollten (https://www.gesundheitsinformation.de/koronare-herzkrankheit.2170.de.html).

Einfluss einer Hormontherapie

Die WHI-Studie wurde geplant, weil Beobachtungsstudien in den 1990er Jahren nahe legten, dass Hormone das Risiko für Koronare Herzerkrankungen senken können. 2002 überraschte die Studie dann mit ganz anderen Ergebnissen. Das Risiko für Herzinfarkte war für Frauen, die Hormone nahmen, sogar höher als für die Kontrollgruppe. Spätere Auswertungen relativierten diese Ergebnisse. Sie kamen zu dem Schluss, dass eine Therapie mit Östrogenen und Gestagenen zwar ein etwas höheres Risiko für Herzinfarkte hatten, aber es war nicht signifikant. Das Gleiche gilt für das Risiko, an einer koronaren Herzerkrankung zu sterben.

Bei Frauen, die nur Östrogene einnehmen, weil sie keine Gebärmutter mehr haben, ist es genau umgekehrt: Hier erleiden die Frauen aus der Hormongruppe weniger Herzinfarkte als die in der Kontrollgruppe. Aber auch diese Ergebnisse sind nicht signifikant (vgl. „Zum Verständnis: RCT" in Kap. 8.5). Das bedeutet, sie können reiner Zufall sein.

In Zahlen

Wenn alle wichtigen Studien zusammengefasst werden, ergibt sich eine 0,95-fache (CI = 0,79–1,14) Senkung des Risikos für Erkrankungen der Herzkranzgefäße durch Östrogeneinnahme und eine 1,23-fache (CI = 1,00–1,52) Erhöhung durch die Einnahme von Östrogenen und Gestagenen [25]. Die Ergebnisse sind nicht signifikant.

In Studien zur Behandlung mit Östrogenen allein zeigte sich: In der Gruppe der Frauen mit Scheinmedikament erkranken 54 von 10.000 Frauen pro Jahr, in der Gruppe der Frauen mit Östrogenen sind es 51 von 10.000 Frauen. Es erkranken also 3 von 10.000 Frauen pro Jahr weniger durch die Östrogene [25].

In Studien zur kombinierten Behandlung mit Östrogenen und Gestagenen ergab sich: In der Gruppe der Frauen mit Scheinmedikament erkranken 34 von 10.000 Frauen pro Jahr, in der Gruppe der Frauen mit Östrogen plus Gestagen sind es 42 von 10.000 Frauen. Es erkranken also 8 von 10.000 Frauen pro Jahr mehr durch die Einnahme von Östrogenen und Gestagenen [25].

Ein Piktogramm wird nicht angelegt, weil die Ergebnisse nicht signifikant sind.

Was empfehlen Leitlinien?
Bei Frauen in und nach den Wechseljahren hängt das Risiko für Herz-Gefäß-Krankheiten sehr stark von Risikofaktoren wie hoher Blutdruck sowie Störungen im Zucker- und Fettstoffwechsel ab. Bevor eine Hormonbehandlung eingeleitet wird, sollen diese Risikofaktoren abgeklärt und gut eingestellt sein.

Und was ist mit Übergewicht als zusätzlichem Risikofaktor während einer Hormontherapie?

Leichtes Übergewicht (BMI 25–30) erhöht das Risiko kaum, starkes Übergewicht (BMI >30) hingegen schon, speziell für Thrombose und Embolie.
Bei heftigen Wechseljahresbeschwerden können übergewichtige Frauen niedrig dosiertes Pflaster oder Gel nehmen.

Frauen sollten darüber informiert werden, dass das Risiko für Herzinfarkte durch eine Östrogen-Gestagen-Therapie nicht oder nur geringfügig erhöht ist. Durch eine alleinige Östrogentherapie ist es nicht erhöht, evtl. geringfügig erniedrigt. Das gilt für Frauen, die zwischen 50 und 60 Jahren mit der Behandlung beginnen, und unabhängig von der Dauer der Behandlung.

Eine Hormontherapie ist, auch unter Berücksichtigung der Risiken für Thrombosen/Embolien und Schlaganfällen, nicht zur Vorbeugung von Erkrankungen der Herzkranzgefäße geeignet.

Auf die Idee würde ich gar nicht kommen: Natürlich bedeutet eine Hormontherapie keinen Schutz für Herz und Blutgefäße.

Hormontherapie nach Herzinfarkt?

Ob Hormone Vor- oder Nachteile haben für Frauen, die bereits eine koronare Herzerkrankung haben, haben zwei andere Studien untersucht, die HERS- [31] und ESTHER-Studie [16]. Die Ergebnisse zeigen, dass das Risiko anfänglich, d.h. in den ersten ein bis zwei Jahren, erhöht war. Auf längere Sicht gab es keinen signifikanten Unterschied zwischen der Behandlungs- und Kontrollgruppe. Frauen, die bereits einen Herzinfarkt hatten, wird empfohlen, keine Hormone einzunehmen.

10.1.3 Schlaganfälle

Die Krankheit

Es gibt sogenannte rote und weiße Schlaganfälle. Bei den roten kommt es zu einer Blutung im Gehirn, durch die die entsprechenden Hirnareale geschädigt werden können. Weiße Schlaganfälle sind häufiger. Dabei verschließt ein Blutgerinnsel eine Arterie im Gehirn. Der entsprechende Hirnbereich wird nicht mehr durchblutet und geschädigt. Bei Verdacht auf einen Schlaganfall sollte eine möglichst schnelle Behandlung in einem Zentrum für Schlaganfall-Therapie (Stroke-Unit) erfolgen. Ein Teil der Störungen kann sich mit der Zeit zurückbilden. Aber Schlaganfälle können auch lebenslange schwerste Behinderungen mit Sprech- und Verständnisstörungen zur Folge haben.

Das Ausgangsrisiko

Das Risiko für Schlaganfälle steigt mit dem Alter: Von 1000 Menschen bekommt insgesamt eine*r einen Schlaganfall. Von 1000 Menschen über 85 Jahre bekommen 20 einen Schlaganfall. Das Risiko für Schlaganfälle ist erhöht durch erbliche Faktoren, durch Bluthochdruck und bei Vorhofflimmern (https://www.gesundheitsinformation.de/schlaganfall.2078.de.html).

Einfluss einer Hormontherapie

Eine Hormontherapie erhöht das Risiko für einen weißen Schlaganfall. Das Risiko für Schlaganfälle ist unter Östrogen-Gestagen-Therapie und unter alleiniger Östrogentherapie gleichermaßen erhöht.

Das Risiko für Schlaganfälle besteht, solange Hormone eingenommen werden. Nach dem Absetzen der Hormone geht es langsam wieder auf normale Werte zurück.

Studien zeigen, dass Östrogenpflaster und -gel ein geringeres Schlaganfallrisiko haben als Tabletten zum Schlucken. Hochdosierte Präparate haben ein höheres Risiko als niedrig dosierte.

In Zahlen

Wenn alle wichtigen Studien zusammengefasst werden, ergibt sich eine Erhöhung des Risikos für Schlaganfälle um das 1,33-Fache (CI = 1,06–1,67) bei Einnahme von Östrogenen allein und um das 1,39-Fache (CI = 1,09–1,77) unter einer kombinierten Hormontherapie zum Schlucken [25].

Studien mit Östrogenen allein zeigen folgende Ergebnisse: In der Gruppe der Frauen mit Scheinmedikament erkranken 33 von 10.000 Frauen pro Jahr, in der

Gruppe der Frauen mit Östrogenen sind es 44 von 10.000 Frauen. Es erkranken also 11 auf 10.000 Frauen pro Jahr mehr unter Östrogen [25].

Studien mit Östrogenen plus Gestagenen kommen zu folgenden Ergebnissen: In der Gruppe der Frauen mit Scheinmedikament erkranken 24 von 10.000 Frauen pro Jahr, in der Gruppe der Frauen mit Östrogenen plus Gestagen sind es 33 von 10.000 Frauen. Es erkranken also 9 von 10.000 Frauen pro Jahr mehr unter Östrogen plus Gestagen [25].

Beobachtungsstudien, die mit Hormonpflaster oder -Gel durchgeführt wurden, kommen zu dem Ergebnis, dass Hormone zum Schlucken mit einem höheren Schlaganfallrisiko verbunden sind als Pflaster oder Gel. Wenn die Östrogendosis im Pflaster 50 µg oder weniger beträgt, ist das Schlaganfallrisiko nicht erhöht. Es beträgt das 0,95-Fache (CI = 0,75–1,20) im Vergleich zur Kontrollgruppe, die keine Hormone nahm [41], [49]. Da die Daten aber aus Beobachtungsstudien und außerdem nicht signifikant sind, fehlt ihnen die Beweiskraft.

In dem Diagramm sind 24 Anteile dunkelgrün markiert (Abbildung 10-2). Das bedeutet: 24 von 10.000 Frauen pro Jahr erkranken ohne Hormontherapie an einem Schlaganfall. 9 Kästchen sind grau markiert. Sie stehen für die **9 Frauen, die pro Jahr zusätzlich unter einer Hormontherapie mit Östrogenen und Gestagen einen Schlaganfall** bekommen.

Abbildung 10-2: Anzahl der Frauen, die an einem Schlaganfall erkranken grafisch dargestellt (Erläuterung s. Text).

Was empfehlen Leitlinien?
Frauen sollen darüber informiert werden, dass eine Hormontherapie zum Schlucken das Risiko für weiße Schlaganfälle möglicherweise erhöht, nicht aber eine Östrogentherapie mit Pflastern, die auf die Haut aufgeklebt werden.

Dann würde ich auf jeden Fall Pflaster vorziehen und habe damit dann ein verringertes Risiko für einen weißen Schlaganfall.

Das absolute Risiko für einen Schlaganfall ist bei jüngeren Frauen sehr niedrig.

Was heißt: jüngere Frauen?

Damit sind die Frauen zwischen 50 und 60 Jahren gemeint.

10.1.4 Blasenprobleme: Harninkontinenz – Hormonbehandlung mit Tabletten, Pflaster oder Gel

Die Krankheit

Bei einer Harninkontinenz verlieren Menschen regelmäßig ungewollt Urin. Wenn das bei einer Druckerhöhung im Bauch passiert, z. B. durch Husten, Pressen, Niesen oder Lachen, spricht man von einer „Stressinkontinenz" (nicht die Frau, sondern der Beckenboden hat Stress durch die Druckerhöhung im Bauch). Wenn so starker Harndrang auftritt (teilweise auch, obwohl die Blase gar nicht voll ist), dass der Urin nicht zurückgehalten werden kann, handelt es sich um eine „Dranginkontinenz". In dem Fall spricht man auch von „überaktiver Blase". Oft liegt nicht die eine oder andere Form der Inkontinenz vor, sondern eine Mischform von beidem. Eher selten ist eine Harninkontinenz durch eine Schädigung der Nerven, die die Blasentätigkeit regeln, bedingt („neurogene" Blase).

Die Anatomie von Blase und Harnröhre bei Frauen führt dazu, dass sich eine Druckerhöhung im Bauch direkter auf die Harnröhre überträgt als bei Männern. Deswegen haben die meisten Frauen es schon mal erlebt, dass sie ungewollt Urin verloren haben, z. B. beim Niesen oder beim Trampolinspringen; das ist keine Krankheit. In Studien wird Harninkontinenz definiert als unfreiwilliger Urinverlust mindestens einmal in 2 Wochen.

Das Ausgangsrisiko

Etwa ein Drittel (16–68 %) der weiblichen Bevölkerung hat mit unfreiwilligem Urinverlust zu tun. Die Angaben schwanken sehr stark [14]. Wenn die Betroffenen eine sehr leichte Inkontinenz haben, z. B. einmal in 2 Wochen unfreiwillig Urin verlieren, bewerten sie selbst das Problem nicht als gravierend.

Frauen, die Kinder geboren haben, ältere Frauen, übergewichtige Frauen und Frauen mit schwachem Bindegewebe haben ein höheres Risiko für Harninkontinenz.

Einfluss einer Hormontherapie mit Tabletten, Pflaster, Gel

Früher ging man davon aus, dass Hormone gegen jede Form von Blasenproblemen helfen. In Tierversuchen und Untersuchungen in Forschungslaboren hatten Forscher Östrogenrezeptoren im Gewebe von Blase und Harnröhre entdeckt. Da ältere Frauen häufiger Harninkontinenz bekommen, hatten Frauenärzt*innen gedacht, dass eine Östrogentherapie Frauen mit Harninkontinenz helfen könnten. Sie hatten auch gehofft, dass Frauen, die Hormone einnehmen, seltener Harninkontinenz bekommen. Beides hat sich in großen RCT-Studien (vgl. „Zum Verständnis: RCT" in Kap. 8.5) nicht bestätigt, vielmehr wurde das Gegenteil bewiesen.

Eine Hormonbehandlung mit Tabletten, Pflastern und Gel geht mit einem erhöhen Risiko für Harninkontinenz einher. Die Inkontinenz zeigt sich bereits ab einer Behandlungsdauer von 4 Monaten. Auch die Zahl der Frauen, die angaben, dass sie sich durch unfreiwilligen Urinverlust gestört bzw. in ihren täglichen Aktivitäten beeinträchtigt fühlten, war in den Hormongruppen höher [30]. Die Inkontinenz besteht, so lange die Hormone eingenommen werden. Nach dem Absetzen bilden sich die Beschwerden etwa bei einem Drittel der Frauen wieder zurück [38]. Eine große Studie (HERS) ergab, dass das Risiko für Frauen unter 60 Jahren nicht so hoch ist. Für diese Gruppe waren die Ergebnisse nicht signifikant [57].

In Zahlen

Wenn alle wichtigen Studien zusammengefasst werden, ergibt sich eine Erhöhung des Risikos für Harninkontinenz um das 1,53-Fache (CI = 1,37–1,71) unter Östrogenen allein und um das 1,39-Fache (CI = 1,27–1,52) unter einer kombinierten Östrogen-Gestagen-Therapie zum Schlucken [25]. Etwa jede 10. Frau ohne Harninkontinenz muss damit rechnen, unter der Hormontherapie Inkontinenzbeschwerden zu bekommen.

In Studien mit Östrogenbehandlung ergaben sich folgende Ergebnisse: In der Placebo-Gruppe geben 2379 von 10.000 Frauen eine Harninkontinenz an. In der Östrogengruppe sind es 3650 von 10.000 Frauen. Das sind 1261 von 10.000 Frauen pro Jahr mehr, die unter einer Östrogentherapie eine Harninkontinenz angeben [25].

In Studien mit kombinierter Östrogen-Gestagen-Behandlung zeigten sich folgende Ergebnisse: In der Placebo-Gruppe geben 2242 von 10.000 Frauen eine Harninkontinenz an. In der Östrogen-Gestagen-Gruppe sind es 3118 von 10.000 Frauen. Das sind 876 von 10.000 Frauen pro Jahr mehr, die unter einer Östrogen-Gestagen-Therapie eine Harninkontinenz angeben [25].

Zahlen darüber, bei wie vielen Frauen sich die Harninkontinenz nach dem Absetzen der Hormone wieder komplett bessert, finden wir in den Nachbeobachtungen der WHI-Studie [38]. In der WHI-Studie war das Risiko für Harninkontinenz unter der Östrogen-Gestagen-Therapie auf das 1,49-Fache (CI = 1,36–1,63) und unter der Einnahme von Östrogenen allein auf das 1,61-Fache (CI = 1,46–1,79) erhöht. In der Nachbeobachtungszeit war das Risiko auf das 1,16-Fache (CI = 1,09–1,25) unter Östrogen-Gestagen und auf das 1,24-Fache (CI = 1,13–1,35) unter Östrogen allein abgesunken. Das bedeutet, in beiden Gruppen nimmt die Häufigkeit einer Harninkontinenz um etwa ein Drittel ab.

In dem Diagramm sind 2242 Anteile dunkelgrün markiert (Abbildung 10-3). Das bedeutet: 2242 von 10.000 Frauen pro Jahr haben mit einer Harninkontinenz zu tun. Sie verlieren mindestens einmal in 2 Wochen ungewollt Urin. 876 Kästchen

Abbildung 10-3: Anzahl der Frauen, die an Harninkontinenz leiden grafisch dargestellt (Erläuterung s. Text).

sind grau markiert. Sie stehen für die **876 Frauen pro Jahr, die unter einer kombinierten Östrogen-Gestagen-Therapie zusätzlich Probleme mit Harninkontinenz** bekommen.

Was empfehlen Leitlinien?
Patientinnen sollten vor einer Hormontherapie mit Tabletten oder Pflastern/Gel darüber informiert werden, dass diese zum Auftreten einer Harninkontinenz führen kann.

Im Text steht, jede 10. Frau muss mit einer Harninkontinenz rechnen. Das sind doch sehr viele Frauen. Stimmt das denn?

Wenn bereits in der Placebo-Gruppe annähernd jede 4. Frau eine Harninkontinenz angibt, dann ist die Diagnose sehr oft gestellt worden. Aber die Frauen waren auch durchschnittlich älter als 60 Jahre.
Ob das für Frauen unter 60 auch gilt, wissen wir nicht, da die Ergebnisse für diese Altersgruppe nicht signifikant sind.
Unfreiwilliger Harnabgang ist auf jeden Fall eine sehr unangenehme Begleiterscheinung einer Behandlung. Und die Frauen geben ja auch an, dass sie sich durch den Urinverlust gestört und in ihrem Alltag beeinträchtigt fühlen.

Hormontherapie gegen eine bestehende Harninkontinenz?

Durch eine Hormontherapie zum Schlucken und zum Auftragen auf die Haut besteht das Risiko, eine bestehende Harninkontinenz zu verschlechtern [30].

Was empfehlen Leitlinien?

Patientinnen sollten vor einer Hormontherapie mit Tabletten, Pflaster oder Gel darüber informiert werden, dass diese zum Auftreten oder zur Verschlechterung einer Harninkontinenz führen kann.

Über das Problem der Harninkontinenz bei Hormontherapie habe ich mit meiner Frauenärztin noch nie gesprochen.

Die meisten Frauenärzt*innen haben bislang nicht mit ihren Patientinnen darüber gesprochen. Die Zahlen sind erst seit Ende 2017 in dieser Deutlichkeit bekannt geworden.

Einfluss einer Scheidenbehandlung mit Östrogenen auf Harninkontinenz

Eine Scheidenbehandlung mit Östrogenen kann hingegen eine Harninkontinenz verbessern [18]. Drei Studien kamen zu dem Ergebnis, dass die Frauen mit einer Östrogen-Scheidenbehandlung durchschnittlich pro Tag 1- bis 2-mal weniger ihre Blase entleeren mussten.

Frauen mit einer Stressinkontinenz können durch gezieltes Beckenbodentraining die Harninkontinenz verbessern. Wenn Frauen eine regelmäßige (z. B. einmal wöchentlich) fachliche Anleitung bekommen, ist der Effekt größer als ohne Anleitung [29]. Ob es eine besonders wirksame Art des Beckenbodentrainings gibt, konnte nicht festgestellt werden.

Was empfehlen Leitlinien?

Eine Scheidenbehandlung mit Östrogenen kann eine Harninkontinenz bei postmenopausalen Frauen verbessern.
Postmenopausalen Patientinnen mit Harninkontinenz sollten Beckenbodentraining und eine Scheidenbehandlung mit Östriol angeboten werden.

Wie kann es denn sein, dass Tabletten schlucken eine Harninkontinenz verschlechtert und eine Scheidenbehandlung mit Creme sie verbessern soll? Das verstehe ich nicht.

Das verstehen wir Ärzt*innen auch noch nicht ganz. Die evidenzbasierte Medizin schaut auf das, was ist. Wenn gut durchgeführte Studien einen Nachweis erbringen, dann gilt das solange, bis bessere Studien etwas anderes beweisen – ob wir das verstehen oder nicht.
Ich könnte mir natürlich vorstellen, dass die Scheidenbehandlung einen größeren Einfluss auf die Östrogenrezeptoren im Bereich der Harnröhre hat als die Östrogene, die im Blut zirkulieren. Doch das würde nur erklären, warum eine Scheidenbehandlung hilft, nicht aber, warum eine Behandlung über die Blutbahn schadet.

Und was ist mit dem Beckenbodentraining gegen Harninkontinenz?

Gut, dass Sie das ansprechen. Das Beckenbodentraining ist sogar wirksamer als die Scheidenbehandlung mit Östriol. Das sollte auf keinen Fall vergessen werden!

10.1.5 Wiederholte Blasenentzündungen

Krankheit

Es gibt Frauen, die zu Blasenentzündungen neigen. Von wiederholten Blasenentzündungen spricht man, wenn mehr als drei Blasenentzündungen im Jahr oder mehr als zwei Blasenentzündungen im halben Jahr auftreten.

Ausgangsrisiko

Kälte, Sex, Stress und das Alter begünstigen das Entstehen von Blasenentzündungen.

Einfluss einer Hormontherapie

Bei älteren Frauen, die dieses Problem haben, kann eine Scheidenbehandlung mit Östrogenen zur Vorbeugung beitragen [46]. Hormontabletten bzw. Pflaster und Gel sind nicht vorbeugend gegen Blasenentzündungen wirksam.

Was empfehlen Leitlinien?

Bei postmenopausalen Frauen mit wiederholten Blasenentzündungen sollte eine Scheidenbehandlung mit 0,5 mg Estriol pro Tag durchgeführt werden, bevor eine Langzeitbehandlung mit Antibiotika begonnen wird.

Wie lange soll denn bei einer Blasenentzündung die Scheidenbehandlung durchgeführt werden?

Auf jeden Fall eine ganze Weile. Das kommt auch darauf an, wie oft die Blasenentzündungen auftreten.
Wenn die Frau unter der Scheidenbehandlung beispielsweise innerhalb von 3 Monaten schon wieder zwei Blasenentzündungen hatte, wird sie Antibiotika nehmen müssen.
Aber solange unter der Scheidenbehandlung keine Blasenentzündung auftritt, ist ihr ja geholfen, und sie sollte die Behandlung fortführen.
Nach etwa 2 Jahren kann sie ja mal versuchen, ob sie auch ohne Scheidenbehandlung keine Blasenentzündung mehr bekommt.
Ich würde bei einer längeren Scheidenbehandlung allerdings die Dosis reduzieren. Da reicht oft die Behandlung 1- bis 2-mal pro Woche statt jeden Tag.

10.1.6 Erkrankungen der Gallenblase und Gallengänge

Die Krankheit

Die Leber produziert eine Verdauungsflüssigkeit, die in der Gallenblase gespeichert wird und über die Gallengänge in den Dünndarm gelangt. Aus verdickter Flüssigkeit können sich Gallensteine entwickeln. Die meisten Menschen spüren davon nichts. Aber die Ablagerungen können auch Probleme machen: Schmerzen, Koliken, Entzündungen, die – meistens durch eine operative Entfernung der Gallenblase – behandelt werden.

Das Ausgangsrisiko

Menschen über 40 Jahre haben häufiger Gallenblasenprobleme als jüngere Menschen, Frauen häufiger als Männer.

Einfluss einer Hormontherapie

Östrogene erhöhen das Risiko für Gallenwegserkrankungen, das haben bisher alle Studien gezeigt. Das Risiko ist unter konjugierten Östrogenen höher als unter Estradiol. Es ist unter Östrogentabletten höher als unter Gel und Pflaster. Eine hohe Dosis hat ein höheres Risiko als eine niedrige Dosis.

Zu den beobachteten Gallenwegserkrankungen gehören Gallensteine und Gallenwegsentzündungen. Das Risiko, eine operative Gallenblasenentfernung zu bekommen, ist unter einer Hormontherapie erhöht. Nach dem Absetzen der Therapie sinkt das Risiko nur langsam wieder ab (https://www.gesundheitsinformation.de/gallensteine.2368.de.html).

In Zahlen

Wenn alle wichtigen Studien zusammengefasst werden, erhöht sich das Risiko für Gallenwegserkrankungen unter einer Östrogentherapie zum Schlucken um das 1,63-Fache (CI = 1,33–2,00), unter einer kombinierten Östrogen-Gestagen-Therapie zum Schlucken um das 1,59-Fache (CI = 1,29–1,97) [25].

Studien mit Östrogentabletten ergeben folgende Ergebnisse: In der Gruppe der Frauen mit Scheinmedikament erkranken 44 von 10.000 Frauen pro Jahr, in der Gruppe der Frauen mit Östrogenen sind es 74 von 10.000 Frauen. Es erkranken also 30 von 10.000 Frauen pro Jahr mehr unter Östrogen [25].

Studien mit Hormontabletten, die Östrogene plus Gestagene enthalten, kommen zu folgenden Ergebnissen: In der Gruppe der Frauen mit Scheinmedikament erkranken 35 von 10.000 Frauen pro Jahr, in der Gruppe der Frauen mit

Östrogen plus Gestagen sind es 56 von 10.000 Frauen. Es erkranken also 21 von 10.000 Frauen pro Jahr mehr unter Östrogen plus Gestagen [25].

In der Million-Women-Study aus England wurde das Risiko von Hormonen zum Schlucken mit dem Risiko von Hormonpflastern, die auf die Haut aufgeklebt werden, verglichen [35]. Die Ergebnisse zeigten ein 1,74-fach (CI = 1,68–1,80) erhöhtes Risiko für Gallenblasenerkrankungen unter Hormontabletten zum Schlucken und ein 1,17-fach (CI = 1,10–1,42) erhöhtes Risiko für Pflaster zum Aufkleben auf die Haut. Das bedeutet, das Risiko ist unter Hormonpflastern deutlich niedriger als unter Hormontabletten zum Schlucken. Da die Daten aus Beobachtungsstudien stammen und nicht aus RCTs, sind sie nicht beweiskräftig.

In dem Diagramm sind 35 Anteile dunkelgrün markiert (Abbildung 10-4). Das bedeutet: 35 von 10.000 Frauen pro Jahr erkranken ohne Hormontherapie an der Gallenblase. 21 Kästchen sind grau markiert. Sie stehen für die **21 Frauen, die pro Jahr zusätzlich unter einer kombinierten Östrogen-Gestagen-Therapie eine Gallenblasenerkrankung** bekommen.

Abbildung 10-4: Anzahl der Frauen, die an einer Gallenblasenerkrankung leiden grafisch dargestellt (Erläuterung s. Text).

Was empfehlen Leitlinien?

Unter Hormontherapie ist das Risiko für Gallenblasen- und Gallengangerkrankungen erhöht. Auch operative Gallenblasenentfernungen müssen häufiger durchgeführt werden. Diese Risiken müssen in die Nutzen-Schaden-Abwägung mit einbezogen werden.

Im Text steht, dass das Risiko unter Pflastern nicht so hoch ist. Dann würde ich doch Pflaster bevorzugen.

Ja, dadurch haben Sie nach heutigem Wissen geringere Risiken.

10.1.7 Demenz

Die Krankheit

Bei der Demenz sterben Nervenzellen im Gehirn ab. Dadurch können unterschiedliche Störungen auftreten. Manche unterscheiden sich nur im Schweregrad und im Verlauf von normalen Altersveränderungen, z.B. Vergesslichkeit, Konzentrationsstörung, Schwierigkeiten, Worte zu finden sowie abnehmende Fähigkeit, sich räumlich und zeitlich zu orientieren. Die Krankheitsursache ist noch nicht geklärt (https://www.gesundheitsinformation.de/alzheimer-demenz.2219.de.html).

Das Ausgangsrisiko

Das Risiko nimmt mit dem Alter zu. Frauen sind häufiger betroffen, weil Frauen durchschnittlich älter werden als Männer. Von den Menschen zwischen 65 und 69 Jahren sind 2 % an Demenz erkrankt, von den 80- bis 84-Jährigen etwa 10 %.

Einfluss einer Hormontherapie

Unter den verschiedenen WHI-Studien gab es auch einige, die das Demenzrisiko unter Hormontherapie untersuchten: Für Frauen zwischen 50 und 54 Jahren, die Östrogene allein oder Östrogene plus Gestagene einnehmen, besteht kein erhöhtes Risiko für Veränderungen der kognitiven Funktionen (= Aufgaben des Verstandes) während und 10 Jahre nach einer Hormontherapie [22]. Die Frauen, die älter waren als 65 Jahre, hatten jedoch ein erhöhtes Risiko für Demenz unter Östrogen-Gestagen-Hormontherapie. Unter alleiniger Östrogentherapie war das Risiko nicht so stark erhöht (nicht signifikant).

In Zahlen

Wenn alle wichtigen Studien zusammengefasst werden, ergibt sich für Frauen über 65 Jahre eine Erhöhung des Risikos für Demenz um das 1,97-Fache (CI = 1,16–3,33) unter einer kombinierten Östrogen-Gestagen-Hormontherapie (signifikant). Unter einer alleinigen Östrogenbehandlung ist das Risiko um das 1,49-Fache (CI = 0,84–2,66) erhöht, aber die Ergebnisse sind nicht signifikant [25].

In Studien mit Östrogenen allein finden sich folgende Ergebnisse: In der Gruppe der Frauen mit Scheinmedikament erkranken 24 von 10.000 Frauen pro Jahr, in der Gruppe der Frauen mit Östrogenen sind es 36 von 10.000 Frauen. Es erkranken also 12 von 10.000 Frauen pro Jahr mehr unter Östrogen [25]. Das Ergebnis ist nicht signifikant.

Abbildung 10-5: Anzahl der Frauen, die an einer Demenz erkranken (Erläuterung s. Text).

Studien mit Östrogenen plus Gestagenen kommen zu folgenden Ergebnissen: In der Gruppe der Frauen mit Scheinmedikament erkranken 22 von 10.000 Frauen pro Jahr, in der Gruppe der Frauen mit Östrogenen und Gestagenen allein sind es 44 von 10.000 Frauen. Es erkranken also 22 von 10.000 Frauen pro Jahr mehr unter Östrogen plus Gestagen [25]. Dieses Ergebnis ist signifikant.

Das Diagramm zeigt Zahlen für Frauen über 65 Jahre. In dem Diagramm sind 22 Anteile dunkelgrün markiert (Abbildung 10-5). Das bedeutet: 22 von 10.000 Frauen über 65 Jahre erkranken pro Jahr ohne Hormontherapie an einer Demenz. 22 Anteile sind grau markiert. Sie stehen für die **22 Frauen, die pro Jahr zusätzlich unter Einnahme von kombinierten Östrogen-Gestagen-Tabletten an Demenz** erkranken.

Was empfehlen Leitlinien?
Frauen in den Wechseljahren sollten wissen, dass es unklar ist, ob eine Hormonbehandlung vor dem 65. Lebensjahr das Demenzrisiko beeinflusst.

Leitlinien sagen, es sei unklar, ob eine Frau unter Hormontherapie eher an einer Demenz erkrankt als ohne Hormone. Im Text schreiben Sie aber, dass Frauen zwischen 50 und 54 Jahren unter Hormontherapie kein erhöhtes Risiko für kognitive Störungen haben.

Ja, es gibt in der WHI-Studie eine eigene Gruppenauswertung für die kognitiven Funktionen bei Frauen zwischen 50 und 54 Jahren. Die Ergebnisse zeigen, dass das Risiko für Störungen der kognitiven Funktionen bei diesen Frauen während der Behandlung und in der Nachbeobachtungszeit über etwa 10 Jahre nicht erhöht ist.
Aber daraus kann man nicht unbedingt auf das Demenzrisiko schließen.

10.1.8
Knochenbrüche

Die Krankheit

Knochenbrüche kommen in jedem Alter vor, beispielsweise bei Verkehrs- und Sportunfällen. Bereits ab etwa 35 Jahre nimmt die Knochenmasse langsam ab. Im Alter sind die Knochen nicht mehr so stabil und können bereits bei relativ geringen Anlässen brechen, z.B. beim Stolpern und Hinfallen. Bei sehr porösem Knochen (Osteoporose) kommt es sogar vor, dass Knochen ohne merklichen äußeren Anlass brechen, vor allem die Wirbelkörper können einsacken. Im Anfangsstadium kann das unbemerkt passieren. Eine fortgeschrittene Osteoporose mit Brüchen der Wirbelkörper kann sehr schmerzhaft sein und zu Bewegungseinschränkungen führen. Auch Brüche an Handgelenken, Rippen und Hüfte kommen bei älteren Menschen häufig vor.

Das Ausgangsrisiko

Risikofaktoren sind:

- höheres Alter,
- weibliches Geschlecht,
- geringes Körpergewicht (im Verhältnis zur Körpergröße),
- vorangegangener Knochenbruch,
- Kalziummangel,
- Vitamin-D-Mangel,
- Bewegungsmangel,
- Osteoporose in der Familie,
- Rauchen,
- starker Alkoholkonsum,
- Einnahme von Kortison über längere Zeit.

Nach einer Untersuchung des Robert Koch-Instituts haben in Deutschland 13 % der Frauen zwischen 60 und 69 Jahren eine Osteoporose-Diagnose erhalten. Die Diagnose wird manchmal voreilig gestellt, wenn Knochendichtemessungen sehr enge Normgrenzen haben. Denn dann gilt auch bei Werten die Diagnose Osteoporose, die zwar niedrig sind, aber bei einer anderen Definition der Normwerte noch als gesund betrachtet würden. Allerdings wird auch manche Diagnose gar nicht oder zu spät gestellt, wenn Frauen nicht zur Ärzt*in gegangen sind oder nicht daran gedacht wurde.

Wichtig ist, dass eine Osteoporose in jedem Stadium verbessert oder gar verhindert werden kann durch gezielten Muskelaufbau und eine entsprechende Ernährung (vgl. Kap. 8.3).

Weitere Informationen finden Sie unter: https://www.gesundheitsinformation.de/osteoporose.2610.de.html und https://www.osd-ev.org/osteoporose-therapie/osteoporose-bewegung-sport/osteoporose-gymnastik/.

Bei speziellen Fachfragen kann auch die aktuelle Osteoporose-Leitlinie der DVO (Dachverband für Osteologie e. V.) zu Rate gezogen werden (https://www.awmf.org/uploads/tx_szleitlinien/183-001l_S3_Osteoporose-Prophylaxe-Diagnostik-Therapie_2018-04.pdf).

Einfluss einer Hormontherapie

Eine Hormontherapie führt zu einer Zunahme der Knochendichte und zu einer Abnahme des Risikos für Knochenbrüche. Bisher wurde der Effekt bei jeder Art der Hormontherapie festgestellt, auch bei niedrigen Dosierungen. Nach dem Absetzen der Hormone bleibt der Vorteil noch eine Zeit lang bestehen, flacht dann aber langsam wieder ab. Die WHI-Studie zeigte, dass die Frauen aus der Hormongruppe noch 7,6 Jahre nach dem Absetzen der Hormone ein geringeres Risiko für Hüftfrakturen hatten als die Frauen aus der Placebo-Gruppe. Für Wirbelkörperbrüche ließ sich jedoch 2,3 Jahre nach dem Absetzen der Hormone kein signifikanter Unterschied zwischen den Gruppen mehr nachweisen.

Zur Vorbeugung einer Osteoporose ist eine Hormonbehandlung nicht angezeigt: Sie hat zu viele andere Risiken, und es stehen insbesondere mit Lebensstilveränderungen auch Methoden zur Verfügung, die sich auf die Gesamtgesundheit günstig auswirken.

Wenn Frauen aber bereits eine Osteoporose mit Knochenbrüchen haben, kann gelegentlich eine Hormontherapie sinnvoll sein. Da Frauen über 65 Jahre erhöhte Risiken für Thrombose/Embolie, Schlaganfälle und Demenz haben, sollte eine Hormoneinnahme in dieser Altersgruppe aber sehr triftige Gründe haben. Üblicherweise werden zuerst spezielle Medikamente gegen Osteoporose eingesetzt, z. B. die Bisphosphonate. Es gibt auch Arzneimittel, die nicht nur – wie Östrogene – einen weiteren Knochenabbau verhindern, sondern den Aufbau von neuem Knochengewebe fördern.

In Zahlen

Das Risiko für Knochenbrüche ist unter einer Östrogentherapie alleine um das 0,73-Fache (CI = 0,65–0,80), unter einer kombinierten Hormontherapie zum Schlucken um das 0,8-Fache (CI = 0,68–0,94) erniedrigt [25].

In Studien zur Behandlung mit Östrogenen allein zeigte sich: In der Gruppe der Frauen mit Scheinmedikament erkranken 217 von 10.000 Frauen pro Jahr, in der Gruppe der Frauen mit Östrogenen allein sind es 173 von 10.000 Frauen. Es erkranken also 44 von 10.000 Frauen pro Jahr weniger durch die Östrogene [25].

Abbildung 10-6: Anzahl der Frauen, die sich einen Knochen brechen (Erläuterung s. Text).

In Studien zur kombinierten Behandlung mit Östrogenen und Gestagenen ergab sich: In der Gruppe der Frauen mit Scheinmedikament erkranken 196 von 10.000 Frauen pro Jahr, in der Gruppe der Frauen mit Östrogenen und Gestagenen sind es 143 von 10.000 Frauen. Es erkranken also 53 von 10.000 Frauen pro Jahr weniger durch die Einnahme von Östrogenen und Gestagenen [25].

In dem Diagramm sind 143 Anteile dunkelgrün und 53 Anteile hellgrün markiert (Abbildung 10-6). Diese Anteile bedeuten zusammengenommen, dass 196 von 10.000 Frauen pro Jahr ohne Hormontherapie an Knochenbrüchen erkranken. Die 53 hellgrünen Kästchen stehen für die **53 Frauen, die pro Jahr unter einer Östrogen-Gestagen-Therapie weniger an Knochenbrüche** erkranken.

Was empfehlen Leitlinien?
Eine Hormontherapie verringert das Risiko für Knochenbrüche.
Dieser Effekt tritt etwa nach 1 Jahr ein. Er ist unabhängig vom Alter der Frau. Er bleibt auch nach dem Absetzen der Hormone noch eine Zeit lang bestehen, wenn auch in geringerem Maße.

Soll ich vielleicht eine Knochendichtemessung machen lassen, damit ich weiß, ob ich ein erhöhtes Risiko für Knochenbrüche habe?

Wenn Sie in den letzten Jahren bereits Knochenbrüche hatten, sollten Sie eine Knochendichtemessung durchführen lassen.
Wenn Sie ein eindeutig erhöhtes Risiko für Osteoporose haben, z. B. wenn Sie untergewichtig sind (BMI <20), Osteoporose in Ihrer Familie gehäuft vorkommt oder wenn Sie Medikamente nehmen, die eine Osteoporose begünstigen (Kortison, Aromatasehemmer), sollten Sie mit Ihrer Hausärzt*in darüber sprechen.
Wenn Sie kein erhöhtes Risiko haben, sollten Sie eine Knochendichtemessung vermeiden. Sie könnten sonst unnötig beunruhigt werden.
Die Knochendichtemessung kann nur die Knochenmasse feststellen. Die sagt aber nicht unbedingt etwas über die Stabilität der Knochen aus. Deswegen bekommen manche gesunde Menschen ein ‚falsch positives' Ergebnis. Ihnen wird gesagt, dass die Knochendichte erniedrigt ist. Selbst wenn sie aktuell keine Beschwerden haben und auch in Zukunft keine Probleme mit Knochenbrüchen bekommen würden, würde das Untersuchungsergebnis Sie beunruhigen.

10.1.9 Diabetes mellitus (Zuckerkrankheit)

Die Krankheit

Diabetes ist eine Stoffwechselkrankheit, bei der Typ I und Typ II unterschieden werden. Typ-I-Diabetes ist eine Autoimmunerkrankung. Im Körper werden Antikörper gebildet, die die insulinproduzierenden Zellen in der Bauchspeicheldrüse schädigen oder zerstören. Die Krankheit tritt oft schon im Kindes- oder Jugendalter auf. Typ-II-Diabetes wird auch Altersdiabetes genannt. Er kommt viel häufiger vor; etwa 90 % der Diabetiker*innen haben einen Typ-II-Diabetes. Bei ihnen kann Insulin von den Zellen nicht ausreichend genutzt werden. Die Krankheit macht zu Anfang meistens wenige Beschwerden. Auffällig sind viel Durst und häufiges Wasserlassen, auch Müdigkeit. Die Zuckerkrankheit ist mit einem hohen Risiko für Spätfolgen verbunden. Sie entstehen durch Schädigung von Gefäßen, z. B. Herzinfarkt, Schlaganfälle, Nierenschäden, Augenhintergrundveränderungen und Durchblutungsstörungen der Beine.

Das Ausgangsrisiko

Während Typ-I-Diabetes häufig genetisch bedingt ist, hat Typ-II-Diabetes meistens mit dem Lebensstil zu tun. Er kommt aber auch in manchen Familien gehäuft vor. Abgesehen davon gibt es folgende Risikofaktoren: Bewegungsmangel, Übergewicht, Rauchen und Ernährungsfehler (zucker- und fettreiche Ernährung).

Einfluss einer Hormontherapie

Es gab eine Reihe von widersprüchlichen Ergebnissen, ob eine Hormontherapie eher günstigen oder ungünstigen Einfluss auf den Zucker-/Insulin-Stoffwechsel hat. Eine Zusammenfassung der wichtigsten Studien kommt zu dem Ergebnis, dass sowohl unter einer Östrogenbehandlung als auch unter einer kombinierten Östrogen-Gestagen-Therapie vergleichsweise weniger Frauen einen Diabetes entwickeln. Die Studien wurden überwiegend mit Hormonen zum Schlucken durchgeführt. Hormonpflaster zeigen diesen günstigen Effekt nicht oder zumindest in geringerem Maß.

In Zahlen

Das Risiko für Diabetes ist unter einer Östrogentherapie um das 0,87-Fache (CI = 0,77–0,98), unter einer kombinierten Hormontherapie zum Schlucken um das 0,84-Fache (CI = 0,72–0,97) erniedrigt [25].

In Studien zur Behandlung mit Östrogenen allein zeigt sich: In der Gruppe der Frauen mit Scheinmedikament erkranken 148 von 10.000 Frauen pro Jahr, in der

Gruppe der Frauen mit Östrogenen allein sind es 129 von 10.000 Frauen. Es erkranken also 19 von 10.000 Frauen pro Jahr weniger durch die Östrogene [25].

In Studien zur kombinierten Behandlung mit Östrogenen und Gestagenen kamen Forscher zu dem Ergebnis: In der Gruppe der Frauen mit Scheinmedikament erkranken 85 von 10.000 Frauen pro Jahr, in der Gruppe der Frauen mit Östrogenen und Gestagenen sind es 71 von 10.000 Frauen. Es erkranken also 14 von 10.000 Frauen pro Jahr weniger durch die Einnahme von Östrogenen und Gestagenen [25].

Hormontherapie bei Diabetes mellitus?

Wenn Diabetikerinnen starke Wechseljahresbeschwerden haben, können sie Hormone einnehmen. Denn es wurde in keiner Studie nachgewiesen, dass sich Hormone nachteilig auf die Blutzuckerkontrolle auswirken. Ein Kontrollwert bei Diabetes, das HbA1c, scheint unter Hormonen zum Schlucken besser zu sein. Bei Hormonpflastern ist der Effekt nicht so ausgeprägt. Die Behandlung sollte aber immer in Absprache mit der betreuenden Internist*in eingeleitet werden. Vor allem zu Beginn der Behandlung sind kürzere Kontrollintervalle empfehlenswert.

In dem Diagramm sind 71 Anteile dunkelgrün und 14 Anteile hellgrün markiert (Abbildung 10-7). Diese Anteile bedeuten zusammengenommen, dass 85 von 10.000 Frauen pro Jahr ohne Hormontherapie an Diabetes erkranken. Die 14 hellgrünen Anteile stehen für die **14 Frauen, die pro Jahr unter einer Östrogen-Gestagen-Therapie weniger an Typ II Diabetes mellitus** erkranken.

Abbildung 10-7: Anzahl der Frauen, die an Diabetes erkranken (Erläuterung s. Text).

Was empfehlen Leitlinien?
Die DGGG-Leitlinie hat keine Empfehlung zu dem Thema ausgesprochen.
Die NICE-Guideline empfiehlt:
Frauen und ihre Behandler*innen sollten wissen, dass eine Hormontherapie bei Frauen mit Typ-II-Diabetes im Allgemeinen nicht mit nachteiligen Auswirkungen auf die Blutzuckerkontrolle verbunden ist.
Eine Hormontherapie kommt für Typ-II-Diabetikerinnen mit Wechseljahresbeschwerden in Betracht, wenn andere Krankheiten nicht dagegen sprechen. Falls nötig, sollte eine Spezialist*in hinzugezogen werden.

Ich bin Diabetikerin, und ich freue mich, dass ich keine Nachteile habe gegenüber gesunden Frauen, falls ich Hormone brauche.

10.1.10 Brustkrebs

Die Krankheit

Brustkrebs ist die häufigste Krebsart bei Frauen. Heute wird Brustkrebs oftmals früh entdeckt und behandelt, sodass die meisten Frauen den Brustkrebs überleben. Trotzdem gehört Brustkrebs nach Herzkrankheiten zu den häufigsten Todesursachen von Frauen.

Die Leitlinie zur Brustkrebsfrüherkennung, Therapie und Nachsorge gibt keine Auskunft über Hintergründe und mögliche Ursachen für die Häufigkeit der Erkrankung in westlichen Industrienationen [68]. In der Medizin geht es hauptsächlich um Früherkennung (Mammografie) und um die Behandlung von Brustkrebs. Darüber hinaus müsste echte Vorbeugung durch Ursachenforschung und systematische Reduktion von Umweltfaktoren, die die Entstehung von Brustkrebs begünstigen, vom Bund gefördert werden [86].

Ausgangsrisiko

Brustkrebs ist in etwa 10 % der Fälle erblich bedingt. Frauen mit Genmutationen haben ein hohes Risiko, an Brustkrebs zu erkranken. Nicht alle Frauen, in deren Familie Brustkrebs vorkommt, haben jedoch eine erbliche Form von Brustkrebs. Die Brustkrebs-Leitlinie stellt auf S. 53 dar, für welche Frauen ein Gentest infrage kommt [68]. Dabei gilt nicht nur Brustkrebs, sondern auch Eierstockkrebs in der Familie als Risikofaktor. Frauen mit nachgewiesenen Genmutationen können in ein spezielles Früherkennungsprogramm aufgenommen werden.

Der zweite Risikofaktor ist das Alter: Das Risiko steigt mit dem Alter. Von den Frauen, die 50 Jahre alt sind, werden 25 von 1000 Frauen in den folgenden 10 Jahren die Diagnose Brustkrebs bekommen. 4 von 1000 Frauen werden an Brustkrebs sterben.

Eine Rolle spielt auch, wo Frauen leben. In Afrika und Asien kommt Brustkrebs seltener vor als in Europa und Amerika. Ob Ethnien, Ernährung, Umweltfaktoren oder Lebenserwartung dafür verantwortlich sind – oder alles zusammen – ist nicht geklärt.

Hormonelle Faktoren spielen eine Rolle, z. B. die Lebenszeit, in der Frauen hohen Östrogenspiegeln ausgesetzt sind – also von der ersten bis zur letzten Menstruationsblutung. Bei früh einsetzender Regelblutung und sehr später Menopause ist das Krebsrisiko im Vergleich höher. Von diesem Gesamtzeitraum können die Jahre, in denen Frauen gestillt haben, abgezogen werden, denn während der Stillzeit sind die Östrogenspiegel niedrig.

Auch Lebensstilfaktoren haben Einfluss auf das Brustkrebsrisiko. Nachgewiesen ist, dass vor allem hoher Alkoholkonsum das Risiko erhöht. Auch Übergewicht ist ein Risikofaktor. Umgekehrt sind Sport, gesunde Ernährung mit viel

Obst und Gemüse und häufiger Aufenthalt im Freien vermutlich schützende Faktoren (https://www.gesundheitsinformation.de/risikofaktoren-fuer-brustkrebs.2276.de.html?part=ursachenundrisikofaktoren).

Einfluss einer Hormontherapie

Die Zunahme von Brustkrebserkrankungen unter einer Therapie mit Östrogenen und Gestagenen war 2002 der Grund für den Abbruch der WHI-Studie. Auch andere große Studien haben diesen Zusammenhang bewiesen.

Eine Risikoerhöhung für Brustkrebs zeigt sich nach 5 Jahren Hormoneinnahme, laut einer neuen Studie, sogar schon nach 1 Jahr [8a]. Sie ist umso größer, je länger die Hormone eingenommen werden und je höher die Dosis. Nach dem Absetzen der Hormone ist das Risiko noch über mehrere Jahre höher als bei Frauen, die keine Hormone genommen haben. Bei Frauen, die über viele Jahre Hormone einnehmen, macht es auch einen Unterschied, ob sie die Östrogene und Gestagene täglich nehmen (Kontinuierliche Therapie) oder ob sie Gestagene nur intervallweise einnehmen (Sequenzielle Therapie). Bei der kontinuierlichen Form ist das Brustkrebsrisiko vermutlich höher als bei der sequenziellen Einnahme [8a].

Anders als eine kombinierte Therapie mit Östrogenen und Gestagenen hat die alleinige Therapie mit Östrogenen in der WHI-Studie nicht zu häufigerem Brustkrebs geführt. Die aktuelle Zusammenfassung aller Beobachtungsstudien zu Brustkrebs unter Hormontherapie findet jedoch, dass die 5-jährige Einnahme von Östrogen allein das Brustkrebsrisiko der nächsten 20 Jahre von 6,39 auf 6,8 erhöht [8a].

In Zahlen

Wenn alle wichtigen Studien zusammengefasst werden, ergibt sich eine Erhöhung des Risikos für Brustkrebs um das 1,27-Fache (CI = 1,03–1,56) unter einer kombinierten Östrogen-Gestagen-Hormontherapie (signifikant). Unter einer alleinigen Östrogenbehandlung ist das Risiko um das 0,79-Fache (CI = 0,61–1,01) erniedrigt, aber das Ergebnis ist nicht signifikant [25].

In Studien mit Östrogenen allein finden sich folgende Ergebnisse: In der Gruppe der Frauen mit Scheinmedikament erkranken 34 von 10.000 Frauen pro Jahr, in der Gruppe der Frauen mit Östrogenen sind es 27 von 10.000 Frauen. Es erkranken also 7 von 10.000 Frauen pro Jahr weniger unter Östrogen (nicht signifikant) [25].

Studien mit Östrogenen plus Gestagenen kommen zu folgenden Ergebnissen: In der Gruppe der Frauen mit Scheinmedikament erkranken 34 von 10.000

Frauen pro Jahr, in der Gruppe der Frauen mit Östrogenen plus Gestagen sind es 43 von 10.000 Frauen. Es erkranken also 9 von 10.000 Frauen pro Jahr mehr unter Östrogen plus Gestagen (signifikant) [25].

In dem Diagramm sind 34 Anteile dunkelgrün markiert (Abbildung 10-8). Das bedeutet: 34 von 10.000 Frauen pro Jahr erkranken ohne Hormontherapie an Brustkrebs. 9 Anteile sind grau markiert. Sie stehen für die **9 Frauen, die pro Jahr zusätzlich unter einer Hormontherapie mit Östrogenen und Gestagenen an Brustkrebs** erkranken.

Abbildung 10-8: Anzahl der Frauen, die an Brustkrebs erkranken (Erläuterung s. Text).

Was empfehlen Leitlinien?
Frauen sollen vor Beginn einer Hormontherapie wissen, dass eine Östrogen-Gestagen-Behandlung zu einer geringen Erhöhung des Brustkrebsrisikos führt. Eine Östrogenbehandlung allein hat kein erhöhtes Brustkrebsrisiko. Das Risiko ist abhängig von der Zusammensetzung der Hormontherapie und der Behandlungsdauer. Es wird nach dem Absetzen der Hormontherapie langsam wieder kleiner.

Finden Sie, dass 9 von 10.000 Frauen pro Jahr ein geringes Risiko ist? Ich kenne doch so viele Frauen, die Hormone genommen haben und Brustkrebs bekamen.

Das hängt damit zusammen, dass Brustkrebs bei uns die häufigste Krebsart bei Frauen ist. Sie kennen doch sicher auch Frauen mit Brustkrebs, die keine Hormone genommen haben?
Aber Sie haben auch Recht: Die Risikoerhöhung muss ernst genommen werden. Jede einzelne Frau, die zusätzlich durch die Hormonbehandlung erkrankt, ist eine zu viel. Deswegen bin ich auch der Meinung, dass Frauen keine Hormone nehmen sollten, wenn sie keine Beschwerden haben.

Hormone nach Brustkrebs?
Frauen, die Brustkrebs hatten, haben ein höheres Risiko, einen Rückfall zu erleiden, wenn sie Hormone nehmen. Es gibt nur wenige gute Studien dazu, sodass das Risiko nicht genau beziffert werden kann.

Was empfehlen Leitlinien?
Frauen nach Brustkrebs sollen keine Hormontherapie bekommen. Nur im Einzelfall kann sie erwogen werden, wenn andere Behandlungen versagt haben und die Lebensqualität der Frau erheblich eingeschränkt ist.

Ich hatte Brustkrebs und muss jetzt Tamoxifen nehmen. Dadurch schwitze ich wirklich sehr stark. Nun kann ich noch nicht einmal dagegen etwas tun, was wirklich hilft!

Ja, das ist eine sehr schwierige Lage.
Sie könnten zuerst CBT (Kognitive Verhaltenstherapie) versuchen. Da lernen Sie, sich von den Hitzewallungen nicht beherrschen zu lassen.
Mit Akupunktur werden die Hitzewallungen vermutlich nicht mehr so stark sein.
Wenn das nicht ausreicht, können Sie immer noch Antidepressiva in Betracht ziehen. Die vermindern nämlich auch Hitzewallungen. Es dürfen aber keine sein, die die Wirkung des Tamoxifen beeinträchtigen. Infrage kommen z.B. Citalopram, Escitalopram oder Venlafaxin.

Eine Scheidenbehandlung mit Östrogenen kann auch zu erhöhten Östrogenspiegeln im Blut führen und damit ein Risikofaktor sein für Brustkrebs. Es gibt keine Studien, die definieren, welche Art der Hormone und welche Dosierung sicher ist. Hochdosierte Estradiolhaltige Cremes (100 µg) sollen Frauen mit erhöhtem Brustkrebsrisiko überhaupt nicht anwenden.

Frauen nach Brustkrebs sollten zunächst eine hormonfreie Scheidenbehandlung versuchen. Wenn das nicht hilft, kann laut DGGG-Leitlinie eine ultraniedrige Dosierung mit 0,03 mg Estriol 3-mal pro Woche angewendet werden. Manchmal genügt es auch, die Haut an der Scheidenöffnung mit dem Finger und etwas Östriol-Creme zu massieren.

10.1.11 Darmkrebs

Die Krankheit

Darmkrebs gehört zu den häufigen Krebserkrankungen in Deutschland. In den meisten Fällen sind es Teile des Dickdarms, die an Krebs erkranken. Darmkrebs kann oft gut behandelt werden, sodass viele Patient*innen Darmkrebs überleben.

Das Ausgangsrisiko

Das Risiko für Darmkrebs steigt mit dem Alter. Männer sind häufiger betroffen als Frauen. Wenn bei Eltern oder Geschwistern Darmkrebs vorgekommen ist, verdoppelt sich das Risiko (https://www.gesundheitsinformation.de/darmkrebs.2069.de.html).

Einfluss einer Hormontherapie

Studien zeigen, dass eine Hormontherapie mit Östrogenen plus Gestagen das Risiko für Darmkrebs signifikant senkt. Der Vorteil zeigt sich nach 4 Jahren Hormoneinnahme und flacht nach dem Absetzen langsam wieder ab.

In Zahlen

Wenn alle wichtigen Studien zusammengefasst werden, ergibt sich eine Senkung des Risikos für Darmkrebs um das 0,64-Fache (CI = 0,44–0,91) unter einer kombinierten Östrogen-Gestagen-Hormontherapie (signifikant). Unter einer alleinigen Östrogenbehandlung ist das Risiko um das 1,15-Fache (CI = 0,81–1,63) erhöht, aber das Ergebnis ist nicht signifikant [25].

In Studien mit Östrogenen allein finden sich folgende Ergebnisse: In der Gruppe der Frauen mit Scheinmedikament erkranken 15 von 10.000 Frauen pro Jahr, in der Gruppe der Frauen mit Östrogenen sind es 17 von 10.000 Frauen. Es erkranken also 2 (CI = –3 bis + 10) von 10.000 Frauen pro Jahr mehr unter Östrogen an Darmkrebs [25]. Die Ergebnisse sind nicht signifikant.

Studien mit Östrogenen plus Gestagenen kommen zu folgenden Ergebnissen: In der Gruppe der Frauen mit Scheinmedikament erkranken 16 von 10.000 Frauen pro Jahr, in der Gruppe der Frauen mit Östrogen plus Gestagen sind es 10 von 10.000 Frauen. Es erkranken also 6 (CI = –9 bis –1) von 10.000 Frauen pro Jahr weniger an Darmkrebs unter Östrogen plus Gestagen [25]. Diese Ergebnisse sind signifikant.

Abbildung 10-9: Anzahl der Frauen, die an Darmkrebs erkranken (Erläuterung s. Text).

In dem Diagramm sind 10 Anteile dunkelgrün und 6 Anteile hellgrün markiert (Abbildung 10-9); zusammengenommen sind es 16 Anteile. Das bedeutet: 16 von 10.000 Frauen pro Jahr erkranken ohne Hormontherapie an Darmkrebs. Die 6 hellgrünen Anteile stehen für die **6 Frauen, die pro Jahr unter einer Hormontherapie mit Östrogenen und Gestagen weniger an Darmkrebs** erkranken.

Was empfehlen Leitlinien?

Frauen sollen wissen, dass eine Hormontherapie das Risiko für Darmkrebs senken kann. Das ist aber keine Begründung für eine vorbeugende Einnahme der Hormone, weil dem größere Nachteile gegenüber stehen.

10.1.12 Gebärmutterschleimhautkrebs

Die Krankheit

Gebärmutterschleimhautkrebs, auch Endometriumkarzinom genannt, ist die vierthäufigste Krebsart bei Frauen. Etwa 1 von 10.000 Frauen erkranken daran. Der Krebs entsteht innerhalb der Gebärmutterschleimhaut, ist hormonabhängig und macht sich meistens durch ungeregelte Blutungen bemerkbar. Bei früher Erkennung wird die Gebärmutter entfernt und die meisten Frauen überleben die Krankheit.

Zum Verständnis: Gebärmutterschleimhautkrebs ist eine völlig andere Krankheit als Gebärmutterhalskrebs (Zervixkarzinom), welcher am Muttermund entsteht. Er wird durch Viren (HPV) ausgelöst und ist im Gegensatz zum Gebärmutterschleimhautkrebs nicht hormonabhängig.

Das Ausgangsrisiko

Der wichtigste Risikofaktor ist das Alter, die meisten Erkrankungen werden bei Frauen zwischen 75 und 79 Jahren festgestellt. Bestimmte Medikamente erhöhen das Risiko: Tamoxifen, Tibolon.

Frauen mit erhöhten körpereigenen Östrogenspiegeln, die nicht durch Gestagene ausgeglichen werden, haben ein erhöhtes Risiko für Gebärmutterschleimhautkrebs. Dazu gehören übergewichtige Frauen und Frauen, die während ihrer geschlechtsreifen Zeit bei hohen Östrogenspiegeln nur selten Blutungen haben. Auch Diabetikerinnen haben ein erhöhtes Risiko.

Einfluss einer Hormontherapie

Eine alleinige Behandlung mit Östrogenen erhöht das Risiko für Gebärmutterschleimhautkrebs. Je höher die Dosis und je länger die Östrogeneinnahme sind, umso mehr steigt das Risiko. Wenn Frauen zusätzlich zu den Östrogenen Gestagene einnehmen, wird die Risikoerhöhung wieder aufgehoben.

In Zahlen

Frühere Beobachtungsstudien haben eindeutig gezeigt, dass Frauen, die über längere Zeit nur Östrogene einnehmen, ein etwa doppelt so hohes Risiko für Gebärmutterschleimhautkrebs haben wie Frauen ohne Östrogentherapie. Wenn die Behandlung länger als 10 Jahre gedauert hat, hatte sich das Risiko verzehnfacht. Es ist ethisch nicht zulässig, Frauen mit Gebärmutter in Studien aufzunehmen und ihnen Östrogene allein zu geben. Deswegen gibt es keine

Zahlen aus RCTs. Heute werden Östrogene allein in Studien nur den Frauen gegeben, die keine Gebärmutter mehr haben.

Wenn zusätzlich zu Östrogenen Gestagene genommen werden, wird das Risiko für Gebärmutterschleimhautkrebs aufgehoben. Wenn alle wichtigen Studien zusammengefasst werden, ist das Risiko für Gebärmutterschleimhautkrebs unter einer kombinierten Östrogen-Gestagen-Therapie um das 0,86-Fache (CI = 0,51–1,44) erniedrigt [25]. 5 von 10.000 Frauen erkranken pro Jahr weniger an Gebärmutterschleimhautkrebs, wenn sie Östrogen plus Gestagen nehmen [25]. Das Ergebnis ist nicht signifikant. Das bedeutet, es könnte reiner Zufall sein.

Ein Diagramm wird nicht erstellt, weil die Zahlen nicht signifikant sind.

Die Art und Dosis der Gestagene können das Risiko leicht modifizieren. Dazu nimmt die DGGG-Leitlinie Stellung.

Was empfehlen Leitlinien?

Eine alleinige Behandlung mit Östrogenen ohne Gestagene ist bei Frauen mit Gebärmutter ein Risikofaktor für das Auftreten von Gebärmutterschleimhautkrebs. Das Risiko ist von der Dauer der Anwendung abhängig.

Eine bis zu 5-jährige kontinuierliche oder sequenzielle Hormontherapie (mit einem ausreichend hoch dosierten Gestagen) kann hinsichtlich des Endometriumkarzinoms als sicher angesehen werden.

Gut zu wissen, dass ich sogar vor Gebärmutterschleimhautkrebs sicher bin, wenn ich maximal 5 Jahre eine Östrogen-Gestagen-Therapie nutze.

Na ja, einen 100%igen Schutz gibt es nie. Aber wenn die Gestagene ausreichend hoch dosiert sind, sind Sie genauso sicher wie wenn Sie keine Hormone nehmen würden.

Die meisten großen Studien wurden mit dem Gestagen Medroxprogesteronacetat (MPA) (vgl. „Zum Verständnis: Gestagene“ in Kap. 9.2.4) durchgeführt. Deswegen gibt es über dieses Gestagen die zuverlässigsten Zahlen. Aber MPA wird für eine Reihe von Nachteilen verantwortlich gemacht, die bei anderen Gestagenen nicht ganz so ausgeprägt sein sollen: Das Brustkrebsrisiko, das Risiko für Thrombose/Embolie und andere Herz-Gefäß-Krankheiten. Umgekehrt ist das Risiko für Gebärmutterschleimhautkrebs bei schwach wirksamen Gestagenen höher als bei stark wirksamen. Zu den schwach wirksamen Gestagenen gehört hauptsächlich Progesteron, aber auch Dydrogesteron. Es fehlen dazu Zahlen aus RCTs. In einer Beobachtungsstudie findet sich bei einer mehr als 5-jährigen kontinuierlichen Therapie mit Östrogenen und 100 mg mikronisiertem Progesteron oder mit Dydrogesteron ein 2,7-fach erhöhtes Risiko für Gebärmutterschleimhautkrebs (HR = 2,7 [95 % CI 1,9–3,8]) [24].

Was empfehlen Leitlinien?
Die Verwendung von Progesteron oder Dydrogesteron im Rahmen einer kontinuierlich-kombinierten Hormontherapie kann das Risiko für Gebärmutterschleimhautkrebs erhöhen.

Oben habe ich gelesen, dass Progesteron nicht so ein hohes Thrombose/Embolie-Risiko und Schlaganfall-Risiko hat. Soll ich mir jetzt aussuchen, welche Krankheiten ich eher in Kauf nehmen muss, wenn ich eine Hormontherapie machen will?

Nein, so ist das nicht gemeint. Da gibt es schon auch Zwischenlösungen. Die Beobachtungsstudie wurde mit 100 mg mikronisiertem Progesteron durchgeführt. Man kann die Dosis auch erhöhen auf 200 mg pro Tag. Das könnte sicherer sein, ist aber nicht durch Studien belegt. Vielleicht sind die Vorteile dann auch nicht mehr vorhanden.
Es ist auch ein Unterschied, ob Sie viele Jahre lang Hormone einnehmen, z. B. 5 Jahre lang. Dann würde ich von Progesteron abraten und lieber ein stärkeres Gestagen nehmen.

Hormone nach Gebärmutterschleimhautkrebs?

Frauen, die eine Gebärmutterentfernung hatten wegen Gebärmutterschleimhautkrebs, sollten sicherheitshalber keine Östrogene einnehmen, möglichst auch keine Scheidenbehandlung mit Estriol. Da es aber kaum Studien gibt, die das Risiko beziffern können, müssen Nutzen und Risiko danach abgewogen werden, wie es der Patientin geht. Bei sehr starken Hitzewallungen kann eine Hormontherapie erwogen werden. Wenn Frauen unter starken Problemen durch Scheidentrockenheit leiden und Gleitmittel nicht genützt haben, können sie auch eine Estriolbehandlung der Scheide erwägen.

Was empfehlen Leitlinien?
Das Risiko einer Hormonbehandlung nach behandeltem Gebärmutterschleimhautkrebs ist nicht ausreichend untersucht.
Bei Patientinnen mit behandeltem Gebärmutterschleimhautkrebs kann eine Hormontherapie bei Wechseljahresbeschwerden mit erheblichen Einschränkungen der Lebensqualität erwogen werden, wenn andere Behandlungsmethoden versagt haben.

Frau Doktor, ich hatte vor 20 Jahren eine Gebärmutterentfernung wegen Gebärmutterhalskrebs. Jetzt bin ich 60 und habe solche Schmerzen beim Geschlechtsverkehr, dass mir die Lust vergangen ist. Muss das denn sein?

Sie sollten das unbedingt mit Ihrer Frauenärzt*in besprechen. Sie/er kann Ihnen bedenkenlos eine Hormoncreme für die Scheide verschreiben, denn Gebärmutterhalskrebs hat nichts mit Hormonen zu tun. Bedenken gibt es nur, wenn Frauen Gebärmutterschleimhautkrebs hatten.

10.1.13 Eierstockkrebs

Die Krankheit

Eierstockkrebs zählt nicht zu den häufigsten Krebsarten bei Frauen, aber die Krankheit wird bei 75 % erst spät entdeckt und hat dann eine schlechte Prognose. Nur 41 von 100 Frauen überleben 5 Jahre nach der Diagnosestellung. Weder Früherkennungsmethoden noch moderne Behandlungsmethoden haben die hohe Sterblichkeit verändert. Es gibt eine Patientinnen-Leitlinie für Betroffene und deren Angehörige: https://www.awmf.org/uploads/tx_szleitlinien/032-035-OLp_Ovarialkarzinom_Eierstockkrebs_2018-08.pdf.

Das Ausgangsrisiko

Das Risiko für Eierstockkrebs nimmt bis 85 Jahre mit dem Alter zu. Aber in 5–10 % der Erkrankungen sind die Frauen jünger als 45 Jahre. Frauen, in deren Familie Eierstockkrebs oder erbliche Formen von Brustkrebs aufgetreten sind, haben ein erhöhtes Risiko. Sie können in spezielle Früherkennungsprogramme aufgenommen werden.

Einfluss einer Hormontherapie

Eine Hormontherapie kann das Risiko für Eierstockkrebs erhöhen. Der Zusammenhang ist nicht sicher bewiesen, da es dazu nur Beobachtungsstudien gibt. Danach ist das Risiko bereits bei Anwendungszeiten von unter 5 Jahren erhöht. Nach dem Absetzen der Therapie nimmt es langsam wieder ab.

In Zahlen

Wenn alle Studien zusammengefasst werden, kann eine Risikoerhöhung um das 1,43-Fache (CI = 0,76–2,69) unter einer kombinierten Östrogen-Gestagen-Therapie angenommen werden [25]. Das Ergebnis ist nicht signifikant. Es kann also reiner Zufall sein.

Für die Behandlung mit Östrogenen alleine gibt es keine Zahlen. Unter Östrogen-Gestagen-Therapie erkranken 9 von 10.000 Frauen pro Jahr mehr an Eierstockkrebs [25]. Das Ergebnis ist nicht signifikant.

Weil die Zahlen nicht signifikant sind, wird kein Diagramm erstellt.

Was empfehlen Leitlinien?
Frauen, die eine Hormontherapie erwägen, sollen wissen, dass eine Hormontherapie mit Östrogenen allein und mit einer Kombination aus Östrogenen und Gestagenen das Risiko für Eierstockkrebs erhöhen kann.

Davon habe ich noch nie etwas gehört. Meine Mutter ist an Eierstockkrebs gestorben als sie 65 Jahre alt war. Darf ich jetzt keine Hormone gegen meine Wechseljahresbeschwerden nehmen?

Es sollte zuerst eine ausführliche Familiengeschichte aufgenommen werden um zu klären, ob Sie ein erbliches Risiko für Eierstock- und Brustkrebs haben. Wenn das der Fall ist, würde ich versuchen, eine Hormonbehandlung zu vermeiden. Anderenfalls würde ich die Behandlung davon abhängig machen, wie stark Ihre Beschwerden sind. Bei starken Beschwerden können Sie schon Hormone einnehmen, um sich Erleichterung zu verschaffen. Denn das Risiko für Eierstockkrebs ist nur gering erhöht, vergleichbar dem Brustkrebsrisiko.

Hormontherapie nach Eierstockkrebs?

Ob Frauen nach einer Operation mit Entfernung eines oder beider Eierstöcke wegen Eierstockkrebs eine Hormontherapie durchführen dürfen, wurde bisher nicht in guten Studien untersucht.

Was empfehlen Leitlinien?
Eine Hormonbehandlung kann bei Frauen nach Behandlung von Eierstockkrebs nach entsprechender Aufklärung durchgeführt werden.

Ich bin 41 Jahre alt und komme gerade aus dem Krankenhaus, wo mir beide Eierstöcke wegen Krebs entfernt wurden. Zum Glück war es ein sehr frühes Stadium und es sind keine bösartigen Reste zurückgeblieben. Seit 1 Woche schwitze ich so, dass ich nachts zweimal das Nachthemd wechseln muss und nicht mehr ohne Handtuch aus dem Haus gehen kann. Darf ich eigentlich Hormone bekommen?

Ihre Beschwerden sind nicht verwunderlich. Sie sind ja erst 41 Jahre und hatten einen regelmäßigen Zyklus. Nun sind Sie durch die Operation plötzlich in die Wechseljahre gekommen. Ehrlich gesagt gibt es keine zuverlässigen Daten, ob eine Hormontherapie das Risiko für einen Rückfall Ihres Eierstockkrebses beeinflusst.

Bei Ihnen spricht vieles für eine Hormontherapie, vor allem Ihre starken Beschwerden. Aber auch der günstige Einfluss auf die Knochengesundheit spricht dafür, denn Ihre Wechseljahre beginnen ja nun etwa 10 Jahre früher als bei Frauen, die keine Operation hatten. Außerdem ist Ihre Prognose im Hinblick auf den Eierstockkrebs sehr günstig, weil der Krebs im absoluten Frühstadium war. Deswegen würde ich eine niedrig dosierte Hormontherapie vorschlagen und dem Körper Zeit geben, sich allmählich auf niedrige Östrogenwerte umzustellen.

10.1.14 Gesamtsterblichkeit (Gesamtmortaliät)

Die wichtigste Größe zur Beurteilung von Nutzen und Schaden ist die Gesamtsterblichkeit. Dabei geht es nicht um einzelne Todesursachen, sondern allein um die Frage, ob durch eine bestimmte Maßnahme, beispielsweise eine Hormontherapie, in einem bestimmten Zeitraum mehr Menschen sterben als ohne diese Maßnahme.

Vor der WHI-Studie wurde auf der Basis von Beobachtungsstudien vermutet, dass Hormone das Leben verlängern, also die Sterblichkeit verringern. Diese Hoffnung hat sich nicht erfüllt. Es ist aber auch nicht umgekehrt, wie man bei der Aufzählung der vielen Risiken denken könnte.

Wenn man die wichtigsten Studien zusammenfasst, ist das Sterberisiko unter einer Östrogentherapie wie auch unter einer kombinierten Östrogen-Gestagen-Therapie zum Schlucken um den gleichen Faktor erhöht, nämlich um das 1,01-Fache – also so gut wie gar nicht, zumal die Ergebnisse nicht signifikant sind [25].

Die Konsequenz daraus ist: Mit Hormonen könnte nicht ein einziger Todesfall weniger erzielt werden, wenn Frauen es zur Vorbeugung einnehmen würden. Aber wenn Frauen es gegen Hitzewallungen einnehmen wollen, müssen sie auch keinen einzigen zusätzlichen Todesfall befürchten.

10.2 Zusammenfassende Beurteilung von Nutzen und Risiken

10.2.1 Vor- und Nachteile einer Hormontherapie zum Schlucken

Die Tabelle 10-1 fasst zusammen, wie oft bestimmte Erkrankungen bei Frauen unter Hormontherapie zum Schlucken häufiger bzw. seltener auftreten als bei Frauen ohne Hormontherapie.

Wie auf S. 151 erklärt wird, gibt es Ergebnisse, die statistisch signifikant sind. Das bedeutet, wir können davon ausgehen, dass der Zusammenhang zwischen Hormontherapie und diesen Ereignissen nicht zufällig ist. Erkennbar sind signifikante Werte daran, dass das Vertrauensintervall, welches in Klammern hinter der Zahl steht, nicht die 0 einschließt. Am Beispiel Gesamtsterblichkeit geht das Vertrauensintervall für Östrogene allein von –12 bis +12. Es schließt also die 0 ein. Die Zahlen sind nicht signifikant: Die Ergebnisse können reiner Zufall sein.

10.2.2 Geringere Risiken für jüngere Frauen?

In den Studien, aus denen diese Zahlen gewonnen wurden, waren die Frauen durchschnittlich 61 Jahre alt. Frauen, die Hormone gegen Wechseljahresbeschwerden nehmen, sind meisten 10 Jahre jünger. Forscher*innen fragen sich seit langem [38], [51], ob diese jüngeren Frauen nicht erheblich geringere Risiken haben. Zur Klärung dieser Frage haben die Forscher*innen altersabhängige Untergruppen von der WHI-Studie gebildet: Zum einen mit Frauen, die zwischen 50 und 59 Jahre alt sind, zum anderen mit Frauen, die weniger als 10 Jahre nach der Menopause sind. Die Ergebnisse dieser beiden Gruppen unterscheiden sich nicht wesentlich. Errechnet wurden die in Tabelle 10-2 genannten Zahlen.

Auf den ersten Blick erscheinen die Risiken für die jungen Frauen geringer als für die Gesamtgruppe. Aber die Ergebnisse sind alle nicht signifikant. Sie könnten genauso gut zufällig zustande gekommen sein. Dass die Zahlen so nicht stimmen können, wird schon daran ersichtlich, dass unter alleiniger Östrogen-Therapie drei zusätzliche Hüftbrüche angegeben werden. Alle anderen Studien haben aber mit großer Sicherheit ergeben, dass unter Hormontherapie die Zahl der Hüftbrüche abnimmt. In der Gruppe der Frauen, die Östrogene plus Gestagene bekamen, trifft das auch zu. Es ist offensichtlich, dass die Gruppen für eine verlässliche Aussage zu klein sind. Denn wenn nur ein einziger Fall von Hüftbruch in einer Gruppe auftritt, liegt es nahe, dass der Zufall bei der Ermittlung des Ergebnisses mitspielt.

Tabelle 10-1: Geschätzte Ereignisrate für Zunahme (Schaden) oder Abnahme (Nutzen) pro 10.000 Frauenjahre unter einer Behandlung von Östrogen allein bzw. Östrogen plus Gestagen (durchschnittliches Alter der Frauen 61 Jahre) (modifiziert nach Tabelle 3 aus Gartlehner et al. 2017 [25]).

Ereignis	Unter Placebo	Unter Östrogen allein**	Differenz der Ergebnisse	Unter Placebo	Unter Östrogen plus Gestagen	Differenz der Ergebnisse
Thrombose/ Embolie	25	36	+11 (3–22)	22	43	+21 (12–33)
Koronare Herzerkrankung	57	54	-3 (-12–8)	34	42	+8 (0–18)
Schlaganfall	33	44	+11 (2–23)	24	33	+9 (2–19)
Brustkrebs	34	27	–7 (–14 bis 0,4)	34	43	+9 (1–19)
Darmkrebs	15	17	+2 (–3 bis 10)*	16	10	-6 (–9 bis –1)
Demenz (<65 Jahre)	24	36	+12 (–4 bis 41)*	22	44	+22 (4–53)
Knochenbrüche	196	143	-53 (–69 bis –39)	217	173	-44 (–71 bis –13)
Harninkontinenz	2379	3650	+1261 (880–1689)	2242	3118	+876 (606–1168)
Gallenblasenerkrankungen	44	74	+30 (16–48)	35	56	+21 (10–34)
Diabetes	148	129	-19 (–34 bis –3)	85	71	-14 (–24 bis –3)
Gesamtsterblichkeit	79	80	+1 (–9 bis 12)*	68	69	+1 (–10 bis 14)*

** Wenn das Konfidenzintervall 0 einschließt, ist das Ergebnis nicht statistisch signifikant.*
*** Östrogen alleine nur nach Hysterektomie angezeigt*

Wir haben also keine zuverlässigen Daten dazu, ob eine Hormontherapie für jüngere Frauen ein geringeres Risiko bedeutet als für ältere. Wir können vermuten, dass sich ein Risiko durch eine Therapie bei niedrigem Ausgangsrisiko nicht so stark erhöht wie bei hohem Ausgangsrisiko. Das trifft wahrscheinlich für Herz-Gefäß-Krankheiten zu, aber nicht für Brustkrebs. „Frauen, die die Therapie im oder kurz nach dem Menopause-Alter begonnen haben, zeigten eine höhere Risikosteigerung für Brustkrebs als diejenigen, die die Therapie über 5 Jahre nach der Menopause begonnen hatten“ (Leitlinie DGGG). Auch die Zusammenfassung

Tabelle 10-2: Geschätzte Ereignisrate für Zunahme (Schaden) oder Abnahme (Nutzen) pro 10.000 Frauenjahre unter einer Behandlung von Östrogen allein bzw. Östrogen plus Gestagen (Altersgruppe der Frauen von 50–59 Jahre) (modifiziert nach Tabelle 5a aus Manson et al. 2013 [38]).

Ereignis	Unter Placebo	Unter Östrogen allein**	Differenz der Ergebnisse	RR (relatives Risiko)	Unter Placebo	Unter Östrogen plus Gestagen	Differenz der Ergebnisse	RR (relatives Risiko)
Lungenembolie	6	10	+3	1,53* (0,53–1,85)	5	11	+6	2,05* (0,89–4,71)
Koronare Herzerkrankung	28	17	−11	0,60* (0,35–1,04)	17	23	+5	1,34* (0,82–2,19)
Schlaganfall	17	16	−1	0,99* (0,53–1,85)	10	15	+5	(1,51* 0,81–2,82)
Brustkrebs	29	24	−5	0,82* (0,50–1,34)	27	33	+6	1,21* (0,81–1,80)
Darmkrebs	5	4	−1	0,79* (0,29–2,18)	10	7	−3	0,71* (0,30–1,67)
Hüftbrüche	1	4	+3	0,17* (0,02–1,45)	4	1	3	5,01* (0,59–42,91)
Gesamtsterblichkeit	40	29	−11	0,70* (0,46–1,09)	31	21	−10	0,67* (0,43–1,04)

** Wenn das Konfidenzintervall 0 einschließt, ist das Ergebnis nicht statistisch signifikant.*
*** Östrogen alleine nur nach Hysterektomie angezeigt*

aller Beobachtungsstudien weltweit zu Brustkrebs unter Hormontherapie bestätigt das [8a]. Bei Frauen, die bei Beginn der Hormoneinnahme älter als 60 Jahre waren, war das Brustkrebsrisiko nicht so stark erhöht wie bei jüngeren Frauen.

10.2.3 Geringere Risiken unter Hormonen, die über die Haut aufgenommen werden?

Die Risiken einer Östrogentherapie, die über die Haut aufgenommen wird, sind nicht so gut geklärt wie die Risiken von Östrogenen zum Schlucken. Aber es gibt einige Beobachtungsstudien, die Grund zur Hoffnung geben, dass Pflaster oder Gel günstiger sind. Das ist auch biologisch plausibel, denn die Tabletten gelangen nach dem Schlucken über die Pfortader in die Leber. Dort werden sie verarbeitet und gelangen zu einem kleinen Teil in die Blutbahn. Der größere Teil gelangt mit der Galle in den Darm und wird wieder ausgeschieden (Abbildung 9-3). In der Leber lösen die Östrogene die Bildung von Blutgerinnungsfaktoren aus. Diese fördern die Bildung von Blutgerinnseln. Das hat ein erhöhtes Risiko für Thrombosen/Embolien zur Folge.

Die Östrogene, die mit der Haut aufgenommen werden, gelangen sofort in die Blutbahn. Der Pfortaderkreislauf der Leber wird umgangen. Beobachtungsstudien kommen zu dem Schluss, dass das Risiko für Thrombose/Embolie und Schlaganfälle für eine kombinierte Hormontherapie beim Pflaster nicht oder nur geringfügig erhöht ist.

Das Risiko für Gallenblasenerkrankungen ist unter dem Pflaster ebenfalls nicht so hoch wie bei Hormontabletten. Auch das ist verständlich, weil durch die Tabletten die Leber und Galle mehr beeinflusst werden, als wenn die Hormone über die Haut direkt ins Blut gelangen.

Auf andere Vor- und Nachteile wie Knochenbrüche, Krebserkrankungen und Harninkontinenz hat es keinen Einfluss, ob die Hormone geschluckt oder über die Haut aufgenommen werden. Die Senkung des Risikos für Zuckerkrankheit ist allerdings nur nachzuweisen, wenn die Hormone geschluckt werden. Hormonpflaster oder -gel haben diesen Vorteil nicht.

10.2.4 Einfluss der Einnahmedauer auf verschiedene Risiken

Die WHI-Studie (vgl. „Zum Verständnis: WHI-Studie“, Kap. 9.2.5) ist nicht nur eine sehr große Hormonstudie. Es wurden auch die Folgen der Hormontherapie seit nunmehr 18 Jahren sehr genau nachverfolgt. Verschiedene Risiken haben unterschiedliche zeitliche Verläufe während und nach der Behandlung.

Stark erhöhte Gerinnungsbereitschaft in den ersten 2 Jahren

So lässt sich eine Gruppe von Erkrankungen der **erhöhten Blutgerinnungsbereitschaft** unter laufender Einnahme von Hormontabletten zuordnen. Dazu gehören vor allem tiefe Venenthrombose und Lungenembolie. Möglicherweise zieht das erhöhte Thrombose/Embolie-Risiko auch ein höheres Risiko für Herzinfarkte und weiße Schlaganfälle nach sich. Diese Gruppe von Erkrankungen tritt besonders häufig in den ersten 2 Jahren der Hormoneinnahme auf (Abbildung 10-10). Das Thrombose/Embolie-Risiko ist innerhalb des ersten Jahres um das 3,5-Fache und innerhalb von 2 Jahren um das 3-Fache erhöht. Nach 5,6 Jahren Hormoneinnahme ist das Risiko „nur noch" um das 2-Fache erhöht. Auch das Risiko für Herzinfarkte ist innerhalb des ersten Jahres der Hormoneinnahme am höchsten, es ist um das 1,74-Fache erhöht. Über die gesamte Studienzeit beträgt es hingegen „nur" das 1,22-Fache und ist nicht (mehr) signifikant erhöht. Das Schlaganfallrisiko beträgt nach 3 Jahren Hormontherapie das 1,47-Fache. Nach 5,6 Jahren ist es immer noch erhöht, aber bereits auf das 1,38-Fache abgesunken.

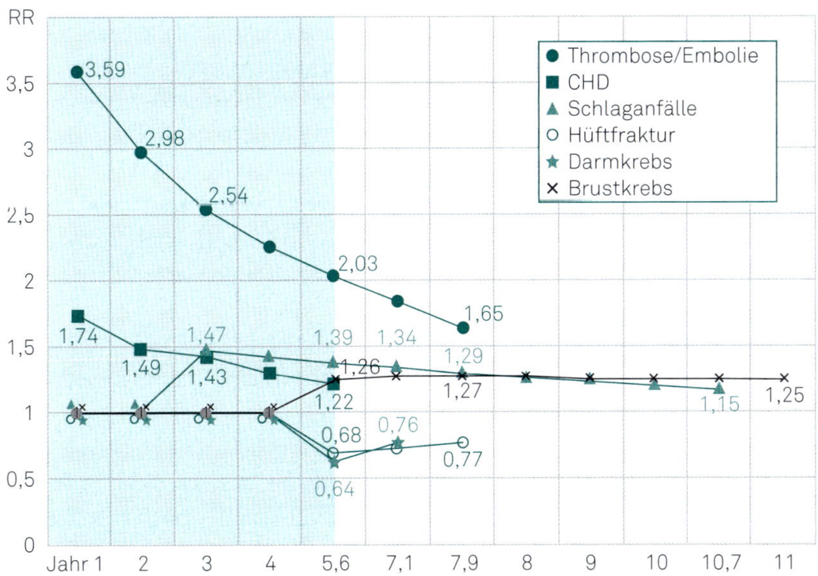

Abbildung 10-10: Daten aus der WHI-Studie (Quelle: [38], [39]). Die Grafik zeigt den Verlauf verschiedener Risiken an. Sie wurde nach 5,6 Jahren abgebrochen, Die Auswirkungen der Hormoneinnahmen werden noch beobachtet. (Das relative Risiko von 1 bezieht sich auf die Häufigkeit der Erkrankung in der Kontrollgruppe. Eine Abweichung nach oben bedeutet eine Risikoerhöhung, eine Abweichung nach unten eine Risikoverminderung. Ein RR von 1,5 bedeutet eine Risikozunahme um 50 %, ein RR von 2 bedeutet eine Risikozunahme um 100 %, das heißt eine Verdopplung des Risikos.)

Was bedeutet das? Die Verläufe könnten bedeuten, dass es in den Studien Frauen gab, die eine Thromboseneigung mitbrachten und bereits innerhalb der ersten 2 Jahre nach Einnahmebeginn erkrankt sind. Möglicherweise gab es erbliche Belastungen, die noch nicht bekannt waren. Oder der Lebensstil (Übergewicht, Rauchen) ging mit erhöhten Risiken einher. Nachdem die erkrankten Frauen aus der Studie ausgeschieden waren, pendelte sich das Risiko für die verbleibenden Frauen etwa auf das 2-Fache ein – immer noch ein deutlich erhöhtes Risiko, aber nicht mehr so dramatisch wie in den ersten 2 Jahren. Es gibt allerdings wohl kaum eine Lösung für das Problem. Denn leider sind nicht alle Frauen, die ein erhöhtes Thrombose/Embolie-Risiko haben, auch vorher zu identifizieren.

Frauen, die ein erhöhtes Thrombose-/Embolie-Risiko mitbringen, sollten besonders zurückhaltend sein mit einer Hormontherapie und wann immer möglich, Pflaster oder Gel nehmen statt Tabletten zum Schlucken.

Zunahme des Risikos mit der Dauer der Einnahme

Ganz anders ist der Verlauf von **Brustkrebs**. In den ersten 4 Jahren der Behandlung lässt sich (noch) kein erhöhtes Erkrankungsrisiko feststellen. Nach 5,6 Jahren liegt es bereits bei einer Erhöhung um das 1,26-Fache. Nach dem Absetzen der Hormone (Abbruch der Studie) steigt das Risiko noch 2,3 Jahre lang auf das 1,27-Fache an. Selbst nachdem die Frauen die Hormone mehr als 5 Jahre nicht mehr genommen haben, ist das Risiko immer noch um das 1,25-Fache erhöht. Auch nach einer Nachbeobachtungszeit von 13,2 Jahren ist das Risiko nicht wieder auf den Wert der Kontrollgruppe (RR = 1) abgefallen.

Aus anderen Studien wissen wir, dass Brustkrebs umso häufiger vorkommt, je länger die Frauen Hormone nehmen und je höher die Dosis ist. Eine gleichsinnige Dosis-Wirkung-Beziehung wird als Hinweis für einen ursächlichen Zusammenhang angesehen.

Nach 5 Jahren Hormoneinnahme beträgt das Risiko für die einzelne Frau nicht mehr zusätzliche 9, sondern 45 Brustkrebserkrankungen von 10.000 Frauen. Die Zusammenfassung aller Beobachtungstudien weltweit zu Brustkrebs unter Hormontherapie bestätigt, dass das Brustkrebsrisiko nach dem Absetzen einer 5-jährigen Hormontherapie mehr als 10 Jahre lang erhöht bleibt. Zusätzliche 2 von 100 Frauen, die 5 Jahre lang eine kombinierte Hormontherapie einnehmen, bekommen im Verlaufe von 20 Jahren durch die Hormone Brustkrebs. Die Hälfte tritt während der Hormoneinnahme auf, die andere Hälfte in den 15 Folgejahren [8a].

Was bedeutet das? Wenn Frauen Hormone brauchen (und kein erhöhtes Brustkrebsrisiko haben), müssen sie nicht aus Angst vor Brustkrebs darauf verzichten. Denn das Risiko ist mit zusätzlichen 9 von 10.000 Frauen pro Jahr gering. Aber sie sollten die Hormone möglichst kurz (1–2 Jahre, maximal 5 Jahre) und möglichst niedrig dosiert einnehmen.

Wenn Sie mehr dazu wissen wollen, lesen Sie unter „Die richtige Dosis" und „Eine Hormontherapie beenden" (Kap. 9.2.4 und Kap. 9.3.3).

10.3 Entscheidungsfindung

Ich kann mir vorstellen, dass die Aufnahme und Verarbeitung so vieler neuer Informationen eine Überforderung ist. Geben Sie Ihrem Gehirn etwas Zeit. Es wird schon richtig sortieren, was für Sie wichtig ist.

Falls Sie nicht längst Klarheit darüber gewonnen haben, ob Sie Hormone nehmen wollen oder nicht, kommen Sie nun zu dem wichtigen Prozess der Entscheidungsfindung.

- 1. Überlegen Sie, ob eine Hormontherapie für Sie einen eindeutigen Nutzen haben wird (z. B., dass die Hitzewallungen erst einmal nachlassen). Aber denken Sie auch daran, dass nach dem Absetzen der Hormone wieder Hitzewallungen auftreten können.
- 2. Überlegen Sie, ob es für Sie persönlich überdurchschnittlich hohe Risiken gibt, die gegen eine Behandlung sprechen, z. B. hohe Ausgangsrisiken (vgl. Kap. 9.1).
- 3. Überlegen Sie, ob Sie Ihre individuellen Risiken senken können oder wollen, z. B. durch Verhaltensweisen (z. B. aufhören zu rauchen) oder medikamentöse Behandlung (z. B. Blutdrucksenkung) (vgl. Kap. 9.1).
- 4. Wenn Sie einen eindeutigen Nutzen und geringe bzw. nur leicht erhöhte Ausgangsrisiken haben, sind die Risiken der Hormontherapie verhältnismäßig klein. Andere medizinische Behandlungen sind mit deutlich höheren Risiken verbunden.
- 5. Versuchen Sie, die Risiken zu minimieren. Sie können Pflaster oder Gel nehmen statt Tabletten, Sie können die Hormone möglichst niedrig dosieren und möglichst kurz (weniger als 5 Jahre) nehmen.
- 6. Vielleicht fahren Sie zweigleisig, wenn Sie unter starken Hitzewallungen leiden: Während Sie mit einer Hormontherapie beginnen, lernen Sie gleichzeitig in einer kognitiven Verhaltenstherapie, wie Sie den Wallungen mit mehr Gelassenheit begegnen können. Dann sind die Voraussetzungen für eine zeitnahe Beendigung der Hormontherapie optimal.

11 Behandlung mit anderen Medikamenten

11.1 Tibolon

Tibolon ist ein sogenanntes Designerhormon. Forscher*innen haben versucht, aus allen drei Geschlechtshormonen, den Östrogenen, den Gestagenen und den Androgenen, die Vorteile in einer einzigen Substanz zusammen zu bringen und die Nachteile zu vermeiden. So sollte Tibolon durch Verbindung der östrogenen und gestagenen Wirkung die Verdickung der Gebärmutterschleimhaut verhindern. Durch die zusätzliche Verbindung mit androgenen Wirkgruppen sollte die sexuelle Lust von Frauen aktiviert werden. Die Forscher*innen hofften auch, dass Tibolon sich günstig auf die Brust auswirkt und nicht zu einer Erhöhung des Brustkrebsrisikos führt.

Nachdem sich die erhofften Vorteile weder in Studien noch in der praktischen Anwendung gezeigt haben, ist es still geworden um Tibolon. Tibolon ist mit einem vergleichbaren Brustkrebsrisiko verbunden wie andere Hormone. Die Gebärmutterschleimhaut kann sich unter Tibolon ebenfalls aufbauen. Und die psychischen und sexuellen Vorteile, die versprochen wurden, haben sich auch nicht wirklich bestätigt.

Wenn Frauen Tibolon einnehmen, sind sie nicht so sicher vor Gebärmutterschleimhautkrebs geschützt wie wenn sie Östrogene plus Gestagene einnehmen. Deswegen sollte die Einnahmedauer auf maximal 3 Jahre begrenzt werden. Alle anderen Risiken gelten für Tibolon genau wie für eine kombinierte Östrogen-Gestagen-Hormontherapie. Frauen, die keine Hormone nehmen dürfen, dürfen auch kein Tibolon nehmen.

Es gibt ein Cochrane Review von 2016 zu kurz- und langfristigen Effekten von Tibolon auf postmenopausale Frauen [23]. 46 Studien mit 19.976 Probandinnen wurden ausgewertet. Tibolon ist wirksamer gegen vasomotorische Beschwerden (Hitzewallungen) als Placebo. Eine Hormontherapie mit Östrogenen/Gestagenen ist aber signifikant wirksamer. Unter Hormontherapie treten jedoch häufiger ungeregelte Blutungen auf als unter Tibolon.

Zusammenfassende Bewertung: Tibolon hat keinen nennenswerten Vorteil gegenüber einer Östrogen-Gestagen-Therapie, aber einige Nachteile: Eine herkömmliche Hormontherapie ist wirksamer gegen Wechseljahresbeschwerden. Das Risiko für Gebärmutterschleimhaut ist unter Tibolon höher.

11.2 Psychopharmaka

Manche Frauen wollen oder dürfen keine Hormone einnehmen. Die Maßnahmen aus Teil 2 dieses Buchs haben ihnen vielleicht nicht geholfen. Besonders Frauen nach Brustkrebs haben häufig ein Problem. Sie haben durch medikamentöse Eingriffe oftmals viel stärkere Beschwerden als andere Frauen, aber sie dürfen keine Hormone nehmen. Die sogenannten Anti-Hormone wie Tamoxifen oder Aromatasehemmer können Hitzewallungen auslösen. Eine Chemotherapie oder eine Hormonblockade mit GnRH kann die Eierstocktätigkeit vorübergehend oder dauerhaft zum Erliegen bringen (GnRH ist Gonadotropin Releasing Hormon: Bei dieser Hormonblockade mit GnRH-Hemmern wird das Zwischenhirn daran gehindert, die Hirnanhangsdrüse und damit die Eierstöcke zu stimulieren. Die Produktion von Östrogenen und Gelbkörperhormonen hört auf.). Das ist oft mit Hitzewallungen verbunden.

In diesen Situationen können Frauen auf Medikamente zurückgreifen, die eigentlich für die Behandlung anderer Erkrankungen entwickelt wurden. Als Nebenwirkung können sie aber auch Hitzewallungen lindern. Dazu gehören Antidepressiva, insbesondere die SSRI (selektive Serotonin-Wiederaufnahme-Hemmer, z.B. Citalopram, Escitalopram, Fluoxetin, Paroxetin, Sertralin) und SNRI (Serotonin-Noradrenalin-Wiederaufnahme-Hemmer, z.B. Venlafaxin) und Gabapentin, welches sonst gegen Krampfanfälle verschrieben wird.

Die Wirkung dieser Medikamente auf Hitzewallungen wurde bisher nicht in einem Cochrane Review ausgewertet. Es liegen RCTs vor, die nachweisen, dass Hitzewallungen signifikant reduziert werden und andere, die diesen Effekt nicht beweisen können. Im Vergleich zur Hormontherapie sind sie weniger wirksam.

In der NICE-Netzwerk-Analyse wird eine sehr hohe Therapieabbruchrate für SSRI/SNRI beschrieben, vermutlich bedingt durch häufige unerwünschte Begleiterscheinungen. Die Therapieabbruchrate für Gabapentin ist geringer.

Was empfehlen Leitlinien?
Die NICE- und die DGGG-Leitlinie empfehlen:
Serotonin-Wiederaufnahme-Hemmer (SSRIs), Serotonin-Noradrenalin-Wiederaufnahme-Hemmer (SNRIs), Clonidin und Gabapentin sollen nicht routinemäßig als Mittel erster Wahl gegen vasomotorische Symptome angeboten werden.

Meine Hausärztin hat mir vor einem Jahr Antidepressiva verschrieben, weil ich in den Wechseljahren so müde und antriebslos war. Dadurch haben sich auch die Hitzewallungen gebessert. Soll ich denn jetzt besser Hormone nehmen?

Wenn es Ihnen jetzt wieder gut geht, würde ich zuerst mal prüfen, ob Sie überhaupt noch Medikamente brauchen. Am besten besprechen Sie mit der Hausärztin, wie Sie die Antidepressiva absetzen können.

Diese Empfehlung ist vor dem Hintergrund zu sehen, dass Frauen und ihre Ärzt*innen nach den Ergebnissen der WHI-Studie Angst hatten vor den Risiken der Hormontherapie. Manche haben nach Auswegen gesucht und stuften die Psychopharmaka als weniger riskant ein. Aber Psychopharmaka sind nicht so wirksam wie Hormone. Sie haben zu Beginn der Behandlung eine Reihe von Nebenwirkungen, die oft mit der Zeit verschwinden. Es gibt auch schwerwiegende Risiken und Wechselwirkungen mit anderen Medikamenten. Deswegen sollen Antidepressiva und Gabapentin meines Erachtens nicht von Frauenärzt*innen, sondern von Psychiater*innen, vielleicht auch von Hausärzt*innen verordnet werden. Für Frauen nach Brustkrebs ist wichtig zu wissen, dass die SSRI Paroxetin und Fluoxetin die Wirkung von Tamoxifen beeinträchtigen können.

Gut zu wissen: Behandlung von Hitzewallungen bei Frauen nach Brustkrebs

Es gibt ein Cochrane Review von 2010, welches speziell Frauen erfasst, die an Brustkrebs erkrankt waren und an Hitzewallungen leiden [47]. Es lässt sich eine leichte bis mäßige Wirksamkeit für Gabapentin, SSRI/SNRI (Fluoxetin, Paroxetin, Venlafaxin und Sertralin) sowie für Clonidinpflaster, Clonidin zum Schlucken und Tiefenentspannung nachweisen. Homöopathie, Akupunktur, Magnetfeldtherapie und Vitamin E (800 IU/Tag) waren unwirksam. Studien mit

Phytoöstrogenen und Cimicifuga wurden wegen östrogenartigen Wirkungen aus dem Review ausgeschlossen.

Die NICE-Leitlinie kommt teilweise zu anderen Ergebnissen. Studien mit Frauen, die Brustkrebs hatten und unter Hitzewallungen litten, wurden ausgewertet. SSRI/SNRI, Gabapentin und Isoflavone zeigten keinen signifikant besseren Effekt als Placebo. Johanniskraut war noch am ehesten wirksam. Allerdings gibt es bei Johanniskraut Wechselwirkungen mit anderen Arzneimitteln, z. B. mit manchen Chemotherapie-Mitteln, gerinnungshemmenden Mitteln und Medikamenten gegen Krampfanfälle.

Zusammenfassung: Für Frauen nach Brustkrebs, die mit starken Hitzewallungen zu kämpfen haben, kann ein Behandlungsversuch mit SSRI oder, wenn diese nicht wirken, mit Gabapentin sinnvoll sein. Sie können bereits nach 2–3 Wochen eine Linderung der Beschwerden feststellen. Zu Beginn der Behandlung sind Magen-Darm-Probleme unangenehm. Sie verschwinden aber nach kurzer Zeit wieder. Manche Nebenwirkungen können anhalten, z. B. sexuelle Lustlosigkeit, Müdigkeit, Appetitlosigkeit. Wichtig ist es, auf Wechselwirkungen mit anderen Medikamenten zu achten.

In einer zusammenfassenden Studie ließ sich nachweisen, dass Frauen nach Brustkrebs nach einer CBT (Kognitive Verhaltenstherapie) besser mit ihren Hitzewallungen zurechtkamen als die Frauen der Kontrollgruppe, die keine CBT erhalten hatten.

Zusammenfassende Bewertung: CBT, Antidepressiva, insbesondere SSRI/SNRI, evtl. auch Gabapentin und Johanniskraut können Frauen nach Brustkrebs gegen Hitzewallungen helfen.

11.3 Clonidin

Clonidin ist ein Mittel gegen hohen Blutdruck. Wenn es in sehr niedriger Dosierung (0,1 mg pro Tag) angewendet wird, hilft es möglicherweise gegen Hitzewallungen. Die Studien zeigen aber sehr widersprüchliche Ergebnisse [47]; die Wirkung ist nicht sicher. Nebenwirkungen und Risiken wurden nicht systematisch untersucht. Aber da die Dosis so gering ist – viel geringer als wenn Clonidin zur Behandlung des hohen Blutdrucks eingesetzt wird – sind keine schwerwiegenden Nebenwirkungen zu erwarten.

Zusammenfassende Bewertung: Die Datenlage zu Clonidin ist unbefriedigend.

Checkliste für den Besuch bei der Frauenärzt*in

Situation 1: Anlass des Besuchs ist eine Krebsfrüherkennungsuntersuchung
Wenn Sie ohnehin zu einer gynäkologischen Untersuchung gehen wollen und – sozusagen nebenbei – über körperliche Veränderungen und Empfindungen im Rahmen der Wechseljahre sprechen wollen, sollten Sie Ihre Erwartungen klären. Teilen Sie der Ärzt*in mit, was genau Sie sich wünschen. Soll sie Ihnen nur zuhören und vielleicht bestätigen, dass es ganz „normal" ist, was Sie gerade erleben? Oder möchten Sie Behandlungsvorschläge für einige Beschwerden? Wenn die Ärzt*in weiß, was Sie erwarten, wird es weniger Missverständnisse geben.

*Situation 2: Sie gehen zur Frauenärzt*in, um sich zu Wechseljahren beraten zu lassen*
Falls Sie extra einen Termin machen, um mit der Ärzt*in über Ihre Wechseljahre zu sprechen, werden Sie gute Gründe dafür haben. Machen Sie sich Sorgen oder haben Sie Ängste? Vielleicht gibt es beunruhigende Erfahrungen, z. B., wenn die Mutter sehr gelitten hat? Oder suchen Sie das Gespräch, weil Sie nichts falsch machen möchten? Sind Sie einfach neugierig und wollen mehr wissen? Haben Sie vielleicht doch Beschwerden? Vielleicht etwas, worüber Sie nur reden möchten, wenn die Situation/die Ärzt*in es zulassen? Was auch immer der Grund ist, die Ärzt*in kann Ihnen am besten helfen, wenn Sie ihr mitteilen, was Sie brauchen.

Situation 3: Sie fragen nach einem dringenden Termin, weil Sie heftige Beschwerden haben
Wenn Sie heftige Beschwerden haben, sollten Sie nach einem kurzfristigen Termin fragen und sich nicht auf einen Termin zur Früherkennungsuntersuchung in 2 Monaten vertrösten lassen. Am besten notieren Sie die Hauptsymptome, damit Sie nichts vergessen.

Sprechen Sie auch besondere Stressfaktoren in Ihrem Leben an, falls es sie gibt. Brauchen Sie psychosomatische Unterstützung? Vielleicht ein ausführliches Beratungsgespräch?

Was haben Sie schon gegen Ihre Beschwerden versucht?

Klären Sie Ihre Haltung zu einer Hormonbehandlung. Sind Sie bereit dazu, damit die Beschwerden aufhören? Oder möchten Sie zuerst andere Möglichkeiten ausprobieren? Was wissen Sie über Hormone? Haben Sie Angst vor einer Hormonbehandlung? Wenn ja, welche konkreten Ängste haben Sie?

In jedem Fall …
- Bringen Sie die Daten Ihrer letzten Blutungen mit.
- Verhüten Sie aktuell? Wenn ja, wie?
- Welche wichtigen Erkrankungen hatten Sie in Ihrem Leben?
- Gibt es spezielle Risiken in Ihrer Familie?
- Nehmen Sie Medikamente?
- Allergien?
- Wie ist Ihre private/berufliche Situation?
- Möchten Sie über Sexualität und/oder Scheidentrockenheit sprechen?

12 Glossar: Erklärung von Fachbegriffen und Abkürzungen

Adrenalin Stresshormon, wird im Nebennierenmark und im Gehirn gebildet. Dient als Überträgerstoff (Botenstoff) im Gehirn und im vegetativen Nervensystem.

Alkoholdehydrogenase Ein Enzym, welches am Alkoholabbau im Körper beteiligt ist.

Allopregnanolon Abbauprodukt des Progesterons.

Androgene Überbegriff für männliche Geschlechtshormone.

Antiandrogene Medikamente, die gegen Androgene wirken.

Antidepressiva Medikamente, die gegen Depressionen wirksam sind.

Antihormone Medikamente, die gegen Hormone wirken bzw. deren Wirkung aufheben.

Antiöstrogene Medikamente, die gegen Östrogen wirken, z.B. Tamoxifen und Aromatasehemmer.

Anti-Müller-Hormon (AMH) Ein Stoff, der bei männlichen Embryonen die Rückbildung der Müller-Gänge einleitet, daher der Name. Bei weiblichen Embryonen entwickeln sich aus den Müller-Gängen Gebärmutter und Eileiter. AMH weist bei erwachsenen Frauen auf die Eizellreserve in den Eierstöcken und damit auf die Fruchtbarkeit hin: Je höher AMH, umso mehr Eizellen. Aber AMH ist nicht zuverlässig in der Vorhersage der Wechseljahre.

App (Application software) Anwendungssoftware im Bereich mobiler Betriebssysteme.

Applikationsform Verabreichungsform von Medikamenten.

Aromatasehemmer Medikamente, die das Enzym Aromatase blockieren. Dadurch können aus Hormonvorstufen keine aktiven Östrogene gebildet werden.

Autoimmunerkrankung Krankheiten, bei denen im Körper Antikörper gegen körpereigenes Gewebe gebildet werden. Die Antikörper können das Gewebe schädigen oder zerstören. Beispiele: Diabetes Typ I, Hashimoto-Schilddrüsenkrankheit, rheumatische Arthritis.

AWMF (Arbeitsgemeinschaft der wissenschaftlichen medizinischen Gesellschaften) Zusammenschluss von 180 medizinischen Fachgesellschaften, die medizinisches Wissen für Ärzt*innen und für die Öffentlichkeit zur Verfügung stellen. Sie koordiniert und betreut insbesondere die Leitlinienerstellung (www.awmf.org).

Basaltemperaturkurve Die Körpertemperatur wird morgens vor dem Aufstehen gemessen und in eine Tabelle eingetragen. Die Temperatur ist in der ersten Zyklushälfte um etwa 0,3 °C niedriger als in der zweiten Zyklushälfte. Der Eisprung kann durch den Temperaturanstieg in Zyklusmitte festgestellt werden.

Bioidentisch mit der biologischen Form übereinstimmend

BMI (Body mass index) Formel zur Bestimmung und Einordnung des Gewichts. Der BMI wird errechnet aus dem Körpergewicht in kg, geteilt durch die Körpergröße in Metern zum Quadrat.

CBT (cognitve behavioural therapy) Kognitive Verhaltenstherapie

Chemotherapie Medikamentöse Behandlung zur Hemmung von Zellwachstum, z. B. bei Krebskrankheiten.

Chlormadinonacetat Synthetisches Gestagen

Clonidin Medikament gegen hohen Blutdruck.

Cochrane-Library Elektronische Datenbank, in welche weltweit vernetzte Arbeitsgruppen evidenzbasierte Studienergebnisse einpflegen und bewerten.

Coitus interruptus Unterbrochener Sexualverkehr: Der Penis wird vor dem Samenerguss aus der Scheide gezogen.

Cyproteronacetat Synthetisches Gestagen mit antiandrogenen Eigenschaften

Depotspritze Dreimonatsspritze: Verhütungsmethode, bei der Gestagene intramuskulär (in die Muskulatur) gespritzt und über 3 Monate hinweg langsam freigesetzt werden.

Daidzaein Pflanzenstoff mit östrogenartiger Wirkung, Isoflavonabkömmling, der durch Darmbakterien entsteht.

Designerhormon Synthetisch hergestellte Stoffe, die wie ein oder mehrere Hormone gleichzeitig wirken.

Desogestrel Synthetisches Gestagen

DGGG (Deutsche Gesellschaft für Gynäkologie und Geburtshilfe) Wissenschaftliche Fachgesellschaft für Gynäkologie und Geburtshilfe

DHEA (Dehydroandrostendion) Vorstufe verschiedener Nebennierenrindenhormone

Diabetes mellitus Zuckerkrankheit, vgl. Kap. 8.3: Ernährung

Diagnostik Untersuchungen, die zu einer Diagnose (Krankheitsbezeichnung) führen.

Diagramm Bildliche Darstellung von Größenverhältnissen

Diaphragma Kappe mit einer Membran, die zu Verhütungszwecken in die Scheide eingeführt wird.

Dienogest synthetisches Gestagen

Digitalis Medikament zur Stärkung der Herzleistung

Diosgenin Wirkstoff aus der Yams-Wurzel, welcher als Basis für die Herstellung vieler Hormone dient (Progesteron, Gestagene).

Docetaxel Chemotherapeutikum zur Behandlung von Krebskrankheiten.

Dopamin Botenstoff im Gehirn und im Nervensystem des Körpers

Embryo Die Leibesfrucht wird von der 3. Woche nach Empfängnis bis zum 3. Monat Embryo genannt.

Dranginkontinenz Starker Harndrang verbunden mit unfreiwilligem Harnabgang

Drospirenon synthetisches Gestagen

Embolie Bei einer Embolie gerät ein Fremdkörper (aus körpereigenem oder körperfremdem Material) in die Blutbahn und verstopft ein Blutgefäß.

EMA (European Medicine Agency) Eine Einrichtung der Europäischen Union, die Arzneimittel in Europa beurteilt und überwacht.

Endometrium Gebärmutterschleimhaut

Endometriumkarzinom Gebärmutterschleimhautkrebs

Endometriose Gynäkologische Erkrankung, bei der sich versprengte Gebärmutterschleimhaut im Bauchraum findet.

Enzyme Eiweißmoleküle, welche bestimmte biochemische Prozesse im Körper beschleunigen (katalysieren).

Equol Pflanzenstoff mit östrogenartiger Wirkung; Isoflavonabkömmling, der durch Darmbakterien entsteht.

Etonogestrel synthetisches Gestagen

Evidenzbasierte Medizin durch wissenschaftlich erbrachte Nachweise gestützte Medizin

Faktor-V-Leiden-Mutation Das Gen, welches die Bildung des Gerinnungsfaktors V veranlasst, weist eine erbliche bedingte Veränderung (Mutation) auf. Dadurch ist das Gerinnungssystem nicht voll funktionstüchtig. Die Menschen neigen zu Thrombosebildungen. Entdeckt wurde dieser Gendefekt in der niederländischen Stadt Leiden.

Fetus Das Ungeborene im Mutterleib wird zwischen dem 3. Monat und der Geburt Fetus genannt.

Follikel Eibläschen. Es enthält eine Eizelle.

Follikelphase Erste Phase des Zyklus, in der in den Eierstöcken die Eibläschen heranreifen.

Folsäure Vitamin

FSH (Follikel-stimulierendes Hormon) Hormon der Hirnanhangsdrüse, welches in den Eierstöcken die Eireifung fördert.

FSRH (Faculty of Sexual and Reproductive Health Care) Eine Fachgesellschaft in Großbritannien, die die sexuelle und reproduktive Gesundheit von Männern und Frauen fördert.

GABA-Rezeptoren Rezeptoren im Gehirn, die Müdigkeit bewirken, wenn sie durch den passenden Botenstoff aktiviert werden.

Gabapentin Medikament, welches gegen Krampfanfälle wirkt.

Genetisch erblich

Genistein Pflanzenstoff mit östrogenartiger Wirkung; kommt besonders in Sojaprodukten vor.

Gerinnungs-Check Durch eine solche Blutuntersuchung werden die häufigsten Gerinnungsstörungen festgestellt.

Gestagene Hormone, die wie Gelbkörperhormone (Progesteron) auf die Gebärmutterschleimhaut wirken.

Gestoden synthetisches Gestagen

GH (growth hormone) Wachstumshormon, auch STH (somatotropes Hormon) genannt.

Glyzerin Dies ist in Fetten und Ölen enthalten. Es ist wegen seiner wasserbindenden Eigenschaften in vielen Kosmetika als Feuchtigkeitsspender zugefügt.

GnRH (gonadotropin releasing hormone) Hormon des Zwischenhirns, welches in Pulsen (stoßweise, nicht kontinuierlich) freigesetzt wird und auf die Hirnanhangsdrüse einwirkt. Diese reagiert mit der Abgabe von FSH und LH, welche auf die Eierstöcke einwirken. Diese produzieren Östrogene und Gelbkörperhormone. So entsteht der Zyklus.

GnRH-Hemmer Medikamente, die die hormonelle Aktivität des Zwischenhirns blockieren. Dadurch werden auch die Hirnanhangsdrüse und die Eierstöcke ruhig gestellt. Es werden keine Östrogene gebildet werden und es entsteht kein Zyklus.

Harninkontinenz unfreiwilliger Harnabgang

HET Hormon-Ersatz-Therapie

HPV (human papilloma virus) Viren, die an der Entstehung von gutartigen und bösartigen Erkrankung beteiligt sind, insbesondere an der Entstehung von Gebärmutterhalskrebs.

HRT hormone replacement therapy

HT Hormon-Therapie

Hyaluronsäure Ein langkettiges Polysaccharid (das bedeutet eine lang aneinander gereihte Kette von Zuckermolekülen), welches im Zwischenbindegewebe des Körpers vorkommt. Es hat die Fähigkeit, sehr viel Wasser zu binden und zu speichern. Es ist auch in der Gelenkflüssigkeit enthalten und wirkt als Schmiermittel bei Bewegungen.

Hyperinsulinämie erhöhte Insulinspiegel im Blut

Hypophyse Hirnanhangsdrüse

Hypothalamus Zwischenhirn

Hysterektomie Gebärmutterentfernung

IGELeistung (Individuelle Gesundheitsleistung) Selbstzahler-Leistungen: Die Krankenkasse übernimmt nicht die Kosten für diese Leistungen; meistens deshalb, weil ihr Nutzen nicht nachgewiesen ist.

Implantat Damit ist in der Gynäkologie eine Verhütungsmethode gemeint, bei der ein Stäbchen mit Gestagenen ins Unterhautgewebe an der Innenseite des Oberarms eingebracht wird. Es werden über 3 Jahre lang Gestagene freigesetzt, die eine Schwangerschaft verhüten.

Inhibin Ein Stoff, der in den Eibläschen gebildet wird und die FSH-Ausschüttung aus der Hirnanhangsdrüse hemmt. Inhibin liegt in verschiedenen Formen vor (Inhibin A, Inhibin B und andere). Wenn es nur noch wenige Eibläschen gibt, wird wenig Inhibin gebildet und die Hemmung des FSH aufgehoben. Aus niedrigen Inhibin-Spiegeln kann aber nicht zuverlässig auf das Stadium der Wechseljahre geschlossen werden, weil die Werte phasenweise schwanken können.

Insulin Hormon der Bauchspeicheldrüse, welches den Blutzuckerspiegel reguliert.

Insulinsensitivität Empfindlichkeit, mit der die Zellen bzw. Rezeptoren auf Insulin ansprechen.

Interventionen Maßnahmen, die ergriffen werden.

IQWIG (Institut für Qualität und Wirtschaftlichkeit im Gesundheitswesen) Institut, das von den Beiträgen der Versicherten der Gesetzlichen Krankkassen finanziert wird (https://www.iqwig.de/). Es wurde gesetzlich beauftragt, den Bürger*innen evidenzbasierte Gesundheitsinformationen zur Verfügung zu stellen (www.gesundheitsinformation.de). Das IQWIG darf kein Sponsering und keine Werbeangebote akzeptieren.

Isoflavone Pflanzenstoffe mit östrogenartiger Wirkung, die in Soja, Rotklee und andere Pflanzen vorkommen.

Kausalität ursächlicher Zusammenhang

Klimakterium Wechseljahre. Der Begriff leitet sich ab von von climacter = Stufenleiter.

Klitoris Das weibliche Lustorgan: Die Klitoris besteht aus verschiedenen festen Anteilen (Schenkel, Perle, Schaft) und aus ausgedehntem Schwellkörpergewebe, welches sich vom Damm um die Scheidenöffnung, um die Harnröhre und um die einzelnen Klitorisanteile herum ausdehnt und bei sexueller Erregung anschwillt.

Kognitiv mit dem Verstand

Konfidenzintervall Vertrauensintervall. Begriff aus der epidemiologischen Statistik, der die Schwankungsbreite eines Ergebniswertes angibt.

Koronare Herzerkrankungen (KHK) Erkrankungen der Herzkranzgefäße

Korrelationen Korrelation bezeichnet den Umstand, dass zwei oder mehrere erhobene Faktoren gleichzeitig vorkommen. Sie müssen aber nicht ursächlich zusammenhängen.

Leitlinien Empfehlungen zu häufig vorkommenden Krankheitsbildern, die von Fachgesellschaften und Expertengremien gemeinsam erarbeitet werden.

Levonorgestrel (LNG) Synthetisches Gestagen, welches in vielen Pillen, Minipille und der Hormonspirale enthalten ist.

LH (Luteinisierendes Hormon) Hormon der Hirnanhangsdrüse, welches den Eisprung auslöst und die Bildung von Gelbkörperhormon fördert (lutein = gelb).

Lungenembolie Bei einer Lungenembolie gerät ein Blutgerinnsel (oder auch ein anderes Material) in die Blutbahn und verstopft eine Lungenarterie.

Menopause Zeitpunkt der letzten Menstruationsblutung

Medroxyprogesteronacetat Ein Gestagen, welches gut untersucht/erforscht ist, weil es in vielen Hormonstudien verwendet wurde.

Menstruation Monatsblutung, Periodenblutung

Metaanalyse Zusammenfassung und gemeinsame Bewertung von mehreren Studien

MHT Menopausale Hormontherapie

Mikropille eine niedrig dosierte Pille

Million Women Study Große Beobachtungsstudie aus Großbritannien mit Millionen Frauen zwischen 50 und 64 Jahren, die am Mammografie-Früherkennungsprogramm teilgenommen hatten.

Minipille Diese Pille enthält nur Gestagene; im Unterschied zur Pille, die Östrogene und Gestagene enthält.

Mortalität Sterblichkeit

MRS (Menopause Rating Scale) Fragebogen zur Erfassung von Wechseljahresbeschwerden

Myom Muskelknoten, meistens in der Gebärmutterwand

Neurogene Blase Blasenfunktionsstörung aufgrund von Nervenschädigungen

NICE (National Institut for Health and Care Excellence) Ein nationales Institut in Großbritannien, welches medizinisches und pflegerisches Wissen für die Fachleute und die Bevölkerung bereitstellt.

Noradrenalin Stresshormon, wird gebildet im Nebennierenmark und im Gehirn. Dient hauptsächlich als Überträgerstoff im Gehirn und im vegetativen Nervensystem.

Norelgestromin synthetisches Gestagen

Norethisteron synthetisches Gestagen

Norethisteronacetat veresterte Form des Norethisteron

Norgestimat synthetisches Gestagen

Östradiol Stark wirksames Östrogen, welches im Frauenkörper gebildet, aber auch synthetisch zur Hormonbehandlung hergestellt wird.

Östriol Schwach wirksames Östrogen, welches im Frauenkörper gebildet, aber auch synthetisch hergestellt wird, vor allem als Creme oder Zäpfchen für eine Scheidenbehandlung.

Östrogene weibliche Geschlechtshormone

Östrogenrezeptoren Empfängerorgane an Zellmembranen oder Zellkernen, an die Östrogene andocken, um wirksam zu werden.

Östron Sehr schwach wirksames Östrogen, welches im Frauenkörper gebildet wird, aber auch in Hormontabletten enthalten ist, die aus dem Harn trächtiger Stuten gewonnen werden.

Osteoporose Erkrankung, bei der die Knochen brüchig werden, Kap. 8.3.1 „Gesunde Ernährung/Vorbeugung von Osteoporose“.

Ovar Eierstock

Ovulum (Plural: Ovula) Eiförmiges Zäpfchen mit Medikamenten zum Einlegen in die Scheide.

Pearl-Index (PI) Der Pearl-Index gibt an, wie viele von 100 Frauen schwanger werden, wenn sie die Verhütungsmethode 1 Jahr lang anwenden.

Perimenopause Phase von 1 Jahr vor bis 1 Jahr nach der letzten Periode

Pfortader-Kreislauf Die Pfortader (von Pforte = Eingangstür) ist eine Vene, die Nährstoffe aus dem Darm aufnimmt und in die Leber bringt. Die vielen Leberenzyme verarbeiten die Nährstoffe und leiten die Stoffe, die ausgeschieden werden sollen, über die Gallenwege wieder in den Darm.

Portalvene Pfortadervene

Postmenopause Phase von 1 bis etwa 15 Jahre nach der letzten Blutung

Posttraumatische Belastungsstörung (PTSB) Unter diesem Begriff werden die Auswirkungen eines Traumas zusammengefasst.

Prämenopause die Jahre vor der letzten Blutung

Privilegien Vorteile gegenüber anderen

Progesteron Gelbkörperhormon, welches in der zweiten Zyklushälfte in den Eierstöcken gebildet wird. Progesteron wird auch künstlich hergestellt und oft „natürlich“ genannt, weil es chemisch dem körpereigenen Progesteron gleicht.

Radikale, freie Freie Radikale sind Moleküle mit Sauerstoff, die sehr aggressiv sind und Zellen oder Gewebe schädigen können.

Randomisiert nach dem Zufallsprinzip eingeteilt

RCT (randomized controlled trial) Studien, in denen die Teilnehmer*innen nach dem Zufallsprinzip in verschiedene Gruppen eingeteilt werden (randomisiert). Es werden vergleichende Gruppen gebildet (controlled). Wenn eine Gruppe Placebo erhält, spricht man von placebokontrollierten Studien. RCTs sollten außerdem doppelblind angelegt sein. Das bedeutet, weder Behandler*innen noch Teilnehmer*innen wissen, ob sie Placebo bekommen oder das zu testende Medikament. Der Begriff heißt dann genau genommen: Randomisierte, placebokontrollierte Doppelblind-Studie. Oft wird er einfach abgekürzt zu RCT.

Review Wissenschaftliche Übersichtsarbeit: Ein systematischer Review ist eine Übersichtsarbeit, in der alle vorhandenen Studien zu dem Thema geprüft und ausgewertet werden.

Rheum rhaponticum (Sibirischer Rhabarber) Pflanzenstoff, der östrogenartige Wirkung hat. Wird aus der Rhabarberwurzel gewonnen und gehört zur Gruppe der Stilbene.

Robert Koch-Institut (RKI) Institut des Bundesgesundheitsministeriums. Kernaufgaben sind Erkennen, Verhüten und Bekämpfen von Krankheiten, insbesondere von Infektionskrankheiten (www.rki.de).

S-3 Leitlinie Zuverlässigste Leitlinienart: Alle Fach- und Selbsthilfegruppen, die mit einer Krankheit zu tun haben, müssen an der Erstellung einer S-3 Leitlinie beteiligt werden. Es muss eine systematische evidenzbasierte Literaturrecherche durchgeführt werden. Regeln zu Abstimmungen und zum Umgang mit Interessenskonflikten müssen beachtet werden.

Screening Durchuntersuchung einer Bevölkerungsgruppe, um eine bestimmte Krankheit aufzuspüren.

Sekretion Abgabe von Stoffen, die in Drüsen gebildet werden, in Gefäße oder Hohlräume.

Sekretionsphase Zweite Phase des Zyklus: Im Eierstock wird viel Gelbkörperhormon gebildet. Es verändert die Gebärmutterschleimhaut, sodass ein befruchtetes Ei sich einnisten könnte.

Self-fulfilling-prophecy eine sich selbst erfüllende Voraussage

Serotonin Botenstoff im Gehirn und im Nervensystem des Körpers

Signifikant Begriff aus der epidemiologischen Statistik, der ausdrückt, dass ein Ergebnis mindestens mit einer 95 %igen Wahrscheinlichkeit kein Zufall ist (also demnach sehr wahrscheinlich zutrifft).

Somatisch körperlich

Spirale Verhütungsmethode, bei der ein flexibles Kunststoffstäbchen in die Gebärmutter eingeführt wird. Das Stäbchen kann verschiedenen Formen haben (meistens ein T). Es kann z. B. mit einem dünnen Kupferdraht umwickelt sein (Kupferspirale) oder ein Hormonreservoir haben (Hormonspirale).

SNRI (Serotonin-Noradrenalin-Wiederaufnahme-Hemmer) Antidepressiva, welche die Konzentration von Serotonin und Noradrenalin in dem Spalt zwischen zwei Nervenzellen erhöhen (z. B. Venlafaxin).

SSRI (selektive Serotonin-Wiederaufnahme-Hemmer) Antidepressiva, welche die Konzentration von Serotonin in dem Spalt zwischen zwei Nervenzellen erhöhen (z. B. Fluoxetin, Paroxetin, Sertralin, Citalopram, Escitalopram).

Status (Zustands-)Phase, Menopausenstatus = Phase der Wechseljahre

Sterilisation Bei der Sterilisation einer Frau werden die Eileiter im Rahmen einer Bauchspiegelung mit Vollnarkose durchtrennt. Bei der Sterilisation des Mannes werden die Samenleiter von der Leiste her in örtlicher Betäubung durchtrennt.

Steroidhormone Hormone, die in den Nebennierenrinden auf der Basis des Cholesterins gebildet werden.

Stressinkontinenz Unfreiwilliger Harnabgang bei Druckerhöhung im Bauch (Husten, Pressen, Niesen).

Stroke-Unit Krankenhausabteilung, die auf die akute Behandlung von Patient*innen mit Schlaganfällen spezialisiert ist.

Suppositorium (Plural = Suppositorien): Zäpfchen zum Einbringen eines Medikaments in den Darm oder in die Scheide.

Symptom Krankheitsanzeichen

Symptothermale Methode Zyklusbeobachtung mittels Temperaturmessung und Schleimbeobachtung zur Bestimmung der fruchtbaren Tage und/oder zur Verhütung einer Schwangerschaft.

Tamoxifen Medikament (Antihormon), welches die Östrogenrezeptoren blockiert. Dadurch können Östrogene dort nicht andocken und können nicht wirksam werden.

Testosteron Männliches Geschlechtshormon. Der Überbegriff der männlichen Geschlechtshormone ist Androgene.

Thrombose Blutgerinnsel in Venen oder Arterien

Trauma Ein oder mehrere Ereignisse, die die Bewältigungsfähigkeit eines Menschen überschreiten.

Ulipristalacetat = synthetisches Gestagen in der Pille-danach; vgl. Kap. 4 „Verhütung“

Urogenital Blase/Harnröhre und Vulva/Scheide betreffend

Uterus Gebärmutter

Vagina Scheide

Vaginalring Ein biegsamer Plastikring, der Östrogene und Gestagene zur Empfängnisverhütung enthält und langsam freisetzt. Er wird in die Scheide eingebracht und bleibt 3 Wochen liegen.

Vaginaltablette Tablette zum Einbringen eines Medikaments in die Scheide

Vasomotorik Veränderung des Durchmessers von Blutgefäßen

vasomotorisch durch Eng- oder Weitstellung der Blutgefäße bedingt

Venuslippen Innere und äußere Labien. Sie wurden früher Schamlippen genannt.

Vorhofflimmern Der Taktgeber des Herzrhythmus ist gestört. Das Herz schlägt im Bereich der Vorhöfe unkoordiniert und zu schnell. Dadurch ist die Herzleistung beeinträchtigt.

Vegetatives Nervensystem Unwillkürliches Nervensystem. Es reguliert die Funktionen im Körper, die wir nicht willentlich beeinflussen können, z. B. die Durchblutung, die Darm- und Verdauungstätigkeit, Blutdruck usw.

Verhütungspflaster Dieses Pflaster enthält Östrogene und Gestagene, die langsam freigesetzt werden und eine Schwangerschaft verhindern. Das Pflaster muss einmal in der Woche auf die Haut geklebt werden.

Vitamin D Vitamin D ist nötig, damit der Körper Kalzium aus der Nahrung aufnehmen und in die Knochen einbauen kann.

Vulva Äußeres weibliches Geschlechtsorgan, bestehend aus äußeren und inneren Venuslippen, Klitoris und Venushügel.

WHI-Studie (Women's Health Initiative) Die größte placebokontrollierte Studie, die es zur Hormontherapie gibt. Mehr als 16.000 Frauen bekamen Östrogene und Gestagene, mehr als 10.000 Frauen, die keine Gebärmutter mehr hatten, bekamen nur Östrogene. Ziel der Studie war herauszufinden, ob Hormone zur Vorbeugung von Alterskrankheiten geeignet sind. Die Studie wurde 2002 bzw. 2005 abgebrochen, weil die Frauen von den Hormonen mehr Nachteile als Vorteile hatten.

Yams-Wurzel Yam ist eine Pflanze, die ursprünglich in Nord- und Südamerika als Heilpflanze bekannt war. Heute wird sie auch in anderen Teilen der Erde angebaut und für die Hormonherstellung benutzt.

Zellmembran Die Haut, die eine Zelle umgibt. Sie ist entscheiden dafür, was wie in die Zelle aufgenommen und wieder herausgeschleust wird.

Hinweis: Das hier wieder gegebene Wissen, die Methoden, Behandlungsformen und Dosierungen wurden von der Autorin mit größtmöglicher Sorgfalt geprüft. Sie ersetzen keinesfalls den medizinischen Rat von Ärzt*innen. Für eventuelle Nachteile oder Schäden, die aus den Hinweisen und Behandlungsvorschlägen im Buch resultieren, haften weder die Autorin noch der Verlag.

Hinweis: Die Verfügbarkeit aller Links wurde am 27.1.2019 geprüft.

Literatur

[1] Ahlers CJ, Lissek. Himmel auf Erden und Hölle im Kopf: Was Sexualität für uns bedeutet. München: Goldmann Verlag; 2015.

[2] Avis N, Crawford S, Greendale G, Bromberger J, Everson-Rose S, Old E, et al. Duration of Menopausal Vasomotor Symptoms Over the Menopause Transition. JAMA Intern Med 2015;175(4):531-9.

[3] Barbach L. Mehr Lust – Gemeinsame Freude an der Liebe. Reinbeck bei Hamburg: Rowohlt Taschenbuch Verlag; 2003.

[4] Barnabei V, Cochrane BB, Aragaki A, Nygaard I, Williams S, McGovern PG, et al. Menopausal Symptoms and Treatment-Related Effects of Estrogen and Progestin in the Women's Health Initiative. Obstet Gynecol. 2005;105(5):1063-73.

[5] Beckermann M, Perl F, Hrsg. Frauen-Heilkunde und Geburts-Hilfe - Integration von Evidence-Based Medicine in eine frauenzentrierte Gynäkologie. Basel: Schwabe Verlag; 2004.

[6] Beckermann M. Der Menstruationszyklus. Clio – Zeitschrift für Frauengesundheit 2001;26(53):10-4.

[7] Beckermann M. Evaluation epidemiologischer Studien zur Östrogen-Gestagen-Hormontherapie. Swiss Medical Forum. 2001;5:91-120.

[8] Beer A-M, Neff A. Differentiated evaluation of extract-specific evidence on Cimicifuga racemosa's efficacy and safety for climacteric complaints. Evid Based Complement Alternat Med. 2013;2013:860602.

[8a] Beral V, Peto R, Pirie K, Reeves G. Menopausal hormone therapy and 20-year breast cancer mortality. Lancet. 2019 ; 394(10204):1139. doi:10.1016/S0140-6736(19)32033-1.

[9] Bleyer-Rex I, ed. Weibliche Zyklizität. Basel: Schwabe Verlag; 2004.

[10] Bopp A, Herbst V. Handbuch Medikamente. Berlin: Stiftung Warentest; 2013.

[11] Bretschneider J, Ronny K, Hapke U, editors. Depressive Symptomatik bei Erwachsenen in Deutschland. Robert Koch-Institut; 2017.

[12] Canonico M, Fournier A, Carcaillon L, Olié V, Plu-Bureau G, Oger E, et al. Postmenopausal hormone therapy and risk of idiopathic venous thromboembolism: results from the E3N cohort study. Arterioscler Thromb Vasc Biol 2010;30:340-45.

[13] Canonico M, Oger E, Plu-Bureau G, Conard J, Meyer G, Lévesque H, et al. Estrogen and Thromboembolism Risk (ESTHER) Study Group. Hormone therapy and venous thromboembolism among postmenopausal women: impact of the route of estrogen administration and progestogens: the ESTHER study. Circulation. 2007;115:840-45.

[14] Cerruto M, D'Elia C, Aloisi A. Prevalence, incidence and obstetric factors' impact on female urinary incontinence in Europe - A systematic review. Urologia internationalis 2013;90:1-9.

[15] Chen W, Giobbie-Hurder A, Gantman K, Savoie J, Scheib R, Parker L, et al. A randomized, placebo-controlled trial of melatonin on breast cancer survivors: impact on sleep, mood, and hot flashes. Breast Cancer Res Treat. 2014;145(2):381-8.

[16] Cherry N, McNamee R, Heagerty A, Kitchener H, P.H. Long-term safety of unopposed estrogen used by women surviving myocardial infarction: 14-year follow-up of the ESPRIT randomisedcontrolled trial. BJOG. 2014;121:700-5.

[17] Chlebowski RT, Cirillo DJ, Eaton CB, Stefanick ML, Pettinger M, Carbone LD, et al. Estrogen alone and joint symptoms in the Women's Health Initiative randomized trial. Menopause: The Journal of The North American Menopause Society. 2013;20(6):600-8.

[18] Cody J, Jacobs M, Richardson K, Moehrer B, Hextall A. Oestrogen therapy for urinary incontinence in postmenopausal women. Cochrane Database Syst Rev. 2012; 10:CD001405..

[19] Daley A, Stokes-Lampard H, Thomas H, MacArthur C. Exercise for vasomotor menopausal symptoms. The Cochrane Database of Systematic Reviews. Cochrane Database Syst Rev. 2014;(11):CD006108.

[20] Danz A. Phytoöstrogene – Pflanzenstoffe mit Hormonwirkung. UGB-Forum spezial. 2015:20-2.

[21] Dodin S, Blanchet C, Marc I, Ernst E, Wu T, Vaillancourt C, et al. Acupuncture for menopausal hot flushes. Cochrane Database Syst Rev. 2013;(7):CD007410.

[22] Espeland M, Shumaker S, Leng I, Manson J, Brown C, Leblanc E, et al. Long Term Effects on Cognitive Function of Postmenopausal Hormone therapy Prescribed to Women Aged 50–55 Years. JAMA Intern Med. 2013;173(15).

[23] Formoso G, Perrone E, Maltoni S, Balduzzi S, Wilkinson J, Basevi V, et al. Short-term and long-term effects of tibolone in postmenopausal women. Cochrane Database Syst Rev. 2016;10:CD008536.

[24] Fournier A, Dossus L, Mesrine S, Vilier A, Boutron-Ruault M, Clavel-Chapelon F, et al. Risks of endometrial cancer associated with different hormone replacement therapies in the E3N cohort 1992–2008. Am J Epidemio. 2014;180(5):508-17.

[25] Gartlehner G, Patel S, Feltner C, Weber R, Long R, Mullican K, et al. Hormone Therapy for the Primary Prevention of Chronic Conditions in Postmenopausal Women. Evidence Report and Systematic Review for the US Preventive Services Task Force. JAMA. 2017;318(22):2234-49.

[26] Gaster C. Endokrine Disruptoren: Umweltsubstanzen mit Hormonwirkung. UGB-Forum 5/2011:245-248.

[27] Gaudard A, de Souza S, Puga M, Marjoribanks J, da Silva E, Torloni M. Bioidentical hormones for women with vasomotor symptoms. Cochrane Database Syst Rev. 2016;(8):CD010407.

[28] Ginsburg J, Hardiman P, eds. The menopausal hot flush: facts and fancies. New York, London: The Parthenon Publishing Group; 1994.

[29] Hay-Smith EJC, Herderschee R, Dumoulin C, Herbison GP. Comparisons of approaches to pelvic floor muscle training for urinary incontinence in women. Cochrane Database Syst Rev. 2011;(12):CD009508.

[30] Hendrix S, Cochrane B, Nygaard I, Handa V, Barnabei V, Iglesia C, et al. Effects of estrogen with and without progestin on urinary incontinence. JAMA. 2005; 293(8):935-48.

[31] Hulley S, Grady D, Bush T, Furberg C, Herrington D, Riggs B, et al. Randomized trial of estrogen plus progestin for secondary prevention of coronary heart disease in postmenopausal women. Heart and Estrogen/progestin Replacement Study (HERS) Research Group. JAMA. 1998;280:605-13.

[32] Leach M, Moore V. Black cohosh (Cimicifuga spp.) for menopausal symptoms. Cochrane Database Syst Rev. 2012;(9):CD007244.

[33] Lee H, Choi J, Lee Y, Kil K, Lee M. Ginseng for managing menopausal women's health, A systematic review of double-blind, randomized, placebo-controlled trials. Medicine. 2016;95(38):e4914.

[34] Lethaby A, Marjoribanks J, Kronenberg F, Roberts H, Eden J, Brown J. Phytooestrogens for menopausal vasomotor symptoms. Cochrane Database Syst Rev. 2013;(12):CD001395.

[35] Liu B, Beral V, Balkwill A, Green J, et al., for the Million Women Study Collaborators. Gallbladder disease and use of transdermal versus oral hormone replacement therapy in postmenopausal women: prospective cohort study. BMJ. 2008;337:a386.

[36] Liu YR, Jiang YL, Huang RQ, Yang JY, Xiao BK, Dong JX. Hypericum perforatum L. preparations for menopause: a meta-analysis for efficiacy and safety. Climacteric. 2014;17:325-35.

[37] MacLennan A, Broadbent JL, Lester S, Morre V. Oral oestrogen and combined oestrogen/progestogen therapy versus placebo for hot flushes. The Cochrane Database of Systematic Reviews 2004.

[38] Manson J, Chlebowski R, Stefanick M, Aragaki A, Rossouw J, Prentice R, et al. Menopausal hormone therapy and health outcomes during the intervention and extended poststopping phases of the Women's Health Initiative randomized trials. JAMA. 2013;310:1353-68.

[39] Marjoribanks F, Farquhar C, Roberts H, Lethaby A, Lee J. Long-term hormone therapy for perimenopausal and postmenopausal women. Cochrane Database Syst Rev. 2017;1:CD004143.

[40] Mitchell C, Reed S, Diem S, Larson JC, Newton K, Ensrud K, et al. Efficacy of Vaginal Estradiol or Vaginal Moisturizer vs Placebo for Treating Postmenopausal Vulvovaginal Symptoms. JAMA Intern Med. 2018;178(5):681-690.

[41] Mohammed K, Abu Dabrh A, Benkhadra K, Al Nofal A, Carranza LB, Prokop L, et al. Oral vs Transdermal Estrogen Therapy and Vascular Events: A Systematic Review and Meta-Analysis. J Clin Endocrinol Metab 2015;100:4012-20.

[42] Naser B, Schnitker J, Minkin M, de Arriba S, Nolte K, Osmers R. Suspected black cohosh hepatotoxicity: no evidence by meta-analysis of randomized controlled clinical trials for isopropanolic black cohosh extract. Menopause. 2011;18(4):366-75.

[43] Nastri CO, Lara LA, Ferriani RA, Rosa de Silva AC, Figueiredo JB. Hormone therapy for sexual function in perimenopausal and postmenopausal women. Cochrane Database Syst Rev. 2013;(6):CD009672.

[44] Nelson HD, Haney E, Humphrey L, Miller J, Nedrow A, Nicolaidis C, et al. Management of Menopause-Related Symptoms. Evid Rep Technol Assess. 2005;120:12.

[45] Ockene J, Barad D, Cochrane B, Larson J, Gass M, Wassertheil-Smoller S, et al. Symptom experience after discontinuing use of estrogen plus progestin. JAMA. 2005;294(2):183-93.

[46] Perotta C, Aznar M, Mejia R, Albert X, Ng C. Oestrogens for preventing recurrent urinary tract infection in postmenopausal women. Cochrane Database Syst Rev. 2008;2(CD 005131).

[47] Rada G, Capurro D, Pantoja T, Corbalan J, Moreno G, Letelier L, et al. Non-hormonal interventions for hot flushes in women with a history of breast cancer. Cochrane Database Syst Rev. 2010;(9):CD004923.

[48] Reddemann L. Imagination als heilsame Kraft. Stuttgart: Pfeiffer bei Klett-Cotta; 2002.

[49] Renoux C, Dell'aniello S, Garbe E, Suissa S. Transdermal and oral hormone replacement therapy and the risk of stroke: a nested case-control study. BMJ. 2010;340:2519.

[50] Renoux C, Dell'Aniello S, Suissa S. Hormone replacement therapy and the risk of venous thromboembolism: a population-based study. J Thromb Haemost. 2010;8(5):979-86.

[51] Rossouw J, Prentice R, Manson J, Wu L, Barad D, Barnabei V, et al. Postmenopausal hormone therapy and risk of cardiovascular disease by age and years since menopause. JAMA. 2007;297:1465-77.

[52] Saensak S, Vutyavanich T, Somboonporn W, Srisurapranont M. Relaxation for perimenopausal and postmenopausal symptoms. Cochrane Database Syst Rev. 2014;(7):CD008582.

[53] Scheffers S, Armstrong C, Cantineau A, Farquhar C, Jordan V. Dehydroepiandrosterone for Women in the peri- and postmenopausal phase. The Cochrane Database of Systematic Reviews. 2015.

[54] Schultz-Zehden B. Frauengesundheit in und nach den Wechseljahren - die 1000-Frauen Studie: Gladenbach: Verlag Kempkes; 1998.

[55] Schultz-Zehden B. Körpererleben im Klimakterium. München, Wien: Profil Verlag; 1997.

[56] Schüssler P, Kluge M, Adamczyk M, Beitinger M, Beitinger P, Bleifuss A, et al. Sleep after intranasal progesterone vs. zolpidem and placebo in postmenopausal women – A randomized, double-blind cross over study. Psychoneuroendocrinology. 2018;92:81-6.

[57] Steinauer JE, Waetjen E, Vittinghoff E, Subak LL, Hulley SB, Grady D, et al. Postmenopausal Hormone Therapy: Does It Cause Incontinence? Obstet Gynecol. 2005;106(5 (Pt. 1)):940-5.

[58] Sweetland S, Beral V, Balkwill A, Liu B, Benson V, Canonico M, et al. Venous thromboembolism risk in relation to use of different types of postmenopausal hormone therapy in a large prospective study. J Thromb Haemost. 2012;10:2277-86.

[59] Thom J, Kuhnert R, Born S, Hapke U, eds. 12-Monats-Prävalenz der selbstberichteten ärztlich diagnostizierten Depression in Deutschland. Robert Koch-Institut; 2017.

[60] van Driel C, Stuursma A, Schroevers M, Mourits M, de Bock G. Mindfulness, cognitive behavioural and behaviour-based therapy for natural and treatment-induced menopausal symptoms: a systematic review and meta-analysis. BJOG [Internet]. 2018. Available from: https://obgyn.onlinelibrary.wiley.com/doi/pdf/10.1111/1471-0528.15153.

[61] Walitt B, Pettinger M, Weinstein A, Katz J, Torner J, Wasko M, et al. Effects of postmenopausal hormone therapy on rheumatoid arthritis: the women's health initiative randomized controlled trials. Arthritis Rheum. 2008;59(3):302-10.

[62] Weidner K, Croy I, Siepmann T, Brähler E, Beutel M, Bittner A. Menopausal syndrome limited to hot flushes and sweating a representative survey study. J Psychosom Obstet Gynecol. 2017;38(3):170-179.

[63] Weidner K, Richter J, Bittner A, Stöbel-Richter Y, Brähler E, Hrsg. Klimakterische Beschwerden über die Lebensspanne? Ergebnisse einer repräsentativen Umfrage in der Deutschen Allgemeinbevölkerung. Stuttgart: Georg Thieme Verlag; 2012.

[64] Yusuf S, Hawken S, Ounpuu S, Dans T, Avezum A, Lanas F, et al. Effect of potentially modifiable risk factors associated with myocardial infarction in 52 countries (the INTERHEART study): case-control study. Lancet. 2004;364(9438):937-52.

[65] Zhu X, Liew Y, Liu Z. Chinese herbal medicine for menopausal symptoms. Cochrane Database Syst Rev. 2016;3:CD009023.

[66] https://www.aerzteblatt.de/nachrichten/96654/Weniger-Hormonpraeparate-gegen-Wechseljahrsbeschwerden-verordnet

[67] https://www.awmf.org/leitlinien/angemeldete-leitlinien.html

[68] http://www.awmf.org/leitlinien/detail/II/032-045OL.html

[69] http://www.awmf.org/leitlinien/detail/II/063-003.html

[70] http://www.ebm-netzwerk.de/de/medien/pdf/gpgi_2_dokumentation_20151021.pdf

[71] http://www.ebm-netzwerk.de/de/medien/pdf/gpgi_2_unterzeichner-20190726.pdf/view

[72] http://www.ebm-netzwerk.de/de/medizin/pdf/leitlinie-evidenzbasierte-gesund heitsinformation-fin.pdf/view
[73] https://www.ema.europa.eu/docs/en_GB/document_library/Herbal_-_Herbal_mono graph/2017/08/WC500233056.pdf
[74] https://www.fsrh.org
[75] https://www.nice.org.uk/guidance/ng23
[76] www.profamilia.de/themen/verhuetung/pearl-index.html
[77] https://www.ugb.de/ernaehrungsplan-praevention/wechseljahre/
[78] https://www.ugb.de/forschung-studien/edokrine-disruptoren-hormone-aus-der-um welt/
[79] https://www.ugb.de/phytooestrogene/phytooestrogene-in-lebensmittel/
[80] https://www.umweltbundesamt.de/publikationen/arzneimittelrueckstände-in-um welt-datenbankauszug
[81] http://www.bund.net/service/publikationen/
[82] https://www.awmf.org/leitlinien/detail/II/063-003.html
[83] https://www.gesundheitsinformation.de/schlafstoerungen.2179.de.html
[84] https://www.degam.de/files/Inhalte/Leitlinien-Inhalte/Dokumente/Patieninforma tionen/Müdigkeit_Pl_17-01-2018.pdf
[85] http://www.ema.europa.eu/en/documents/referral/estradiol-containing-001-w/w-medicinal-products-topical-use-article-31-referral-notification_en.pdf
[86] http://www.bcaction.de

Sachregister

Abbildungsnachweise

Abbildung 1-1: mit einem Fächer lässt sich einer Hitzewallung elegant begegnen. (Bild: © Getty Images/Morsa Images).

Abbildung 2-1: Hormonelle Regulation. Zeichnung: www.grafikramer.de

Abbildung 7-1: Verschiedene Formen der Gebärmutterentfernung. Zeichnung: www.grafikramer.de

Abbildung 8-1: Angeleitete Übungen: Ein gezielter Muskelaufbau kann das Knochengerüst stabilisieren (Bild: © Getty Images/PeopleImages).

Abbildung 8-2: Gesunde Ernährung (Bild: © Getty Images/nicolamargaret).

Abbildung 9-3: Funktion der Östrogene in Dünndarm und Leber. Zeichnung: www.grafikramer.de

Abbildung 9-4: Ovar mit Follikeln und Gelbkörpern, das Progesteron freisetzt. Zeichnung: www.grafikramer.de

Abbildung 9-9: Einphasenpräparat (Bild: @ Getty Images/Ian Hooton).

Abbildung 9-10: Zweiphasenpräparat (Bild: © Getty Images/Carol Yepes).

Abbildung 9-11: Dreiphasenpräparat (Bild: © Getty Images/aicragarual).